JN047674

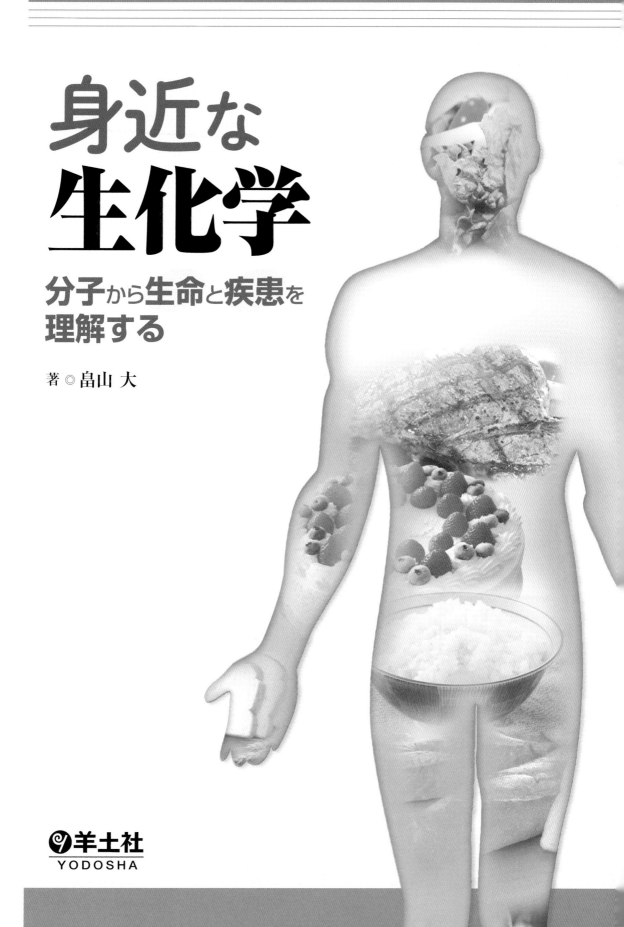

身近な 生化学

分子から生命と疾患を理解する

著◎畠山 大

羊土社
YODOSHA

序

まずは，どういう理由であれ，本書をお手に取っていただいたことに，心より感謝を申し上げたい．

本書は『身近な生化学』と題されているが，**われわれの日常生活にあるさまざまな事象を参考に，生体内で起きている生化学的な現象を理解しよう**，というコンセプトのもとに執筆したものである．本書では，さまざまな化学反応の機構も解説するが，むしろ「**化学反応の生物学的意義**」に，より**重点を置いた**内容になっている．われわれの目に見えない化学反応をイメージしなさいと言われても，簡単ではない．一方で，われわれが生きている様，何かしらの病気になった様，そういうものは日常の中で多く目にしてきたことと思う．日常生活の中には，生化学の理解につながるヒントや事象が，そこら中に溢れている．それらを無視し，利用しないのは，あまりにもったいない．すでにわれわれの目に触れているものなのだから，まさに「実学」として「実感」できるのだ．そこで，生化学的現象の理解に役立つヒントを，できるだけ多く紹介した．ものによってはただの「雑学」でしかないかもしれないが，逆に理解するうえでは大きなアドバンテージとなり，座学を超えて，「科学」に対する興味を抱くきっかけになってくれればと思う．

また，本書では「**なぜ？**」という問い掛けの形式を多用したので，ぜひ皆さんもご**自分で思考する努力**をしていただきたい．他人から教わったものを棒暗記して丸飲みするのは簡単だが，それは無味乾燥で，実につまらない作業である．コンピューター，フラッシュメモリ，スマートフォンなどに容量の限界があるように，われわれの脳にも容量の限界があり，知識を詰め込もうと思っても次々に上書きされ，古いもの・自分が興味をもたないものから順に忘却の彼方に消えてしまうものだ．筆者は薬学部において生化学の講義を担当しているが，学部生の頃は，実は生化学を大の苦手としていた．しかし，生化学の講義を担当すると決まってから，私は「なぜ生化学が苦手だったのか？」を自問してみた．その答えは，やはり例に漏れず「無味乾燥な丸暗記に終始していたから」であった．だから私は，まさしく「しくじり先生」の気持ちとなり，「私が講義を担当する学生らには，生化学を苦手にさせない！」と誓った．そして，学生たちがイメージしやすいさまざまな事象と関連させながら，「**体系的に理解する**」ことを目標に設定し，日々の講義を行っている．さまざまな知識をストーリー立てて体系的にしっかり理解していれば，**小さなヒントから芋づる式に次から次へと知識が蘇ってくる**．そんな境地をめざしてもらいたい，その一心である．そして，その先では，生理学・栄養学・薬理学などといった，生化学を基盤とする他の応用科目の理解も深まることだろう．

本書は，普段の講義の中で私が実際に話していることをそのまま活字に起こす，そんなイメージで執筆した．だから，本書を「教科書」という堅苦しい感じではなく，どちらかというと「読み物」として緩く捉えていただけたらと思う．そして，最終的に，これから生化学を学ぶ人には生化学を苦手にしないように，また，昔の私のようにすでに生化学が苦手になってしまった人には苦手の感覚を少しでも緩和できるように，本書がそんな学生たちの一助になれば幸いである．

これまでの多くの方々とのご縁が一本の線となってつながったがゆえに，この本の執筆に至った．気づけばご縁の線上に乗っていた皆様，そして，私のわがままを最大限に取り入れてくださり，一緒につくっていただいた羊土社編集部の皆様に深くお礼を申し上げたい．

2024年1月

畠山　大

身近な生化学
分子から生命と疾患を理解する

＊ 目 次 ＊

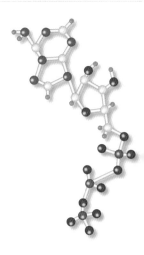

序

第Ⅱ部　生体分子の代謝

発展学習

似て非なるもの（1）「濃度勾配 vs 浸透圧」 29／似て非なるもの（2）「イオンチャネル vs トランスポーター」 30／バイオインフォマティクス 90／タンパク質の折り畳みの異常によって発症するコンフォメーション病 94／翻訳後修飾 96／毒と薬との類似点と相違点 138／糖尿病 169／鉄・硫黄クラスター 253／青酸中毒 255

Column

アミノ酸の三文字表記と一文字表記 49／洗濯洗剤の酵素 114／希少糖と甘味料 147／糖質代謝に関連する血液検査の検査項目 166／脂質代謝に関連する血液検査の検査項目 190／アミノ酸代謝に関連する血液検査の検査項目 243／尿酸と痛風 276／核酸代謝に関連する血液検査の検査項目 278

章末問題について

各章の最後に章末問題を掲載しています。復習や自主学習にお役立てください。

■ 解答は，問題の右上にある **QRコード** を読み込むことによって，お手持ちの端末でご覧いただけます。

※QRコードのご利用には「QRコードリーダー」が必要となります．お手数ですが，各端末に対応したアプリケーションをご用意ください．
※QRコードは株式会社デンソーウェーブの登録商標です．

■ また，羊土社ホームページの**本書特典ページ**（下記参照）にも解答を掲載しております。

1　羊土社ホームページ（www.yodosha.co.jp/）にアクセス（URL入力または「羊土社」で検索）

2　羊土社ホームページのトップページ右上の 書籍・雑誌付録特典（スマートフォンの場合は 付録特典）をクリック

3　コード入力欄に下記をご入力ください

コード： hzz - tuol - ekim　※すべて半角アルファベット小文字

4　本書特典ページへのリンクが表示されます

※ 羊土社会員にご登録いただきますと，2回目以降のご利用の際はコード入力は不要です
※ 羊土社会員の詳細につきましては，羊土社HPをご覧ください
※ 付録特典サービスは，予告なく休止または中止することがございます．本サービスの提供情報は羊土社HPをご参照ください

■ **正誤表・更新情報**

https://www.yodosha.co.jp/textbook/book/6993/index.html

本書発行後に変更，更新，追加された情報や，訂正箇所のある場合は，上記のページ中ほどの「正誤表・更新情報」からご確認いただけます．

■ **お問い合わせ**

https://www.yodosha.co.jp/textbook/inquiry/index.html

本書に関するご意見・ご感想や，弊社の教科書に関するお問い合わせは上記のリンク先からお願いします．

身近な生化学

分子から生命と疾患を理解する

0章　生化学とは？

1. 高校理科教育との違い

　　筆者は，生化学をさまざまな事象と関連させながら理解してほしいと常々考えているが，それを難しく感じている学生も少なくないのではないだろうか．そして，筆者は，高校での理科教育がその原因の１つなのではないかと考えている．高校の理科では，「物理」「化学」「生物」「地学」の４科目に分けられており，学生らは大学に進学した後も，それぞれを別個の学問として捉えているのではないだろうか．実際，筆者もそうだった．高校教育のカリキュラム，受験システムなどの都合上，このように分けることは仕方のないことであろう．しかし，大学では，「生物」と「化学」が融合した「生化学」，「物理」と「化学」が融合した「物理化学」，そして，大学の講義科目になることは少ないと思うが，「生物」と「物理」が融合した「生物物理」という研究分野も存在する（**図1**）．挙げ句，世の中には「生物物理化学」というタイトルの教科書だって存在する．これは筆者の大学院生時代の指導教官からの受け売りであるが，「物理」「化学」「生物」「地学」などと垣根を設けて考えてはいけない，要は「科学」であり，「理科」であり，「サイエンス」なのである．そして，それぞれを融合させて考えるからこそ，体系的な理解ができるし，学問として面白いのである．

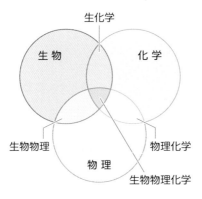

図1　高校と大学との理科教育の違い

2. 生化学とは？

それでは，本書のテーマである生化学について見ていこう．生化学は，英語ではbiochemistryという．上述した通り生物学（biology）と化学（chemistry）との融合分野であり，コンセプトとしては，「生体内で起きているさまざまな化学反応の視点から，生物が生きるメカニズムを理解する学問分野」である．われわれの体の中では，タンパク質で構成される多種多様な酵素による化学反応が起きており，それがあるからこそ，われわれは生きていられるのである．その化学反応が正常に機能した結果が，われわれの「生存」であり，その化学反応のバランスが破綻した結果が「病気」である．

地球上に生命が誕生して38億年といわれているが，38億年にも及ぶ生命の進化の結果，現在のわれわれの体の中に保存されている酵素や化学反応は，生きるために必要だからこそ，われわれの体に保存され続けているのだ．生物は，必要なものは徹底的に残す．例を挙げるならば，真核細胞の細胞小器官であるミトコンドリアと葉緑体だ．かの有名な「細胞内共生説」である．ミトコンドリアと葉緑体は，もともとは別の原生動物（好気性細菌およびシアノバクテリア）であり，それを宿主の細胞が飲み込んだと考えられている．飲み込んでみた結果，それぞれエネルギー分子ATPとグルコースを合成してくれた．宿主の細胞にとっては大きなメリットであり，必要不可欠なものとなった．だから，現代に至るまで細胞内に残され，細胞小器官として定着している．一方で，生物は，自己にとって不要なものは，容赦なく退化させたり排除したりする．例えば，洞窟の暗闇に暮らす魚は，視覚に費やすエネルギーを節約するために眼を退化させた．また，プラスミドで形質転換されて抗生物質に対する耐性を獲得した大腸菌も，抗生物質を含まない培地では，不要なプラスミドを「非自己」として排除してしまう．くり返しになるが，細胞小器官も化学反応も，不要なものは容赦なく排除してしまう生物が，あえて残しているものなのだ．その理由は，われわれが生きるために必要だからにほかならない．必要だから，38億年が経過した今もなお，われわれの体に保存されているのだ．だからこそ，それらの化学反応がなぜ必要なのか，その「存在意義」を知ることは，われわれが生存できる理由を知るうえで，非常に重要なことである．

3. 生物の階層性

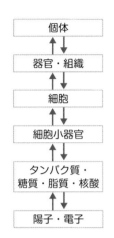

図2　生物の階層性

その「化学反応の意義」を理解するうえで重要になってくるのが，「生物の階層性」の概念である（**図2**）．これは，筆者が大学院生の頃に研究指導をしていただいた先生から，徹底的に叩き込まれたものである．筆者が生化学の講義を担当するようになってから，この概念を生化学にも応用することで，生化学の事象に対する筆者自身の理解度や，生体内における化学反応の意義に対する興味が格段に増した．したがって，普段の研究はもちろん，講義でも頻繁に引き合いに出している．ぜひ，皆さんも自分のものにしてもらいたいと思う．

そもそも「階層性」とは，何だろうか．英語にすると「ヒエラルキー（hierarchy）」である．ある事象の構造が，下層から上層へと順に積み重ねて全体を構成している構造を指す．筆者が在籍する徳島文理大学を皮切りに，それを含む大きいものへと階層を上がっていくと，

　　大学 ⇔ 徳島市 ⇔ 徳島県 ⇔ 四国地方 ⇔ 日本 ⇔ アジア ⇔ 地球 ⇔ 太陽系 ⇔ 銀河系

と，かなり壮大になるが，このように広げていくことができる．Googleマップや Google Earth などで，縮尺をより大きくしていくようなイメージだ．そして，この概念を，生命にも当てはめることができる．生命を構成するものの中で，最小のものは「陽子・電子」だ．**図2**に示すように，

　　陽子・電子 ⇔ 分子（タンパク質・糖質・脂質・核酸）⇔ 細胞小器官 ⇔ 細胞 ⇔ 器官・組織 ⇔ 個体

と，電子や陽子に端を発して，より大きなものへと広がっていく．これが「生物の階層性」の概念であり，これに当てはめて考えることで，生命現象をより深く理解することができる．

生化学のコンセプトについては，「生体内で起きているさまざまな化学反応の視点から，生物が生きるメカニズムを理解する学問」と上述したが，**図2**に示す階層性の中で，「化学反応」は最も下の階層に相当する．一方で，「生物が生きるメカニズム」は最も上の「個体」の階層に相当する．生化学という科目自体が，この階層性を大きくまたぐ学問なのだ．もちろん，階層性をまたぐ科目は，生化学に限ったことではない．この生化学を通じて，階層性を正確に追跡するという思考・感覚を養っていただきたい．

では，どのようにして，この階層性に則って思考するのか？ まずは，その化学反応が細胞の中の，どの細胞小器官で起きているのかを考えることから始めよう．詳細は後述するが，例えば，グルコース代謝が好例となる

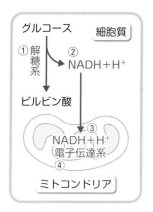

図3 糖質代謝における
補酵素NADH＋
H^+の流れ

（図3）. ①グルコースは，まず解糖系で分解され，②その過程で生じたNADH ＋ H^+が電子伝達系で利用される. 解糖系が動くのは細胞質だが，電子伝達系が動くのはミトコンドリアのマトリクスだ. つまり，③細胞質で生じたNADH ＋ H^+をマトリクスまで輸送しなければならない. そして，臓器によってその輸送方法が異なり，その輸送方法の違いが最終的なATPの産生数の違いに反映されるのだ. ④さらに，ミトコンドリア内膜で起きる電子伝達系では，階層性の最小単位である電子や陽子のやり取り，つまり酸化還元反応が起きている. これを一貫したストーリーとして理解するには，細胞の構造と，各化学反応が動いている細胞内の部位（細胞小器官）を把握しておく必要がある.

筆者の経験上，誰かから説明を受けたり，本に書かれたものを読んだりすれば，「ふんふん，そうだろうね」と，その瞬間だけは至極当たり前のように思うだろう. しかし，それは「わかった気になっている」に過ぎない. 最終的には，これを自分で自然に考えられるようになってもらいたい. 化学反応を司る各酵素が，どの器官・組織の，どの細胞の，どの細胞小器官にあり，その生成物が，どこに移動して，どう使用されるのか，そういった点を一つひとつ丁寧に追跡して，謎解きのような感覚で考える癖をつけてもらいたいと思う. また，中学校や高校で生物を学び，知識として当たり前になっていることもあるに違いない. もちろんそれでも構わないのだが，本書ではあえて，当たり前と思われることにも理由を付けてみた. そういった些細な当たり前も，いま一度考えてみていただきたい.

なお，第Ⅱ部の代謝を扱う章では，さまざまな代謝系で具体的にどのような器官・細胞・細胞小器官・分子・電子がかかわっているのかを，この**図2**のフォーマットに描き入れ，その中でも特に重要なキーワードを赤字で示した. 断片的な丸暗記ではなく，マクロな生理反応からミクロな分子や電子まで，一連のストーリーとして理解するための助けにしてもらいたい.

4. 水の特性と生命活動における働き

われわれの体内で行われている数多の生化学反応において必要不可欠なものは，何といっても水だ. 水は，人体の重量の約6割を占め，細胞では7割以上にも達する. 生体内における水の主要な役割としては，生化学反応の場の提供である. タンパク質・糖質・脂質・核酸といった生体分子の多くは水環境の下にある. したがって，酵素を主体として，これらの分子に対して起

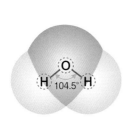

図4　水分子の構造

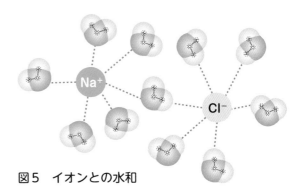

図5　イオンとの水和

きる生化学反応のほとんどは水の溶媒の中で起きている．また，水には，溶媒としての物質の溶解と移動の役割がある．水は，溶媒として非常に優れた性質をもっており，それを生み出しているのは，特徴的な水分子の構造にある．ご存じの通り，水（H_2O）は1個の O 原子と，2個の H 原子からなっているが，これらの原子は一直線にはならず，104.5度の角度をもって折れ曲がった構造をとる（**図4**）．そのため，水の分子内には，電子の分布の偏り，つまり極性が生じている．O 原子と H 原子との間の共有結合において，H 原子が正電荷を，O 原子が負電荷をもつようになり，水分子同士では，正末端の H 原子と負末端の O 原子とが互いに水素結合を形成し，弱く結合した状態になっている．この極性が，溶質が水に溶解する要因となる．NaCl などの電解質は電離してイオン化し，Na^+ と Cl^- の周囲に水分子が近寄ってきて相互作用する（**図5**）．このように，溶質に対して水分子が相互作用することを水和といい，まさしくこれが「溶質が水に溶けている」状態を指す．さらに，タンパク質・糖質・核酸などの有機化合物は，水酸基・アミノ基・カルボキシ基といった，極性をもつ官能基を有する．ここがイオン化することで，水分子と相互作用できるようになり，Na^+ などと同様に水和することで水に溶解することができる．

　その他の水の役割としては，自らが生化学反応に関与し，H^+ イオンと OH^- イオンとに分かれ，加水分解の反応物となることもある．さらに，水は蒸発熱が高いため，発汗による体温調節を容易にしている．比熱も高いことから，急激な温度変化に影響されにくく，体内の温度変化を緩和してくれる．融解熱も高く，生体の耐寒性のもととなっている．以上のように，「生命における水の役割」を挙げれば，枚挙にいとまがない．人体・生体にとって，水がいかに重要な役割を果たしているか，理解してもらえたかと思う．

　それでは，次ページより，いよいよ生化学の本題に入ろう．

第Ⅰ部

生体の構成要素

はじめに：生体を構成する物質

地球上にはおよそ870万種もの動植物が生息しているといわれている．これら870万種の生物には，共通性や普遍性が存在する．その一例が細胞の構造である．皆さんもこれまで細胞の構造を学んだことがあると思うが，その際，「ヒトの細胞」「マウスの細胞」「ナズナの細胞」「酵母の細胞」といったように，何らかの種に限定して習っただろうか．決してそうではなかったはずである．せいぜい「動物細胞 vs 植物細胞」か「原核細胞 vs 真核細胞」くらいであろう．どの動物の細胞にも，もしくは，どの植物の細胞にも，共通した構造がある．生物の共通性・普遍性は，細胞の構造だけでなく，構成する分子・元素や生化学的な現象にも当てはまる．これは「生化学的同一性」とよばれることもある．

本書の第Ⅰ部では，細胞と細胞小器官の構造と機能，そして，生体を構成する分子群の構造を解説する．生化学を通して，種を超えた「生物の共通点」を理解しよう．

1. 細胞および細胞小器官の構造と機能

1章では，細胞および細胞小器官の構造と機能を解説する．生化学の教科書でわざわざ細胞を取り上げる理由は，細胞は生命の最小単位であり，細胞小器官にはそれぞれ異なる役割があるからだ．その役割を果たすのに必要な分子群が各細胞小器官に局在している．そして，適材適所に配置された分子群の役割は，そのまま細胞小器官から細胞・組織・臓器・個体レベルの機能や役割へと直につながっていく．

2. 生体を構成する4種類の分子群

小さなウイルスや細菌から，ヒトや巨大なクジラに至るまで，地球上のすべての生物は4種類の主要な有機高分子化合物で構成されている．その4種

類とは，タンパク質・脂質・炭水化物・核酸である（**図1**）．これらの高分子化合物のうち，タンパク質・炭水化物・核酸は，小さなモノマーがいくつ

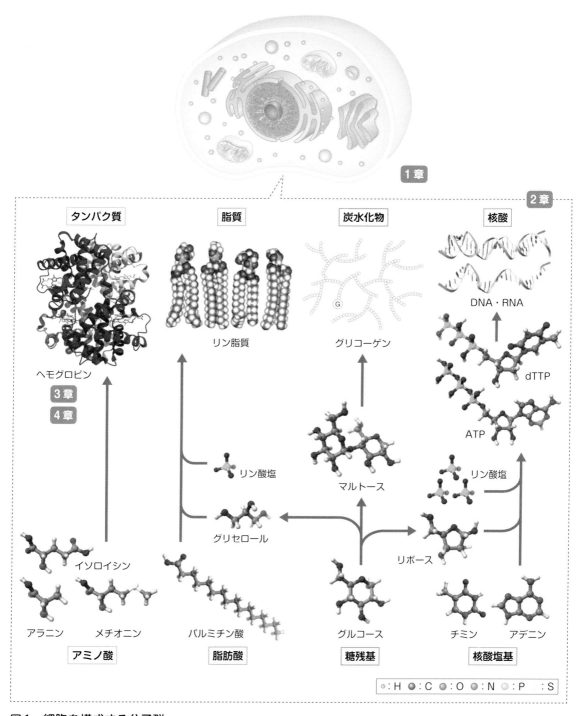

図1　細胞を構成する分子群
細胞のイラストは参考図書1より引用.

も反復して結合した大きなポリマーであるという共通点がある．タンパク質のモノマーはアミノ酸，炭水化物のモノマーは糖残基，DNAおよびRNAを構築するモノマーはヌクレオチドである．脂質は反復結合ではないが，グリセロールと脂肪酸を基本に，リン酸塩や糖などが結合したポリマーを形成している．2章ではこれらの有機高分子化合物の構造を解説する．

図2には，生体を構成する4種類の分子群の主要なものをピックアップした．この図では，各分子がどのような元素で構成されているかに着目していただきたい．主にATP合成のための燃料として用いられる糖と脂肪酸は，水

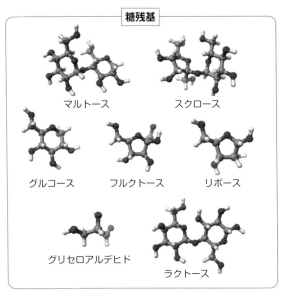

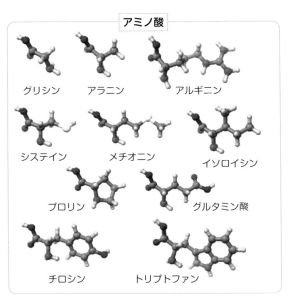

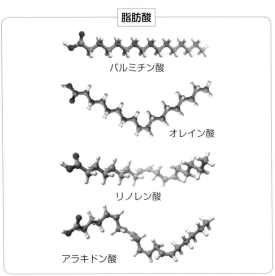

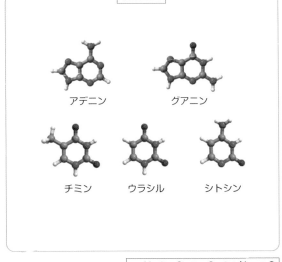

図2　細胞構成分子と，それらに含まれる元素

●：H　●：C　●：O　●：N　：S

表1　人体を構成する主な元素の組成（原子数の割合）

元素		組成（%）	元素		組成（%）
水素	H	63.0	カリウム	K	0.06
酸素	O	25.5	硫黄	S	0.05
炭素	C	9.5	塩素	Cl	0.03
窒素	N	1.4	ナトリウム	Na	0.03
カルシウム	Ca	0.31	マグネシウム	Mg	0.01
リン	P	0.22	その他		＜0.1

Frieden E：Scientific American, 227：52-60, 1972より引用.

素・炭素・酸素の3種で構成される．そして，アミノ酸や核酸には窒素が多く含まれる．**表1**には，人体を構成する元素の組成をまとめた．人体の70％を水（H_2O）が占めていることを考えれば，水素と酸素がトップ2に来ることは容易に想像できる．これらに続くのが炭素，そしてアミノ酸や核酸に含まれる窒素となっている．

3. タンパク質・酵素の構造と機能

　アミノ酸がくり返し結合してできたものがタンパク質である．タンパク質は，20種類のアミノ酸を巧みに組換え，それが折り畳まれて的確な立体構造をとることで，多様な機能をもたせることに成功した．さまざまな生命現象を下支えしているのは，まさにタンパク質である．**3章**では，タンパク質の構造について詳細に解説する．

　そして，**4章**で解説する酵素が，タンパク質の役割のなかで最も重要である．なぜなら，生体内での化学反応のほとんどすべてが，酵素によって触媒されているからだ．本来ならば高温高圧を必要とする化学反応を，酵素に依存することによって常温常圧でも進行させることができる．生体を構成する4種類の分子のうちの1つであるタンパク質と，タンパク質の一種である酵素を，わざわざ1章分とって独立させているのは，それだけタンパク質・酵素の構造や機能が重要事項であるからに他ならない．

　それでは，このあとの1章〜4章で，生命を構成する細胞および主要分子の構造と機能をじっくり理解していただきたい．

細胞の構造と機能

1章

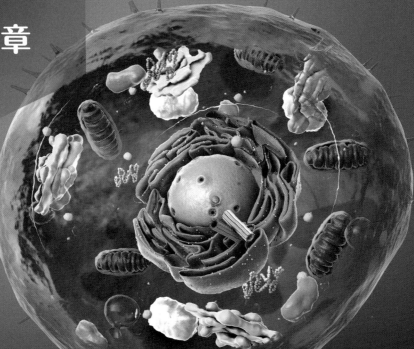

はたらく細胞たちの
真の姿

　そもそも「生物」とは何だろうか？ 現在の多くの生物学者が認めている「生物の定義」とは，以下の3つの条件を満たすものである．

① 膜により，自己と外界との明確な隔離があること

② 代謝を行い，エネルギーをつくり出せること

③ 自己増殖能力を有し，自分の複製をつくれること

　これらの条件のうち，条件①の内容は「細胞」を示している．細胞は生物の最小単位であり，すべての生物は細胞から構成されている．細胞というキーワードは，生物の階層性にももちろん組込まれている．細胞は英語では "cell" といい，「小さい部屋」を意味するギリシャ語の言葉に由来する．この「小さい部屋」の中には，「細胞小器官」という，さらに小さい部屋がいくつも存在する．それらが驚くほど緻密に協調することで細胞が成り立ち，また数兆・数十兆ともいわれる細胞が連携して1匹・1頭・1人の生命体が存在することができている．兆の単位のメンバーが統率されているだけでも驚きである．細胞を擬人化して描いた漫画が人気を博しているが，ここでは細胞の真の姿を科学的に理解していただきたい．生化学の本題に入る前に，細胞の構造，そしてさまざまな細胞小器官の構造・役割・しくみを十分に理解しよう．

この章で学べること

- 真核細胞と原核細胞との違いとは？
- 生体膜の構成成分と特徴とは？
- 生体膜でできている細胞小器官とは？
- 受動輸送と能動輸送との違いとは？
- 小胞輸送の機構と機能とは？
- 3種類の細胞骨格の構造と機能とは？

1 細胞の構造と機能

1. 細胞発見の歴史

cell：細胞

今でこそ，われわれにとって細胞の概念は至極当たり前のものとなっているが，肉眼で見ることができないため，顕微鏡の発明・開発とともに明らかにされてきた歴史がある．歴史上，初めて顕微鏡を用いて細胞の観察を行ったのは，17世紀のイギリス人科学者フック（Robert Hooke）である．彼は1665年に，コルクの断面を観察した．ワインやシャンパンの栓にも使用されるコルクは，コルクガシという樹木の樹皮の組織を加工したものであるが，フックが見たものは，すでに死んだ植物細胞であり，細胞の中身が脱落した後の細胞壁の部分だけであった．フックは後に，生きた植物細胞も観察し，細胞内は液体で満ちていることなどを発見した．1838年にはドイツ人科学者シュライデン（Matthias Jakob Schleiden）が植物で，その翌年には同じくドイツ人科学者のシュワン（Theodor Schwann）が動物で細胞を観察し，「あらゆる生物は細胞で成り立っている」という細胞説を唱えた（**図1**）．そして1858年に，こちらもドイツ人科学者のヴィルヒョウ（Rudolf Virchow）が「すべての細胞は，細胞から生じる」と唱え，現代に至っている．

2. 原核細胞と真核細胞

prokaryotic cell：原核細胞

eukaryotic cell：真核細胞
「pro-」と「eu-」は，それぞれ「前」と「真正」を表す接頭語．「karyote」は古いギリシャ語の「kernel」に由来する．「kernel」には「種」「本質」「実体」などの意味がある．

nuclear：核

地球上のすべての細胞は，より原始的な原核細胞と，進化の進んだ真核細胞とに分けることができる．これらを分ける決定的な要素は，「核があるか？ないか？」である．真核細胞と原核細胞との主な違いを**表1**にまとめたので，これを参照しながら以下の説明を読んでいただきたいと思う．

まずは，中学校や高校の理科で慣れ親しんでいるであろう真核細胞から見

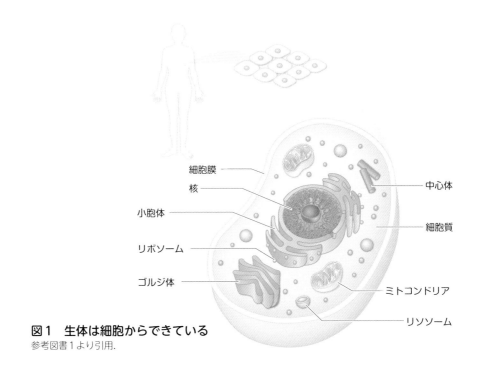

図1 生体は細胞からできている
参考図書1より引用.

表1 原核細胞と真核細胞の比較

	原核細胞		真核細胞			
生物	細菌	古細菌	原生生物	真菌	植物	動物
生物種の例	大腸菌 枯草菌 藍藻（シアノバクテリア）	高度好塩菌 超好熱菌 好熱好酸菌	真核藻類 粘菌類 原生動物 原虫	酵母 糸状菌（カビ）	緑色植物	無脊椎動物 脊椎動物
核	ない		ある			
ゲノムDNAの構造	環状二本鎖DNA		鎖状二本鎖DNA			
ゲノムDNAの存在様式	細胞質内に露出したゲノムDNAが1カ所に凝集した核様体を形成		ヒストンと相互作用して，クロマチンを形成			
細胞小器官	ない		ある			

nucleoid：核様体

ていこう．そもそも，なぜ「真核」という字が当てられているのか？ 真核細胞は，読んで字のごとく，「真の核」をもつ細胞だからである．核膜で囲まれた核をもち，その内部にはゲノムDNAが収納されている．一方，原核細胞は，真の核はもたず，核様体をもつ．こちらも読んで字のごとく，「核の様な構造体」だ．ゲノムDNAが剥き出しのまま1カ所に寄り集まり，核のように見えているだけである．構造として「原始的な核」だから，原核細胞なのである（**図2**）．

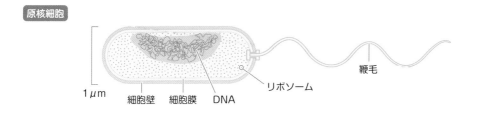

原核細胞

鞭毛

1μm

細胞壁　細胞膜　DNA　リボソーム

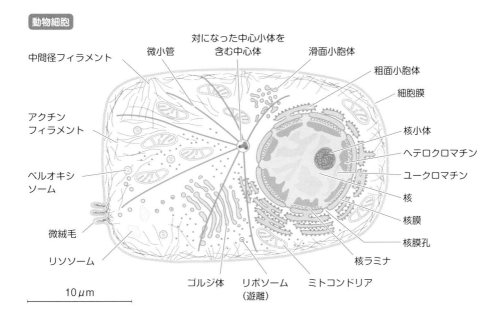

動物細胞

中間径フィラメント
微小管
対になった中心小体を含む中心体
滑面小胞体
粗面小胞体
細胞膜
アクチンフィラメント
核小体
ヘテロクロマチン
ユークロマチン
ペルオキシソーム
核
核膜
微絨毛
核膜孔
リソソーム
核ラミナ
ゴルジ体　リボソーム（遊離）　ミトコンドリア

10μm

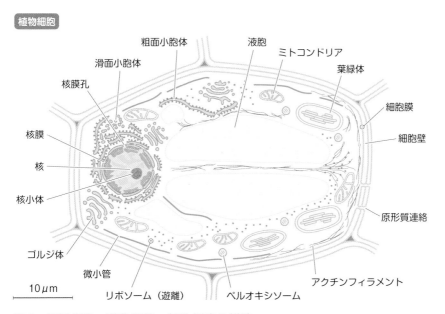

植物細胞

粗面小胞体
液胞
ミトコンドリア
滑面小胞体
葉緑体
核膜孔
核膜
細胞膜
核
細胞壁
核小体
原形質連絡
ゴルジ体
微小管
アクチンフィラメント
10μm
リボソーム（遊離）　ペルオキシソーム

図2　原核細胞・動物細胞・植物細胞の構造
参考図書2より引用.

次に，ゲノムDNAの構造の違いを見てみよう．真核細胞のゲノムDNAは直鎖状である．そして，ヒストンという塩基性タンパク質が，まるで糸巻きのようにゲノムDNAを巻き取り，ゲノムDNAに対する化学的・物理的損傷から保護している．また，ゲノムDNAを巻き取ることにより，コンパクトに折り畳む役割も果たしている．ヒトのゲノムDNAの長さは，われわれの身長をゆうに超えて約2メートルもある．そこで，ヒストンが巻き取り，ナノ（10⁻⁹）メートルのレベルにまで凝集することで，顕微鏡を用いなければ見ることのできないほどの大きさの核内に収納することができている．一方，原核細胞では，ゲノムDNAは大きな環状構造をとり，上記の通り核様体を形成している．また，ミトコンドリアなどの細胞小器官は，真核細胞にはあり，原核細胞にはない．

organelle：細胞小器官

次に，原核生物と真核生物に，具体的にどのような生物が含まれるかを確認しておこう．原核細胞には，細菌と古細菌が分類される．細菌には，われわれにもある程度なじみ深い大腸菌のほか，納豆菌や藍藻が含まれる．古細菌は「アーキア」ともよばれ，好塩菌や好熱菌が分類される．どちらも，より原始的な生物であることがイメージできるかと思う．真核細胞には，原生生物・真菌・植物・動物が分類される．真核細胞は，より進化の進んだ生物であるので，植物や動物が含まれるのは容易にイメージできるであろう．一方で，原核細胞なのか真核細胞なのか迷うのが，原生生物と真菌になるかと思うが，いかがだろうか．原核細胞と真核細胞との決定的な違いは「核があるか？ないか？」であるが，原生生物の典型的な例であるゾウリムシ・ミドリムシ・マラリア原虫の図をご覧いただきたい（図3）．どの種にも，核が存在することがわかる．そして，真菌に分類されるのが，酵母と糸状菌である．酵母は単細胞生物であり，糸状菌とは，アオカビやクロカビなど，菌糸をもつカビのことである（図3）．これらの生物も，核をもつ真核細胞となる．

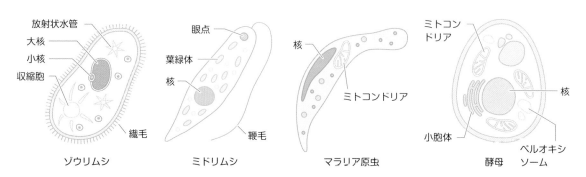

図3　真核細胞であるゾウリムシ，ミドリムシ，マラリア原虫，酵母

3. 生体膜

A. 生体膜の構造

細胞とは，細胞膜によって内と外が隔てられた袋状の構造である．細胞の外も内も，水溶液である．どちらも水溶液であるから，そのままにしておけば拡散し，互いに混ざり合ってしまう．したがって，これを防ぐためには，水溶液と混ざり合わない「壁」をつくり，明確に外と内とを隔てる必要がある．したがって，細胞膜は，水に溶けない脂質で構成されている．さらに，真核細胞の内部には細胞小器官があり，コンパートメントを形成している．この各コンパートメントを仕切っているのも，脂質の膜だ．細胞膜も含めて，このような「脂質の仕切り」を総じて生体膜とよぶ．

生体膜を形成する脂質は，主にリン脂質とよばれるものである．構造などの詳細は2章-3で後述するが，リン脂質は親水性の部位と，疎水性の部位の両方をもつ両親媒性の物質である．リン脂質を水環境の中に置くと，水を嫌う疎水性部位同士が中で向かい合い，水を好む親水性部位が外に向いた脂質二重層を形成する（**図4**）．また，生体膜の内部には，さまざまな種類のタンパク質が埋め込まれている．これを膜タンパク質とよび，生体膜をまたいだ物質の輸送に関与している．では，次に，生体膜を横断する物質輸送を見ていこう．

lipid bilayer：脂質二重層

B. 生体膜を横断する物質の輸送

細胞が生きていくためには，細胞の内外で物質のやりとりをする必要がある．細胞の最外部には障壁として細胞膜が存在するため，輸送物質は何とかしてこれを突破しなくてはならない．細胞膜は脂質の膜であり，輸送する物質の性質によって，輸送様式が異なっている．

輸送様式は受動輸送と能動輸送の大きく2種類に分類される．「受動」と

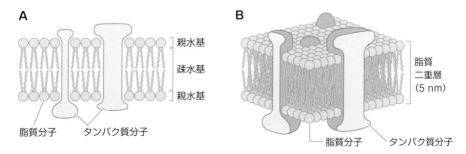

図4　生体膜の脂質二重層と，そこに埋め込まれたタンパク質

いう言葉の意味は，「他から作用を受けること．受身」と説明される．何か他の要素に従う，ということだ．細胞膜をまたいだ輸送でいう「他の要素」とは，濃度勾配だ．つまり，生体膜を挟んだ内と外との間で発生した濃度勾配に従い，濃度が高い方から低い方へと流れのままに物質が移動する．自転車で坂道を下るシーンをイメージしていただきたい．自転車は重力に引かれるまま，高いところから低いところへと転がっていく．ペダルを漕ぐためのエネルギーは要らない（**図5A**）．受動輸送もこれと同じだ．濃度勾配に逆らわないから，エネルギーは不要である．受動輸送の様式としては，異なる3種類が存在する（**表2**）．これは，輸送する物質の種類によって異なる．

① **単純拡散（受動拡散）**：気体分子や脂溶性低分子物質の場合，単純拡散（受動拡散）によって物質が輸送される（**表2**）．気体分子は，分子のサイズが小さいため，リン脂質の隙間をすり抜けることができる．脂溶性低分子物質は，生体膜を構成する脂質との親和性が高いため，脂質に容易に溶け込み，難なく侵入することができる．

② **イオンチャネルによる拡散**：イオンは，そのもののサイズは非常に小さい．しかし，電荷をもつため，細胞膜の脂質とは親和性はなく跳ね返されてしまう．だから，隙間をすり抜けることも，溶け込むこともできない．そこで，イオンチャネルという，タンパク質で構成される特別な通り道が用意されている（**表2**）．チャネルのイオン選択性は強く，一つひとつのイオンに対応して，それぞれ異なるチャネルが存在する．例えば，Na^+チャネル，K^+チャネル，Cl^-チャネルなどがある．

③ **促進拡散**：グルコースやアミノ酸といった水溶性低分子物質も生体膜脂質との親和性はなく，生体膜をそのまま通過することはできない．そのサイズはイオンよりもはるかに大きいため，輸送はトランスポーターというタンパク質が行う（**表2**）．トランスポーターを構成するタンパク質は，一

ion channel：イオンチャネル
「channel」はもともと「水路」「運河」などの意味である．要するに，「イオンの通り道」である．

transporter：トランスポーター，輸送体

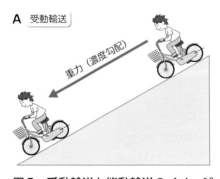
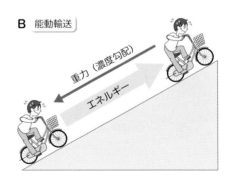

図5　受動輸送と能動輸送のイメージ

表2　生体膜をまたいだ物質輸送の比較

	受動輸送			能動輸送
	単純拡散 （受動拡散）	イオンチャネルに よる拡散	促進拡散	
輸送様式の 概略図 上：高濃度側 下：低濃度側				
濃度勾配	従う			逆らう
エネルギーの 要・不要	不要			必要
膜タンパク質 の要・不要	不要	必要		
物質の選択性	小さい	大きい		
輸送される 物質の例	気体分子， 脂溶性低分子物質	イオン	水溶性低分子物質 （グルコース， アミノ酸など）	イオン， 水溶性低分子物質

度その物質と結合してから輸送する．そのため，輸送物質に対する選択性は高く，イオンチャネル同様，輸送物質に対応したトランスポーターが別個に存在する．

＊　＊　＊　＊　＊

　一方，能動輸送は，濃度勾配に逆らい，あえて濃度の低い方から高い方へと輸送する機構である．こちらは，坂道を自転車で登るところをイメージしていただきたい（**図5B**）．体力（エネルギー）を使って，能動的にペダルを

発展学習

似て非なるもの（1）「濃度勾配 vs 浸透圧」

濃度勾配：溶液内での溶質の濃度の違いを指す．例えば，アイスコーヒーやアイスティーにガムシロップを注ぐと沈んでいき，下の方は甘みが強く，上の方は薄い．これが濃度勾配である．そのまま放置しておけば，沈んだシロップの糖分が濃度の薄い上層部に移動していき，この現象を拡散とよぶ．

浸透圧：水だけを通過させる半透膜において，水の移動によって生じる圧力のことを指す．高濃度の溶液と低濃度の溶液を半透膜で仕切ると，水は低濃度溶液から高濃度溶液の方に移動する．半透膜の両側の濃度勾配によって生じる水の移動による圧力が，浸透圧である．浸透圧の例としては，温泉に長時間浸かっていると，指に「しわ」ができる現象が挙げられる．細胞内にはイオンやタンパク質が存在するため，温泉の湯よりも濃度が高い．そのため，半透膜である細胞膜を通過して，細胞内に水分子が流入する．

踏まないと，自転車は上がらない．何事も，流れに逆らうにはエネルギーが必要なのだ．イオンの能動輸送には**イオンポンプ**が，その役割を担う（**表2**）．イオンポンプの好例となるのが，細胞膜に存在するNa$^+$/K$^+$ポンプ（Na$^+$/K$^+$-ATPアーゼ）である．通常，細胞内外のイオン濃度は，細胞外ではNa$^+$イオン濃度が高く，細胞内ではK$^+$イオン濃度が高い（**下表**）．この濃度勾配をつくり出しているのがNa$^+$/K$^+$ポンプである．細胞内でのATPの加水分解によって生じるエネルギーを用いて，細胞内からNa$^+$イオンを汲み出し，K$^+$イオンを取り込んでいる．このNa$^+$イオンとK$^+$イオンの濃度勾配が，神経細胞で活動電位を発生させる源となっている．

	細胞外	細胞内
Na$^+$イオン濃度	＜140 mM	10 mM程度
K$^+$イオン濃度	5 mM程度	＜140 mM

Na$^+$やK$^+$以外のその他のイオンや，アミノ酸・糖などの水溶性低分子物質などの能動輸送には，トランスポーターが活躍する．能動輸送のエネルギー源として，ATPのエネルギーを用いるATP binding cassette（ABC）トランスポーターと，イオンポンプがつくり出したイオンの濃度勾配を利用するsolute carrier（SLC）トランスポーターの2種類がある．

4. 細胞小器官

organelle：細胞小器官

細胞小器官は，細胞内である特定の機能をもった構造体のことを指す．上記の通り，真核細胞と原核細胞とを分ける重要な要素である．その分類などについては多様な見解はあるが，ここでは大きく「生体膜で構成されたもの」と「タンパク質で構成されたもの」に分けて解説する．

発展学習

似て非なるもの（2）
「イオンチャネル vs トランスポーター」

イオンチャネルとトランスポーターとでは，構造と輸送の様式が異なる（**表2**）．

イオンチャネル：イオンの通り道にゲートとフィルターが備わっている．イオンはチャネルのタンパク質に結合しないので，ゲートが開いた状態であれば，イオンは濃度勾配に任せてそのまま通過することができる．

したがって，常に受動輸送である．

トランスポーター：チャネルとは異なり，基質が一度トランスポーターのタンパク質に結合してから，タンパク質の構造を変化させることで輸送する．受動輸送も能動輸送もある．なお，イオンを輸送する「イオントランスポーター」も存在する．

A. 生体膜で構成された細胞小器官

① 核

nuclear：核
nuclear membrane：核膜
histone：ヒストン

chromatin：クロマチン

chromosome：染色体

核は，核膜で包まれた構造体であり，その中にはゲノムDNAが収納されている（**図6**）．核内のゲノムDNAは，ヒストンというタンパク質と相互作用している．言うなれば，ゲノムDNAが長い糸で，ヒストンが糸巻きであると考えていただきたい．ゲノムDNAとヒストンが相互作用した構造をクロマチンといい，クロマチンがさらに寄り集まって凝集してできたものが染色体である（**図7A**）．染色体のように凝集度が高い構造をヘテロクロマチン，凝集度が低下して緩んだ状態をユークロマチンという（**図7B**）．ヘテロクロマチンは転写活性が低い一方，ユークロマチンは凝集が緩んだ状態であ

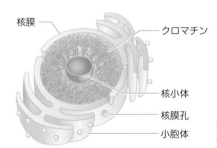

核膜
クロマチン
核小体
核膜孔
小胞体

図6　核の構造概略図
参考図書1より引用.

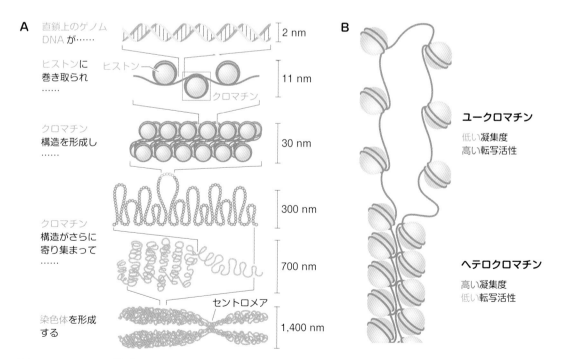

A

直鎖上のゲノムDNAが……　2 nm

ヒストンに巻き取られ……　ヒストン　クロマチン　11 nm

クロマチン構造を形成し……　30 nm

クロマチン構造がさらに寄り集まって……　300 nm

700 nm

染色体を形成する　セントロメア　1,400 nm

B

ユークロマチン

低い凝集度
高い転写活性

ヘテロクロマチン

高い凝集度
低い転写活性

図7　クロマチン構造

るため，転写因子やRNAポリメラーゼなどの転写反応に必要なタンパク質群がゲノムDNAと結合できるようになり，転写活性は高くなる．

核内では転写反応が起こり，タンパク質の設計図であるmRNAが合成される．合成されたmRNAは，核膜に存在する核膜孔という小孔を通って細胞質に放出され，ここでタンパク質へと翻訳される．核膜孔は巨大なタンパク質複合体であり，核内と細胞質との間の物質の行き来を制御している．核内には核小体または仁とよばれる構造体が存在する．核小体は生体膜で区分される構造ではなく，分子密度の高い領域であり，rRNAやリボソームの構築が行われている．

② 小胞体

小胞体は，一重の生体膜で構成された板状もしくは網状構造であり，核膜とつながっている．核に近いところにある小胞体には，タンパク質を合成するリボソームが付着しており，電子顕微鏡で観察すると表面が粗く見えるため，粗面小胞体とよばれる．一方，核から遠いところにあるのが滑面小胞体である．構造的に粗面小胞体とつながっているが，その表面にはリボソームが付着しておらず，滑らかに見える．どちらも小胞体だが，機能は大きく異なる．リボソームのある粗面小胞体では，その表面上で翻訳が行われ，合成されたタンパク質は直接小胞体の内部に入っていく．内部では，タンパク質の濃縮と貯蔵が行われている．主に，分泌タンパク質・膜タンパク質・リソームの加水分解酵素タンパク質が合成される．消化酵素やペプチドホルモンなどのタンパク質を合成・分泌する腺細胞・分泌細胞・神経細胞・顆粒細胞などで高度に発達している．滑面小胞体の役割は，脂質の合成やCa^{2+}イオンの貯蔵などを行っている．したがって，脂質代謝を担っている肝細胞や，Ca^{2+}イオンの刺激で収縮する筋細胞に多く存在している．

③ ゴルジ体

ゴルジ体の「ゴルジ」は，発見者であるイタリア人医学者ゴルジ（Camillo Golgi）に由来する．人名に由来するので，ゴルジ体の英語名も大文字から始まる．ゴルジ体は，扁平な袋状の構造（ゴルジ扁平嚢）が何層にも重なった構造体である．核に近い側をシス面，核から遠い側をトランス面という．粗面小胞体と共同して，小胞輸送の中核を担う細胞小器官である（後述，1章-5）．主な機能としては，粗面小胞体上で合成された分泌タンパク質や細胞外タンパク質に対して糖鎖修飾を施し，タンパク質を成熟させる働きを担う．また，分泌タンパク質や細胞外タンパク質は，それぞれ機能する場所が異なるため，各タンパク質を分類して，分泌顆粒・リソソーム・細胞膜の輸送先を振り分ける働きもある．

④ リソソーム

lysosome：リソソーム

リソソームの英語の綴りは，「lysosome」である．「lyso-」は「分解」「消化」を意味する「lysis」に由来する．「some」は「細胞小器官」の意味である．したがって，「分解・消化のための細胞小器官」と直訳できる．内部にプロテアーゼ・リパーゼ・ヌクレアーゼ・グリコシダーゼ・ホスファターゼなど，約40種類もの加水分解酵素を含んでおり，エンドサイトーシスやオートファジーによって小胞内に取り込まれた病原体・がん細胞などの異物，および不要になったタンパク質や古くなったミトコンドリアなど，ありとあらゆる生体由来化合物を分解する．リソソーム内で分解されてできた物質は，細胞内で再利用されるか，エキソサイトーシスによって細胞外に排出される．

⑤ ペルオキシソーム

peroxisome：ペルオキシソーム

ペルオキシソームの英語の綴りは，「peroxisome」である．「peroxi」は「過酸化（peroxidation）」の意味である．ペルオキシソームは多様な酸化反応を行う場であり，22個以上の炭素原子からなる超長鎖脂肪酸のβ酸化やコレステロール代謝が行われる．また，ペルオキシダーゼやカタラーゼといった過酸化水素を分解して無毒化する酵素も含んでいる．

⑥ ミトコンドリア

mitochondrion（単数形），mitochondria（複数形）
われわれが普段から使用している「ミトコンドリア」は複数形である．「mito」はギリシャ語に由来する「糸」，「chondrion」もギリシャ語に由来する「顆粒」が語源である．クリステのひだの部分が糸のように見えたのかもしれない．

ミトコンドリアは，脂質二重層でできた**外膜**と**内膜**から構成される構造体である（**図8**）．外膜と内膜との間の空間を**膜間腔**，内膜の奥の部分を**マトリクス**，内膜のひだ折になっている部分を**クリステ**とよぶ．クエン酸回路，電子伝達系，脂肪酸のβ酸化など，ATP合成に直接関与するさまざまな代謝を担っている．ATP産生工場であるという機能から，特に大量のエネルギーを消費する脳・肝臓・筋肉・腎臓の細胞において多くのミトコンドリアが存在している．ATP産生のほかには，細胞死（アポトーシス）の制御や，Ca^{2+}イオンの一過的な貯蔵庫としても機能する．ミトコンドリアは迅速にCa^{2+}イオンを取り込むことが可能で，小胞体と協調してCa^{2+}イオン濃度の恒常性維持を担っている．

進化学的には，真核細胞がエンドサイトーシスによって好気性細菌を取り込み，そのまま定着したものであると考えられている（細胞内共生説）．ミトコンドリアの外膜が真核細胞の小胞の膜に由来し，内膜が好気性細菌の細胞膜に由来すると考えることができるであろう．また，ミトコンドリアが独自のDNAを有していることも，細胞内共生説が唱えられた一因ともいえる．ミトコンドリアDNAはヒストンと相互作用することはなく，小さい環状の二本鎖DNAとして存在している．電子伝達系に関与するタンパク質のほか，rRNAやtRNAなど，トータルで数十種類の遺伝子がコードされている．

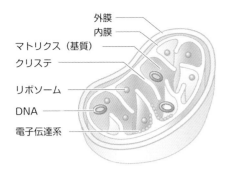

図8　ミトコンドリアの構造
参考図書1より引用.

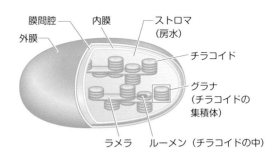

図9　葉緑体の構造

⑦ 葉緑体

高等植物や藻類などの真核細胞のほか，藍藻（シアノバクテリア）などの原核細胞といった，光合成を行う生物にみられる細胞小器官．葉緑素（クロロフィル）など，光エネルギーを吸収する役割をもつ化学物質を含み，外膜と内膜からなる二重膜構造をもつ（**図9**）．内膜のさらに内側にある無色の液体をストロマとよぶ．ストロマ内には，生体膜で構成されたチラコイドという円盤状の構造体があり，光合成の光化学反応が起こる場所である．緑色植物の葉緑体においては，チラコイドが積み重なったグラナとよばれる構造を形成している．グラナ同士は，細長く伸びたチラコイド（ラメラ）によって結合している．光合成によって，二酸化炭素からグルコースなどの炭水化物を合成するだけでなく，窒素代謝・アミノ酸合成・脂質合成・色素合成など，植物細胞の重要な代謝の中心である．

chloroplast：葉緑体

ミトコンドリアと同様に，内膜と外膜の二重膜構造をもつこと，および独自のDNAをもつことから，その起源は太古の真核細胞がシアノバクテリアを取り込んで葉緑体として定着したという，細胞内共生説が有力であると考えられている．葉緑体DNAはタンパク質とともに核様体を形成しており，ヒストンとの相互作用はない．葉緑体DNAにも，さまざまなタンパク質，rRNA，tRNAなどがコードされている．

B. タンパク質で構成された細胞小器官

① リボソーム

原核細胞，真核細胞を問わず，すべての生物が有する構造体であり，mRNAを翻訳してタンパク質を合成する機能をもつ．粗面小胞体上に付着しているものを膜結合リボソーム，細胞質中に浮いているものを遊離リボソームとよぶ．大小2種類の異なるサブユニットで構成され，どちらもタン

ribosome：リボソーム

パク質とRNA（リボソームRNA：rRNA）の複合体である．リボソームの英語の綴りは「ribosome」であるが，「ribo」は「ribonucleic acid」つまり「RNA」のことを指す．大小2つのサブユニットは，遠心分離した際の沈降速度の違いによって命名されている．真核細胞の大サブユニットは60S，小サブユニットは40Sとなり，あわせて80Sリボソームの沈降係数となる．「S」はSvedberg（スベドベリ）単位とよばれ，遠心によってどれだけ早く沈降するかを表す値であり，この値が大きいほど沈降速度は速い．タンパク質を合成してない間は，これらのサブユニットは互いに解離した状態にある．

② 中心体

ほとんどすべての動物細胞と，一部の下等植物細胞にみられる細胞小器官．短い微小管が3本で一組となったものが，環状に9セット配置したものを中心粒とよぶ．この中心粒が2個一組で，互いに直角に配置した構造をとったものが中心体である．通常は核の近傍に存在して，名前の通り微小管形成の中心となる．細胞分裂の際には細胞の両極に移動して，紡錘体を形成する．

centrosome：中心体
「centro」は「center」で中心の意味．

5. 小胞輸送

ここまで述べてきた細胞小器官はそれぞれ独自の機能をもち，その機能を発揮するための独自のタンパク質を有している．しかし，それらのタンパク質のほとんどは，おのおのの細胞小器官の場所で合成されるわけではなく，細胞質内で合成される．そのため，合成された後に，それぞれの「持ち場」へと正確に運搬されなければならない．この運搬システムのなかで重要なものの1つが，小胞輸送である．「細胞小器官にタンパク質を輸送する宅配便システム」とでも表現しようか．細胞膜・小胞体・ゴルジ体などの生体膜から出芽してちぎれ，直径50〜100 nmの小胞となる．これが宅配便の「トラック」だ．ここには目的のタンパク質が「荷物」として積み込まれている（図10）．そして，細胞の中を移動し，目的の細胞小器官へとお届けされる．お届けの際には，小胞の生体膜と，細胞小器官の生体膜とが融合する（図10）．ラーメンのスープに浮かんだ油を箸で突っついて，切ったりつなげたり……．小さい頃，そんな遊びをしたことがあるかと思うが，生体膜の出芽と融合は，まさしくそんなイメージである．

小胞輸送のお届けシステムを，順を追って説明しよう（図11）．ここでは，分泌タンパク質を例に挙げる．

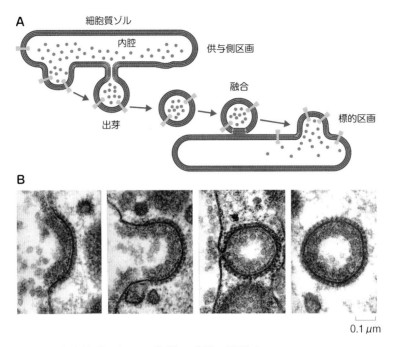

図10 小胞輸送で起こる脂質二重膜の膜融合
Aは参考図書3，BはPerry MM & Gilbert AB：J Cell Sci, 39：257-272, 1979より
引用.

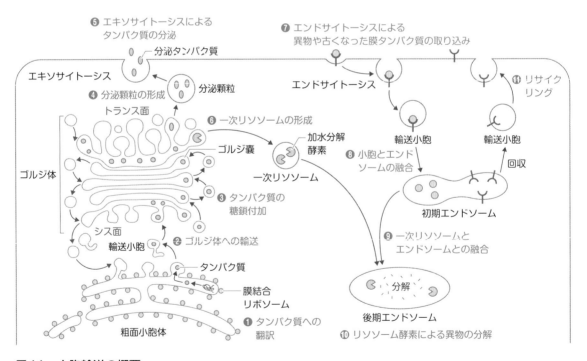

図11 小胞輸送の概要

❶分泌タンパク質のmRNAは，転写によって核内で合成され，核膜孔を通って細胞質へと放出される．その後，核の近傍にある粗面小胞体の表面上のリボソームによってタンパク質へと翻訳され，そのまま小胞体内に移動する．

❷合成されたタンパク質は小胞体から出芽した小胞に積み込まれ，シス面からゴルジ体に入る．真核細胞のすべてのタンパク質のうち，約3分の1が小胞体の表面上で合成され，ゴルジ体へと運搬される．

❸ゴルジ体に入ったタンパク質は，シス面からトランス面へと移動していく．もちろん，ゴルジ体の囊の間を移動するときも，小胞に積み込まれる．ゴルジ体の囊を移動していく過程で，タンパク質は糖鎖付加の修飾（グリコシル化）を受ける．糖鎖の付加は，タンパク質の適切な折り畳みと立体構造の維持，高水溶性や耐分解による安定性の向上，適正な運搬先の制御，糖鎖の認識による細胞接着やシグナル伝達などに関与している．

❹ゴルジ体のトランス面まで到達した後，分泌顆粒とよばれる小胞に積み込まれる．

❺そして，エキソサイトーシスによって細胞外に分泌される．神経伝達物質（神経ペプチド）や消化酵素などの分泌タンパク質以外にも，細胞膜内に埋め込まれている膜タンパク質（受容体など）も，同様の機構で運搬される．

＊ ＊ ＊ ＊ ＊

他には，リソソームで働く加水分解酵素も，❶から❹までの合成・修飾のステップを経る（**図11**）．

❻エキソサイトーシスされずに細胞内にとどまり，一次リソソームを形成する．

❼白血球などの細胞膜では，病原体などの異物・がん細胞・死んだ細胞がエンドサイトーシスによって細胞内に取り込まれる．

❽小胞はまず初期エンドソームに融合する．

❾次に一次リソソームが融合して，後期エンドソームとなる．

❿後期エンドソームの内部は酸性環境（pH 4〜5）にあるため，リソソームの加水分解酵素が働き，分解される．

⓫初期エンドソームでは，エンドサイトーシスで取り込まれた物質が選別され，必要な膜タンパク質は細胞膜にリサイクリングされる．

exocytosis：エキソサイトーシス「exo-」は「外」を表す接頭語．「exit」なども由来は同じ．「cytosis」は細胞内外への物質輸送メカニズムのことを指す．「細胞外への物質輸送」の意味となる．

endocytosis：エンドサイトーシス「endo-」は「中・内」を表す接頭語．「enter」なども由来は同じ．「細胞内への物質輸送」の意味となる．

細胞を形づくっているのは脂質の膜であるため，何か外的な力がかかれば，容易に形が崩れてしまう．そこで，細胞膜を裏打ちし，細胞の形状の維持に働いているのが，細胞骨格のタンパク質である．細胞骨格は，アクチンフィラメント，中間径フィラメント，微小管の3種類で構成されている（**図12**）．タンパク質の種類はもちろんのこと，細胞内での局在・太さ・機能など独特の特徴をもち，「骨格」として以外の機能ももちあわせている．

cytoskeleton：細胞骨格
「cyto-」は「細胞」を表す接頭語．
「skeleton」は骨格の意味．

① アクチンフィラメント

G actin：Gアクチン
「G」は「globular（球状の）」の頭文字で，単量体のアクチン分子を指す．

F actin：Fアクチン
「F」は「filamentous（線維状の）」の頭文字で，Gアクチンが重合して形成されたアクチンフィラメントを指す．

アクチンフィラメントは，単量体のGアクチンが重合して線維状になったFアクチンを構成したものである．状況に応じて重合と脱重合をくり返し，フィラメントの成長と短縮を調整している．アクチンフィラメントの直径は約7 nmほどであり，マイクロフィラメントともよばれる．3種類の細胞骨格のなかで最も細く，柔軟である．細胞膜の直下に局在し，細胞の形状維持や運動に関与している．この運動とは，アメーバ運動のことを指す．細胞質が突出して仮足を形成しながら移動するというような動きで，ヒトでは白血球が典型的なアメーバ運動を示す．これは，運動方向に向かってアクチンが重合することで仮足を突出させているのだ．また，筋線維では，細いアクチンフィラメントと太いミオシンフィラメントとが会合して筋原線維を形成し，筋肉細胞の収縮に大きく関与している．

② 中間径フィラメント

intermediate filament：中間径フィラメント

「中間径」と名付けられるだけあって，最も細いアクチンフィラメントと，最も太い微小管との中間の太さをもち，その直径は約10 nmである．3種類の細胞骨格のなかで最も溶けにくく，また張力にも強い頑丈な構造をもつため，物理的な力に対する強度をもたらしている．核の周囲から，細胞質全

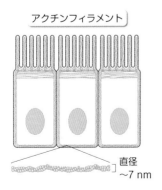
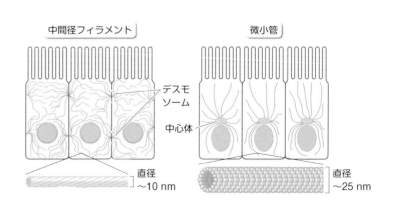

図12　細胞骨格の概要

体に張り巡らされ，細胞の構造や核の位置の維持に寄与している.

　中間径フィラメントの種類は非常に多様であり，組織や細胞の種類によって異なる. 最も有名なのは，ケラチンではないだろうか. 上皮細胞や毛髪のほか，爪などの角質組織に存在する中間径フィラメントである. ケラチンの役割としては，その細胞の構造維持だけでなく，細胞膜を貫通する細胞接着分子と結合してデスモソーム構造を形成し，隣接する細胞との接着にも関与している.

　その他の中間径フィラメントとしては，ビメンチン（線維芽細胞・血管内皮細胞・筋細胞・骨細胞・軟骨細胞・グリア細胞など），ニューロフィラメント（神経細胞）・デスミン（筋細胞）などがある. また，ラミンは，核膜の内側に核ラミナを形成して，核膜の構造を維持すると同時に，核膜孔の位置の調整も行っている.

③ 微小管

microtubule：微小管

　名前からして，最も小さい，または細いイメージをもつかもしれないが，3種類の細胞骨格のなかで最も太いのが，この微小管である. αチューブリンとβチューブリンの異なる2種類のタンパク質が重合して，外径で約25 nm，内径で約15 nmの中空な管状の構造体を呈している. 微小管は，細胞の中央にある中心体を起点として，細胞全体に伸びる. 「骨格」という名前を冠しながら，その機能は細胞の構造維持ではなく，細胞内の物質輸送のレールの役割を果たしている（**図13**）. 小胞輸送に関してはすでに上述したが，輸送の際は，モータータンパク質が小胞を担ぎ，微小管のレールの上を文字通り歩くことによって小胞が目的の細胞小器官に届けられている. モー

kinesin：キネシン
dynein：ダイニン

タータンパク質は，代表的なものとしてキネシンとダイニンが知られている. キネシンは中心体から細胞膜方向へ，ダイニンは細胞膜から中心体方向

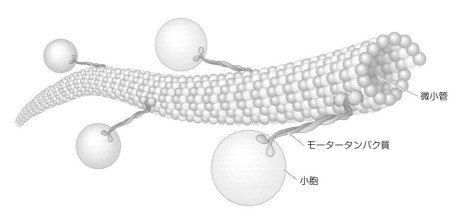

微小管

モータータンパク質

小胞

図13　モータータンパク質による小胞輸送のイメージ図

へと，小胞やタンパク質などを輸送する．そして，中心体から伸びて，染色体を両極に引っ張る紡錘糸の主成分も微小管だ．加えて，細胞表面の鞭毛や繊毛も微小管でできている．

　コルヒチンやビンカアルカロイド系の抗がん剤は，チューブリンの重合と微小管の伸長を阻害し，細胞分裂を阻害する．一方，タキサン系の抗がん剤は，逆に微小管の脱重合を阻害して，微小管を安定化させる．このように，どちらも分裂装置のキーである微小管の伸長と分解のバランスを崩させて，細胞分裂を阻害する．また，コルヒチンは染色体の分離を妨げるので，果樹の細胞が倍数体となり，種なしスイカなど果実の品種改良に使用されている．

章·末·問·題

解答➡

❶ 「生物の定義」を示す3つの条件は何か？

❷ 細胞とは，（_____）で内と外とを隔てた袋状の構造を指す．細胞の中は，（_____）・（_____）・（_____）・（_____）などの水溶液である（_____）で満たされている．

❸ 古細菌・酵母・動物・細菌・糸状菌・藍藻・高等植物・原虫を原核生物と真核生物に分類せよ．

❹ 原核細胞と真核細胞のゲノムDNAの構造の違いを列挙せよ．

❺ 以下のキーワードを用いて生体膜の特徴を説明せよ．（リン脂質・両親媒性・疎水基・親水基・脂質二重層）

❻ 生体膜を横断する物質輸送の，受動輸送と能動輸送の違いを，キーワード「濃度勾配」を用いて説明せよ．

❼ 単純拡散・イオンチャネルによる拡散・促進拡散について，以下の表を埋めよ．

	受動輸送			能動輸送
	単純拡散	イオンチャネルによる拡散	促進拡散	
濃度勾配に…	従うor逆らう	従うor逆らう	従うor逆らう	従うor逆らう
エネルギーは…	要or不要	要or不要	要or不要	要or不要
膜タンパク質は…	要or不要	要or不要	要or不要	要or不要
物質の選択性は…	小さいor大きい	小さいor大きい	小さいor大きい	小さいor大きい
輸送される物質	（_____）	（_____）	（_____）	（_____）

❽ 核は，（_____）で包まれた構造体であり，その中にはゲノムDNAが収納されている．核内のゲノムDNAは，（_____）というタンパク質と相互作用している．ゲノムDNAとヒストンが相互作用した構造を（_____）といい，クロマチンがさらに寄り集まって凝集してできたものが（_____）である．

❾ 小胞体は，一重の生体膜で構成された構造であり，（_____）とつながっている．リボソームが付着したものを（_____），リボソームがないものを（_____）とよぶ．内部では，タンパク質の（_____）と（_____）が行われている．

❿ ゴルジ体は，扁平な袋状の構造が重なった構造体であり．核に近い側を（_____），核から遠い側を（_____）という．主な機能としては，粗面小胞体上で合成された分泌タンパク質や細胞外タンパク質に対して（_____）を施し，タンパク質を成熟させる働きを担う．

⓫ リソソームは，内部に（_____）を含んでおり，（_____）や（_____）によって小胞内に取り込まれた（_____）・（_____）などの異物，および不要になったタンパク質や古くなった（_____）などを分解する．

⓬ ミトコンドリアは，脂質二重層でできた外膜と内膜から構成される構造体である．2つの膜の間の空間を（_____），内膜の奥の部分を（_____），内膜のひだ折になっている部分を（_____）とよぶ．（_____），（_____），脂肪酸の（_____）など，（_____）合成に直接関与するさまざまな代謝を担っている．ATP産生工場であるという機能から，特に大量のエネルギーを消費する（_____），（_____），（_____），（_____）の細胞において多くのミトコンドリアが存在している．

⓭ 葉緑体は，（_____）を行う生物にみられる細胞小器官である．（_____）など，光エネルギーを吸収する役割をもつ化学物質を含み，外膜と内膜からなる二重膜構造をもつ．内膜のさらに内側にある無色の液体を（_____）とよぶ．この中には，生体膜で構成された（_____）

という円盤状の構造体があり，光合成の光化学反応が起こる場所である．

⓮ 真核細胞がミトコンドリアや葉緑体を保持するようになった要因として細胞内共生説が唱えられているが，その説が唱えられるようになった理由を2つ答えよ．

⓯ リボソームは，（_____）を翻訳してタンパク質を合成する機能をもつ．（_____）と（_____）の複合体である．

⓰ 細胞骨格のアクチンフィラメントは，単量体の（_____）が重合して線維状になった（_____）を構成したものである．細胞膜の（_____）に局在し，細胞の（_____）や（_____）に関与している．

⓱ 中間径フィラメントは，（_____）の周囲から細胞質全体に張り巡らされ，細胞の構造や（_____）の位置の維持に寄与している．細胞の構造維持だけでなく，細胞膜を貫通する細胞接着分子と結合して（_____）を形成し，隣接する細胞との接着にも関与している．中間径フィラメントの例として，（_____）・（_____）・（_____）・（_____）などがある．

⓲ 微小管は，（_____）と（_____）の異なる2種類のタンパク質が重合してできている．その機能は細胞の構造維持ではなく，細胞内の（_____）のレールの役割を果たしている．輸送の際は，（_____）や（_____）といったモータータンパク質が，微小管のレールの上を文字通り歩くことによって小胞が目的の細胞小器官に届けられている．（_____）は中心体から細胞膜方向へ，（_____）は細胞膜から中心体方向へと，小胞やタンパク質などを輸送する．

生体分子の構造と性質

2章

私たちの身体は，食べたものでできている

　サッカーの欧州リーグやワールドカップ，野球のメジャーリーグやワールド・ベースボール・クラシック，オリンピックなどなど…世界の第一線で活躍するアスリートたちが，細心の注意を払って栄養を摂取している旨を話しているインタビューなどを目にすることがある．彼らの身体は，彼らが食べたものでできていることを，身をもって感じているのであろう．「生物の階層性」において，細胞や細胞小器官の下に位置するのが，タンパク質（アミノ酸）・糖質・脂質・核酸などの分子である．細胞における水以外の構成成分のおよその割合は，タンパク質が70％，脂質が12％，核酸が7％，糖質が5％といわれている．このうち，生体の三大栄養素といわれるアミノ酸・脂質・糖質の比率を単純に足せば，87％にも及ぶ．やはり「私たちの身体は，食べたものでできている」のだ．ちなみに，私たちの身体をつくる分子は，常に入れ替わっている．食べては排泄をくり返しているわけだ．数年もあれば，全身の分子の大部分が入れ替わる．今，鏡に映っている自分は，数年後には別人（？）になっている．というわけで，本章では私たちの身体を形づくる分子の化学的特徴について学ぼう．これらの理解度によって，以降の内容に対する理解の深さが大きく変わってくるだろう．

- アミノ酸の構造とは？
- 生体のタンパク質を構成するアミノ酸の構造は？
- 糖質の構造と特徴とは？
- 脂質の構造と特徴とは？
- 核酸の構造と特徴とは？

1. アミノ酸

　まずは，アミノ酸から見ていこう．アミノ酸は，タンパク質の構成成分であるだけでなく，代謝を受けて生理活性物質にもなり，生体内で非常に多様な役割を担っている．まずは，基本となる20種類のアミノ酸の構造や性質を理解しておきたい．

A. アミノ酸の構造

　アミノ酸とは，アミノ基とカルボキシ基の両方を有する化合物の総称である．カルボキシ基は酸になりうるので，アミノ基と酸で「アミノ酸」である．アミノ酸の中央には炭素原子が位置し，その4つの手には水素原子・アミノ基・カルボキシ基・側鎖が結合する．

　側鎖は「R」と記載される．この「R」は，残基を意味する「residue」の頭文字である．これは文字通り「残りの官能基」であり，ここには何が入っても構わない．そして，なぜ「側鎖」というのだろうか？側鎖を英語で表すと，side chainである．側鎖（side chain）があるなら，主鎖（main chain）もあって然るべきである．では，主鎖はどれなのか？これは3章-1にて説明する．

　アミノ酸の構造を理解するうえで重要なポイントは，キラリティーである．光学活性ともよばれ，三次元の物体がその鏡像と一致しない性質のことをいう．キラリティーという言葉はギリシャ語の「手」を表す言葉に由来するが，実際にわれわれの右手と左手は互いに鏡像の関係にあり，一致しない（図1A）．この関係性を鏡像異性体（エナンチオマー）とよぶ．この概念が，アミノ酸にも適用できる．ご存じの通り，炭素原子は4つの手をもち，それゆえに，それぞれの手に異なる官能基が結合すると，オリジナルとその鏡像が互いに一致しなくなる（図1B）．この現象を「不斉（asymmetry）である」とよぶ．このとき，不斉の中心になった原子をキラル中心とよび，それ

chirality：キラリティー，光学活性
「chir」の部分は，「手」を意味するギリシャ語に由来する．右手と左手は互いにキラリティーの関係にあることから，この単語が使われたのであろう．

enantiomer：鏡像異性体，エナンチオマー
「en」はギリシャ語で「間・内部」を，「anti」は同じくギリシャ語で「反対」を表す単語に由来する．これらを合わせた「enantio」は「相反する」という意味になる．

chiral center：キラル中心

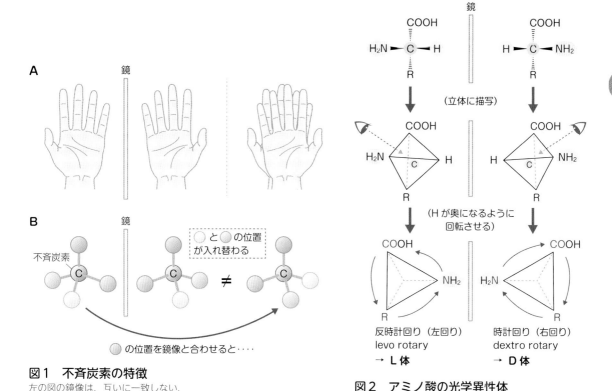

図1　不斉炭素の特徴
左の図の鏡像は，互いに一致しない．

図2　アミノ酸の光学異性体

asymmetric carbon：不斉炭素

Fischer projection：フィッシャー投影式

が炭素であった場合，不斉炭素という．

　アミノ酸には2つの光学異性体が存在する（**図2**）．フィッシャー投影式で描いた際，不斉炭素を中心に据え，上にカルボキシ基，下に側鎖Rを置く．このとき，アミノ基が左にあるものをL体，右にあるものをD体とよぶ．L体かD体かを見極めるための，もう1つの方法がある．それを「CORNルール」という．アミノ酸の水素原子を奥に据えて，カルボキシ基（COOH）・側鎖（R）・アミノ基（NH$_2$）の順番が左回りなのか，右回りなのかで判断する．左回りであれば左旋回を意味するlevo rotaryからL体，右回りであれば右旋回を意味するdextro rotaryからD体と判断する方法である．生体のタンパク質を構成するアミノ酸はL体である．D体のアミノ酸は，細菌の細胞壁の構成成分など，きわめて限られた成分にしか存在しないと長く考えられてきたが，近年の分析技術の進展に伴い，生体にもさまざまなD体のアミノ酸が存在し，多様な生理機能を有していることが徐々に明らかにされてきている．

B. タンパク質を構成する20種類のアミノ酸

生体のタンパク質を構成するアミノ酸は20種類存在し，それぞれ個性がある．側鎖の部分にどのような官能基が入るかによって，その個性が決まる．では，20種類のアミノ酸を分類し，順に見ていこう（**図3**）．側鎖の構造により，大きく4つのグループに分類される．

① 非極性中性アミノ酸

このグループのアミノ酸の側鎖は，炭化水素鎖やベンゼン環などを含み，非極性（疎水性）の性質をもつ．

- **グリシン・アラニン・バリン・ロイシン・イソロイシン**：脂肪族アミノ酸とよばれ，炭化水素鎖の側鎖をもつ．
- **プロリン**：炭化水素鎖の側鎖をもつが，ピロリジン（**右図**）を  基本構造にもつイミノ酸である．イミノ酸とは，分子中にイミノ基（C＝NH）とカルボキシ基（COOH）の両方を含む有機化合物の一群である．
- **フェニルアラニン・トリプトファン**：側鎖にベンゼン環を有するため，芳香族アミノ酸に分類される．
- **メチオニン**：側鎖に硫黄原子を含む含硫アミノ酸である．真核生物のほとんどすべてのタンパク質のN末端になるという点でも非常に重要なアミノ酸である．

② 極性中性アミノ酸

このグループのアミノ酸の側鎖は，酸素・窒素・硫黄などの極性（親水性）の性質をもつ元素を含む．

- **セリン・トレオニン・チロシン**：側鎖に水酸基を含み，ヒドロキシアミノ酸とよばれる．この水酸基はリン酸基が付加（リン酸化）される標的となる．リン酸化はタンパク質の機能調節において非常に重要な修飾であるので，これら3つのアミノ酸は構造と機能をあわせて理解しておきたい．トレオニンはセリンにメチル基が追加された構造をしており，2つの不斉点をもつ．また，チロシンはフェニルアラニンに水酸基を加えた構造である．ベンゼン環を有するため，芳香族アミノ酸の1つとしても分類される．
- **アスパラギン・グルタミン**：側鎖の末端にアミドを有している．
- **システイン**：側鎖に硫黄原子を含むため，メチオニンと同じく含硫アミノ酸に分類される．末端のチオール基（－SH）は，他のシステインのチオール基との間で酸化反応が起こり，非常に強固な共有結合（ジスルフィド結合またはS-S結合）を形成する．この結合は，タンパク質の立体構造の安定化に大きく寄与する．

hydrophobic：疎水性の
glycine：グリシン
単体で舐めると甘い味がすることから，ギリシャ語の「甘い」を意味する単語「glukus」に由来する．
alanine：アラニン
valine：バリン
2-aminovaleric acid（2-アミノ吉草酸）に由来する．
leucine：ロイシン
白色の結晶が得られたため，ギリシャ語の「白」を意味する単語「leukos」に由来する．
isoleucine：イソロイシン
proline：プロリン
ピロリジン-2-カルボン酸（pyrrolidine-2-carboxylic acid）の下線部を略したもの．
phenylalanine：フェニルアラニン
tryptophan：トリプトファン
牛乳に含まれるカゼインというタンパク質を分解することで初めて分離されたことから，ギリシャ語の「分解」を意味する単語「truo」に由来する．
methyonine：メチオニン
側鎖に含まれるメチルチオ基の英名methyl-thioを短縮したもの．

hydrophilic：親水性の
serine：セリン
絹から初めて発見されたため，ギリシャ語の「絹」を意味する「serus」に由来する．
threonine：トレオニンまたはスレオニン
最初のアルファベットが「th」であるため，両方の記述のしかたがある．
tyrosine：チロシン
チーズから発見されたため，ギリシャ語の「チーズ」を意味する「tyros」に由来する．
phosphorylation：リン酸化
「phospho」はリン（phosphorus）の意味．
asparagine：アスパラギン
アスパラガスから単離されたことに由来する．
glutamine：グルタミン
小麦のグルテン（gluten）から単離されたことに由来する．
cysteine：システイン
膀胱結石から発見されたため，ギリシャ語の「膀胱」を意味する「kustis」に由来する．
disulfide bond：ジスルフィド結合
「di（2）」＋「sulfide（硫黄）」．

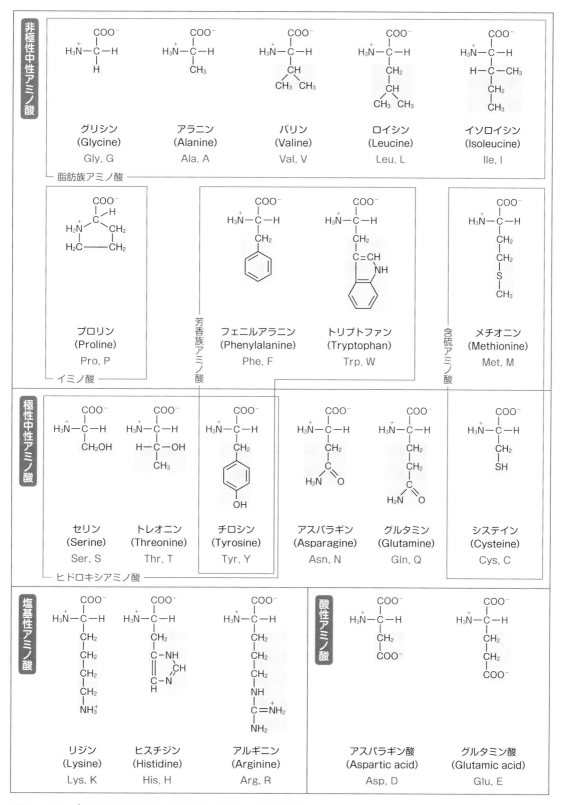

図3 タンパク質を構成する20種類のアミノ酸の構造

③ 塩基性アミノ酸

このグループのアミノ酸の側鎖には，正電荷を帯びる官能基が含まれている．

lysine：リジン
トリプトファンと同じくカゼインを分解して単離されたことから，ギリシャ語の「分解」を意味する「lusis」に由来する．

- **リジン**：側鎖の末端にアミノ基を含み，ここに正電荷をもちうる．このアミノ基はアセチル化・メチル化・ユビキチン化などの多様な翻訳後修飾の標的となる．

histidine：ヒスチジン
ヘモグロビンを加水分解した試料から分離されたため，ギリシャ語の「組織」を意味する「istos」に由来する．「histo」は「組織」を表す接頭語．

- **ヒスチジン**：側鎖に，2個の窒素原子を含む五員環構造を形成するイミダゾリル基（**右図**）が含まれる．2つの窒素原子に水素原子が結合と解離をくり返し，水素原子と二重結合の位置が移動した互変異性体が平衡状態にある．

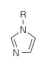

arginine：アルギニン
ガラスのように光る結晶になることから，ギリシャ語の「銀」を意味する「argyros」に由来する．銀の元素記号Agも，この単語が基になっている．

- **アルギニン**：側鎖に，非常に強い塩基性をもつグアニジノ基（**右図**）を有する．そのため，タンパク質を構成する20種類のアミノ酸のなかで，最も塩基性が高い．

④ 酸性アミノ酸

このグループのアミノ酸の側鎖には，負電荷を帯びる官能基が含まれている．

- **アスパラギン酸**：側鎖のアミドに含まれるアミノ基が水酸基に置換された構造をとる．
- **グルタミン酸**：アスパラギン酸同様，側鎖のアミドに含まれるアミノ基が水酸基に置換されている．うま味成分として有名．神経系では興奮性神経伝達物質としても機能する．

C. 必須アミノ酸

essential amino acid：必須アミノ酸

20種類のアミノ酸のうち，11種類はわれわれの体内で合成することができる．しかし，それ以外の9種類（バリン・イソロイシン・ロイシン・メチオニン・リジン・フェニルアラニン・トリプトファン・トレオニン・ヒスチジン）は生合成することができず，食物から摂取しなくてはならない．このようなアミノ酸を，**必須アミノ酸**という．

なお，アルギニンは生体内での合成量が非常に少なく，栄養学的には条件的必須アミノ酸であるといわれている．条件的必須アミノ酸とは，体内で合成できるが，生理学的および病理学的状態によって体内合成だけでは不十分なことがあるアミノ酸をいう．そのため，成長が速く，多くのタンパク質を必要とする乳幼児期ではアルギニンも必須アミノ酸の1つとして認識されることもある．

アミノ酸の三文字表記と一文字表記

筆者が大学院生だった頃，アミノ酸の一文字表記は自らの研究活動に必須だったので，必要に迫られて必死に覚えた．現在では新型コロナウイルスなどの変異に伴い，一般報道でもちょくちょく目にするようになったので，たとえ分子生物学研究の業界に進まなくとも，知っておいて損はない．そこで，筆者が院生時代に教わった覚え方を記しておく．他の覚え方もあるが，参考にしていただきたい．アミノ酸が充てられていないものも含めて，一文字表記のアルファベット順に並べてみた．

日本語名	英語名	三文字	一文字	覚え方
アラニン	alanine	Ala	A	頭文字
──	──	──	B	──
システイン	cysteine	Cys	C	頭文字
アスパラギン酸	aspartic acid	Asp	D	asparDic acid
グルタミン酸	glutamic acid	Glu	E	gluEtamic acid
フェニルアラニン	phenylalanine	Phe	F	Fenylalanine
グリシン	glycine	Gly	G	頭文字
ヒスチジン	histidine	His	H	頭文字
イソロイシン	isoleucine	Ile	I	頭文字
──	──	──	J	──
リジン	lysine	Lys	K	K is before L-ysine
ロイシン	leucine	Leu	L	頭文字
メチオニン	methyonine	Met	M	頭文字
アスパラギン	asparagine	Asn	N	asparagiNe
──	──	──	O	──
プロリン	proline	Pro	P	頭文字
グルタミン	glutamine	Gln	Q	Qtamine
アルギニン	arginine	Arg	R	Rginine
セリン	serine	Ser	S	頭文字
トレオニン	threonine	Thr	T	頭文字
──	──	──	U	──
バリン	valine	Val	V	頭文字
トリプトファン	tryptophan	Trp	W	W ring structure
──	──	──	X	──
チロシン	tyrosine	Tyr	Y	tYrosine
──	──	──	Z	──

D. アミノ酸のイオン化

アミノ酸は非常に水に溶けやすく，容易にイオン化する．アミノ酸には，アミノ基とカルボキシ基という，電荷をもちうる官能基が2つ存在する．アミノ基が正電荷を保持すれば，アミノ酸全体としては陽イオンとなり，カルボキシ基が負電荷を保持すれば，陰イオンとなる．このように，陽イオンにも陰イオンにもなれる分子を，両性電解質（両性イオンまたは双性イオン）とよぶ．

ampholyte：両性電解質

アミノ酸が陽イオンになるのか，それとも陰イオンになるのかは，そのアミノ酸が溶けている溶媒のpHに依存する．水素イオンが多い酸性の液中では，水素イオンがカルボキシ基の負電荷に蓋をしてしまうので，アミノ基の正電荷だけが残り，アミノ酸は陽イオンとなる（**図4A**）．一方，水酸化物イオンの多い塩基性の液中では，水酸化物イオンがアミノ基の水素イオンを奪い，カルボキシ基の負電荷だけが残るので，アミノ酸は陰イオンとなる（**図4A**）．そして，アミノ基の正電荷とカルボキシ基の負電荷が等しく残り，正

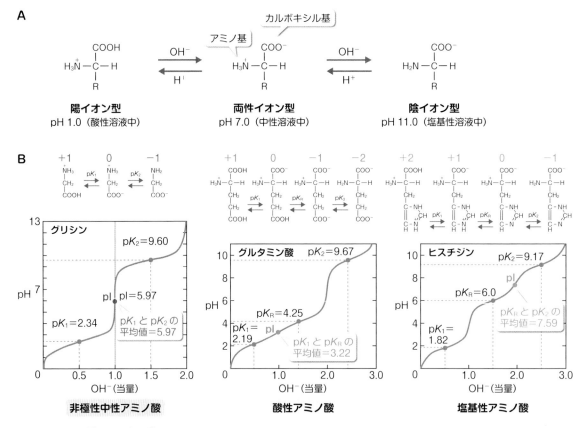

図4 アミノ酸のイオン化
Bは参考図書4をもとに作成.

味の電荷がゼロになるpHを等電点とよぶ.

　等電点は，そのアミノ酸が一価の陽イオンになるときのpHと，一価の陰イオンになるときのpHの平均値として算出される．側鎖の構造によって計算方法も異なるので，場合分けして見ていこう.

① 側鎖に電荷を保持しないアミノ酸の場合

　チロシンとシステインを除くほとんどのアミノ酸は，アミノ基とカルボキシ基だけでイオン化が成立する．その例として，グリシンの滴定曲線をご覧いただきたい（**図4B**）．すべてのグリシン分子が一価の陽イオンとなるpHは$pK_1 = 2.34$，一価の陰イオンとなるpHは$pK_2 = 9.60$であるので，グリシンの等電点はこれらの平均をとり，5.97となる.

② 側鎖に正電荷をもつ酸性アミノ酸の場合

　例として，グルタミン酸の滴定曲線を示した（**図4B**）．グルタミン酸は側鎖のカルボキシ基も考慮する必要がある．$pK_1 = 2.19$で，すべてのグルタミン酸分子が一価の陽イオンとなる．$pK_R = 4.25$では，アミノ基に正電荷，2つのカルボキシ基にそれぞれ負電荷をもつため，正味で一価の陰イオンとなる．ちなみに，pK_Rの「$_R$」は側鎖を意味し，側鎖のカルボキシ基が負電荷をもつpHである．したがって，pK_1とpK_Rの平均値をとり，グルタミン酸の等電点は3.22となる．$pK_2 = 9.67$では，アミノ基の正電荷も消失し，2つのカルボキシ基の負電荷が残るため，二価の陰イオンとなり，等電点の計算には用いられない.

③ 側鎖に負電荷をもつ塩基性アミノ酸の場合

　例として，ヒスチジンの滴定曲線を示した（**図4B**）．$pK_1 - 1.82$では，アミノ基と側鎖のイミダゾリル基にそれぞれ正電荷を保持するため，二価の陽イオンとなる．したがって，等電点の計算には使用されない．$pK_R = 6.0$では，側鎖のイミダゾリル基にも正電荷が入り，正味で一価の陽イオンとなる．$pK_2 = 9.17$では，カルボキシ基にのみ負電荷が残り，正味で一価の陰イオンとなる．したがって，ヒスチジンの等電点はpK_RとpK_2の平均値をとり，7.59となる.

＊　＊　＊　＊　＊

　各アミノ酸の解離定数pK_aと等電点を**表1**にまとめたので，アミノ酸の側鎖の構造を考慮し，どのpK_a値を用いればよいのかを考えながら等電点を計算してみていただきたい.

表1　20種類のアミノ酸の解離定数 pK_a と等電点

アミノ酸	pK_a			pI 等電点	アミノ酸	pK_a			pI 等電点
	pK_1 −COOH	pK_2 −NH$_3^+$	pK_R 側鎖			pK_1 −COOH	pK_2 −NH$_3^+$	pK_R 側鎖	
Gly	2.34	9.60		5.97	Ser	2.21	9.15		5.68
Ala	2.34	9.69		6.01	Thr	2.11	9.62		5.87
Pro	1.99	10.96		6.48	Cys	1.96	10.28	8.18	5.07
Val	2.32	9.62		5.97	Asn	2.02	8.80		5.41
Leu	2.36	9.60		5.98	Gln	2.17	9.13		5.65
Ile	2.36	9.68		6.02	Lys	2.18	8.95	10.53	9.74
Met	2.28	9.21		5.74	His	1.82	9.17	6.00	7.59
Phe	1.83	9.13		5.48	Arg	2.17	9.04	12.48	10.76
Tyr	2.20	9.11	10.07	5.66	Asp	1.88	9.60	3.65	2.77
Trp	2.38	9.39		5.89	Glu	2.19	9.67	4.25	3.22

参考図書5より引用.

2. 糖質

carbohydrate：炭水化物

saccharide：糖質

　糖は炭水化物ともよばれ，その定義としては「ポリヒドロキシアルデヒド化合物およびポリヒドロキシケトン化合物の総称」となる．糖と似た用語として糖質があるが，これは「糖から食物繊維を除いたものの総称」と定義されており，「ヒトがエネルギーをつくり出すための原料となりうる糖」と解釈できる．食物繊維は糖の一種であるセルロースで構成されるが，ヒトはセルロースを消化する酵素をもたない．ちなみに，糖を表す英単語には，ほぼ漏れなく「−ose（〜オース）」という接尾語が付く．各ページの側注に主要な糖の英単語を記していくので，ぜひ参考にしていただきたい．

A. 糖質の構造

amylose：デンプン（澱粉），アミロース

glucose：ブドウ糖，グルコース　グリシン同様，ギリシャ語の「甘い」を表す単語「glukus」に由来する．

glycosidic bond：グリコシド結合

amylase：アミラーゼ

maltose：麦芽糖，マルトース　maltは「麦芽」の意味．シングルモルトウイスキーやビールモルトの「モルト」である．

　われわれが食物として糖質を摂取し，それを消化・分解していくプロセスを追跡しながら，糖質の大まかな構造を把握していただきたい．ここでは，最も主要なデンプンを例に挙げる（図5）．アミロース（デンプン）は，多数のグルコース（ブドウ糖）がグリコシド結合で連なった構造をしている．これが，唾液や膵液に含まれる消化酵素アミラーゼによって徐々に分解され，マルトース（麦芽糖）などを経て，最終的にグルコースへと分解される．

　このとき，一つひとつのグルコースは単糖である．単糖とは，最も単純な構造をした糖質であり，3個以上の炭素原子が直鎖状につながったポリヒド

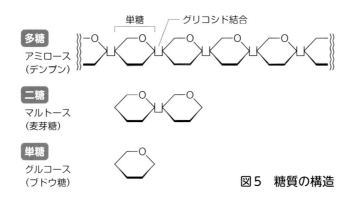

単糖　　グリコシド結合

多糖
アミロース
（デンプン）

二糖
マルトース
（麦芽糖）

単糖
グルコース
（ブドウ糖）

図5　糖質の構造

ロキシアルデヒドもしくはポリヒドロキシケトンの分子で（後述），不斉炭素も有している（**図6**）．そして，単糖のほとんどは水溶液中では環状化する．この単糖が2個つながると**二糖**，数個から10個程度つながると**オリゴ糖**とよばれる．「オリゴ」はギリシャ語で「少ない」の意味であり，少糖とよばれることもある．個数に関する明確な定義はなく，上限は単糖10分子と考えるのが一般的である．さらに，デンプンのように単糖が多数つながったものを，**多糖**とよぶ．

disaccharide：二糖
「di」は「2」の意味.
oligosaccharide：オリゴ糖

polysaccharide：多糖

B. 単糖の構造

単糖は構造的に5種類の分類の定義があり，分子の名前はこれらを組合わせたものになる．では，5種類の分類の定義を順に見ていこう．

① 含まれる炭素原子の数による分類 （図6, 7）

単糖は，炭素数が3個から7個含まれる．$(CH_2O)_n$という一般式で表記でき，nには3から7の数字が入る．以下，**トリオース** （n = 3），**テトロース** （n = 4），**ペントース** （n = 5），**ヘキソース** （n = 6），**ヘプトース** （n = 7）と命名される．

triose：トリオース
（「tri」＋「ose」）
tetrose：テトロース
「tetra」＋「ose」
pentose：ペントース
「penta」＋「ose」
hexose：ヘキソース
「hexa」＋「ose」
heptose：ヘプトース
「hepta」＋「ose」

② 含まれる官能基による分類 （図6, 7）

単糖は「ポリヒドロキシアルデヒドもしくはポリヒドロキシケトンの分子」であると上述した通り，アルデヒド基もしくはケトン基を含み，それぞれ**アルドース**，**ケトース**とよばれる．そして，**図6**に示した通り，「アルデヒド基を含む三炭糖」をアルドトリオース，「ケトン基を含む三炭糖」をケトトリオースとよぶ．以下，炭素数が増えれば，トリオースの部分がペントースやヘキソースに変わる．

aldose：アルドース
「aldehyde」＋「ose」
ketose：ケトース
「ketone」＋「ose」
aldotriose：アルドトリオース
「aldehyde」＋「tri」＋「ose」
aldopentose：アルドペントース
「aldehyde」＋「penta」＋「ose」
aldohexose：アルドヘキソース
「aldehyde」＋「hexa」＋「ose」
ketotriose：ケトトリオース
「ketone」＋「tri」＋「ose」
ketopentose：ケトペントース
「ketone」＋「penta」＋「ose」
ketohexose：ケトヘキソース
「ketone」＋「hexa」＋「ose」

③ 直鎖状構造の際の立体異性体による分類 （図7）

単糖も，その多くがエナンチオマー（→2章-1-A）である．まず，フィッシャー投影式で単糖の分子を直鎖状に描く．立体異性体の議論をする際に

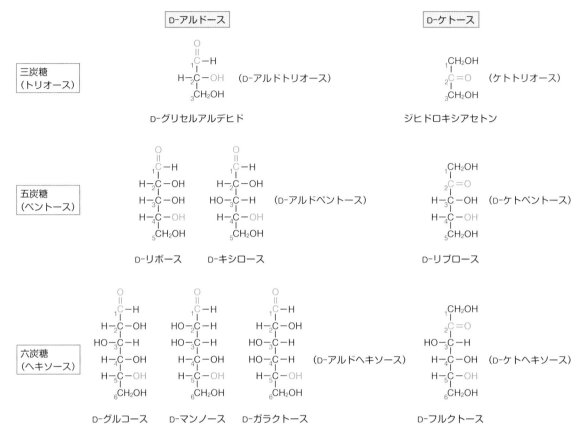

図6 代表的な単糖類
ジヒドロキシアセトンはキラルではないため，D体・L体の区別はない.

は，必ず「基準」と「定義」が必要となる．この場合では，アルデヒド基または ケトン基が「基準」となる．「定義」としては，

> アルデヒド基もしくはケトン基から最も遠い不斉炭素に結合しているOH基 の向き

となる．OH基が右を向いていればD体，左を向いていればL体となる．**図7** に，アルデヒド基をもつアルドースの代表としてグルコース，ケトン基をも つケトースの代表としてフルクトースを例に挙げた．アルドースであるグル コースでは，アルデヒド基を形成する1位の炭素（C1）を上に置く．C1か ら最も遠い不斉炭素はC5となる．したがって，C5に結合しているOH基 が右を向いたものがD-グルコース，左を向いたものがL-グルコースとなる．

ケトースであるフルクトースでは，ケトン基を形成するC2から最も遠い 不斉炭素は，やはりC5である．したがって，C5に結合しているOH基が 右を向いたものがD-フルクトース，左を向いたものがL-フルクトースとな る．ちなみに，C6はC1やC2から最も遠いが，Hが2個結合しており，不

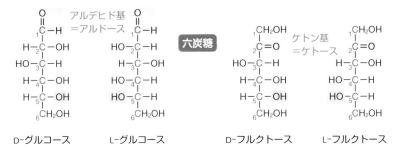

1. 含まれる炭素原子の数による分類
2. 含まれる官能基による分類
3. 直鎖状構造の際の立体異性体による分類

アルデヒド基
＝アルドース

六炭糖

ケトン基
＝ケトース

D-グルコース　　　L-グルコース　　　D-フルクトース　　　L-フルクトース

4. 環状構造の形による分類

ピラン体

フラン体

アルデヒド基

ケトン基

ピラノース
六員環構造

フラノース
五員環構造

5. 環状構造の際の立体異性体による分類

trans

アノマー炭素
（α型）

trans

アノマー炭素
（α型）

α-D-グルコピラノース

α-D-フルクトフラノース

cis

アノマー炭素
（β型）

cis

アノマー炭素
（β型）

β-D-グルコピラノース

β-D-フルクトフラノース

図7　単糖の構造による分類

斉炭素ではないため，条件を満たさない．このように，単糖は理論上，2つの異性体が存在するが，生体内ではほとんどがD体である．

④ 環状構造の形による分類 (図7)

生体内では，単糖の多くが環状構造をとっている．D体とL体を決めるうえで決め手となった「C5に結合しているOH基」が，アルデヒド基やケトン基と反応してヘミアセタールやヘミケタールを形成し，直鎖状構造から環状構造をつくる．グルコースでは，酸素原子を1個含む六員環構造（ピラン）になる．したがって，六員環構造をとる単糖を**ピラノース**とよぶ．フル

pyran：ピラン
pyranose：ピラノース

クトースでは，同様に酸素原子を1個含む五員環構造（フラン）をとる．よって，五員環構造をとる単糖をフラノースとよぶ．

⑤ 環状構造の際の立体異性体による分類（図7）

単糖が環状化する際，新たな立体異性体が発生する．ここでしっかり理解しておきたいことは，アノマー炭素である．アノマー炭素とは，「直鎖状構造では不斉ではなかったが，環状構造をとったことで新たに不斉になった炭素」をいう．では，グルコースの6個の炭素原子のうち，直鎖状構造において不斉ではなかった炭素はどれだろうか？ それは2個ある．1つはアルデヒド基を形成するC1，もう1つはヒドロキシメチル基を形成するC6である．環状構造をとる際，C6はヒドロキシメチル基がそのまま維持されるので，相変わらず不斉ではない．一方，C1に結合している4つの官能基を書き出すと「O」「H」「OH」「CH_2O」となり，互いにすべて異なる．したがって，C1がアノマー炭素となる．次は，アノマー炭素に結合しているOH基と，C5に結合しているC6の向きを比較する．C6は常に上向きに固定であるが，C1に結合しているHとOHは水溶液中では容易に入れ替わることができる．そして，OHが下を向いて，上向きのC6と互いに逆方向となり，トランス（trans）の位置関係にある場合をα型とよぶ．また，OHが上を向いて，上向きのC6と互いに同方向となり，シス（cis）の位置関係にある場合をβ型とよぶ．25℃の水溶液中では，α型が約36％，β型が約64％存在し，α型とβ型は直鎖型を経由して相互に変化している．α型とβ型の比率は，水溶液の温度によって変化する．

フルクトースも同様である．直鎖状構造のフルクトースにおいて不斉ではない炭素は3つある．2つのヒドロキシメチル基を形成するC1とC6，およびケトン基を形成するC2である．そして，環状化した際に不斉になるのはC2である．アノマー炭素であるC2に結合するOH基と，C5に結合しているC6の向きを比較する．α型とβ型の定義は，グルコースと同様である．そして，このα型とβ型の違いが，二糖や多糖の構造の違いへとつながっていく．

C. 二糖

グリコシド結合により単糖が2個連結したものを，二糖という．われわれの生活でもなじみのある代表的な二糖を3種類，図8に紹介する．まず，最初に挙げるのがマルトース（麦芽糖）だ．上述した通り，マルトースはデンプンの消化・分解過程で生成され，2つのα-D-グルコースからなる．

次の例が，スクロース（ショ糖）だ．市販されている砂糖や上白糖の主成

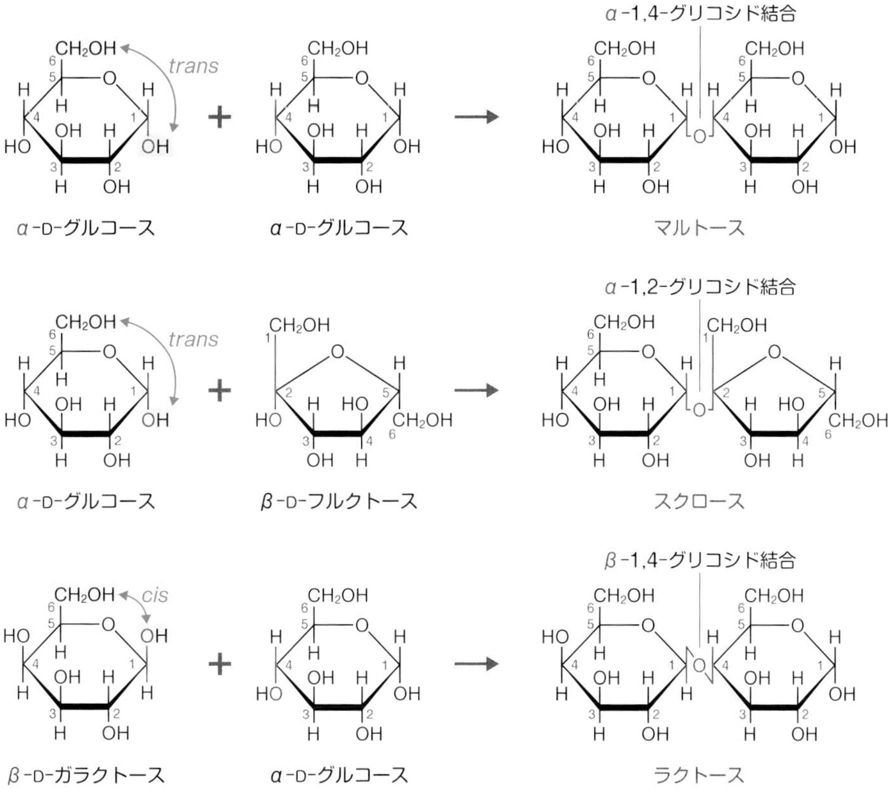

図8　代表的な二糖類
マルトースとスクロースでは左側のグルコースがα型であるため，二糖を形成したときにα-グリコシド結合となる．一方，ラクトースでは左側のガラクトースがβ型であるため，β-グリコシド結合となる．

分は，ショ糖である．非常に甘みが強いのが特徴である．ちなみに，ショ糖は漢字では「蔗糖」と書き，「蔗」はショ糖の生産に使用されるサトウキビを表す．マルトースとスクロースに共通するのは，グリコシド結合の構造である．これら2種類の二糖を構成する単糖のレベルで見たとき，左の単糖はα-D-グルコースである．この単糖は，アノマー炭素C1に結合しているOH基が下を向いているため，α型である．したがって，グリコシド結合は箱型のα-グリコシド結合となる．

lactose：ラクトース，乳糖

　最後のラクトース（乳糖）は，β-D-ガラクトースとα-D-グルコースが連結したものである．同様に左の単糖を見ると，アノマー炭素C1に結合しているOH基が上を向いたβ型である．よって，グリコシド結合はアルファベットのNの形をしたβ-グリコシド結合となる．α-グリコシド結合とβ-グリコシド結合は，われわれが食品を消化するうえで，非常に重要なファク

amylase：アミラーゼ

ターとなる．α-グリコシド結合は唾液や膵液などに含まれるアミラーゼで容易に分解することができる．しかし，β-グリコシド結合を分解するラク

lactase：ラクターゼ

ターゼは，多くの人種で離乳後に酵素量が減少し，乳糖を消化できなくなるため，乳糖がそのまま腸管内にとどまることになる．すると，腸管内に低分子物質が存在することで浸透圧が発生し，腸管上皮細胞から腸管内部へと水分が放出され，下痢が生じる．この症状を，乳糖不耐症という．

lactose intolerance：乳糖不耐症

D. 多糖

単糖が多数結合したものを多糖とよぶ．多糖も多種多様なものが存在するが，われわれの生活でよく見かける代表的なものを紹介する．まずは，何といってもアミロース（デンプン）だ．多数のα-D-グルコースがα-グリコシド結合で連結している（**図9**）．なお，肝臓や筋肉に貯蔵されているグリコーゲンもα-グリコシド結合で連結したものであるが，直鎖でつながった部分と枝分かれの部分とではグリコシド結合の構造が異なるので，5章-6で詳しく説明したい．

glycogen：グリコーゲン

そして，もう1つの代表的な多糖がセルロースだ（**図9**）．セルロースも多数のα-D-グルコースが連結したものだが，アミロースとは異なり，β-グリコシド結合で連結されている．セルロースは植物細胞の細胞壁の主成分であり，木の幹を形成している．栄養学的にいえば，いわゆる「食物繊維」だ．同じくβ-グリコシド結合をもつラクトースを切断するには，それを専門的に分解するラクターゼが必要であるが，セルロースの分解にも特殊な酵素（セルラーゼ）が必要となる．しかし，セルラーゼは一部のカタツムリや菌類しかもちあわせていない．地球上には多くの草食哺乳動物がいるが，消化管内にセルラーゼを産生する微生物を生息させているから，食べた草を分解し，栄養にすることができる．シロアリも同様だ．ヒトは，独自のセルラーゼはもたないし，草食動物のようにセルラーゼを産生する微生物も棲まわせ

cellulose：セルロース

cellulase：セルラーゼ

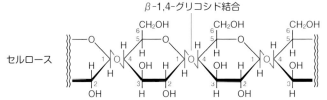

図9 代表的な多糖類
デンプンの成分であるアミロースも，植物の細胞壁の構成成分であるセルロースも多糖である．

ていない．だから，セルロースを分解することはできないが，その分，分解されない食物繊維を摂取することで，腸管内の残存物を絡めとり，糞便として排泄することができる．

他には，エビ・カニの殻や昆虫の外骨格を構成するキチンやキトサン，皮膚・関節軟骨・眼球の硝子体などに多く含まれる保水性物質であるヒアルロン酸やコンドロイチン硫酸も多糖であり，単糖同士の連結は β-グリコシド結合である．

chitin：キチン
chitosan：キトサン

hyaluronic acid：ヒアルロン酸
chondroitin sulfate：コンドロイチン硫酸

3. 脂質

脂質とは，水に不溶または難溶で，有機溶媒に可溶な生物由来物質の総称である．炭素や水素などの極性が少ない原子を多く含む．糖質やタンパク質とともに三大栄養素の1つで，生体貯蔵型のエネルギー源である．昨今の健康志向により何かと悪者にされがちではあるが，エネルギー源である以外にも，生体膜の形成やホルモンの原料になるなど多様で重要な役割があり，生体にはなくてはならない存在である．

脂質には常温で液体のものと固体のものがある．一般に，液体のものを「油（oil）」，固体のものを「脂（fat）」とよび，これらをまとめて「脂質・油脂（lipid）」と表現される．

A. 脂質を構成する基本構造

多様な脂質が存在しているが，それらを構成する3つの基本構造がある．われわれが皮下脂肪としてもっている中性脂肪（トリアシルグリセロール）を例に，それらを理解しておこう（**図10**）．脂質を形成する基本構造は，アルコール・脂肪酸・エステル結合の3つである．

triacylglycerol：トリアシルグリセロール
triglyceride（トリグリセリド）ともいう．

① アルコール

炭化水素の水素原子が水酸基に置き換えられた物質の総称．トリアシルグリセロールにおいてのアルコールは，グリセロールである．グリセロールは，炭素原子を3個含む炭化水素鎖であるプロパンの，おのおのの炭素原子に結合した水素1つが水酸基に置換されたもので，IUPAC命名法では1,2,3-プロパントリオールとなる．

② 脂肪酸

脂肪酸とは，極性部にCOOH，非極性部に直鎖状の炭化水素鎖をもつ両親媒性化合物である．**図11**に，生体が有する典型的な脂肪酸の例を挙げた．

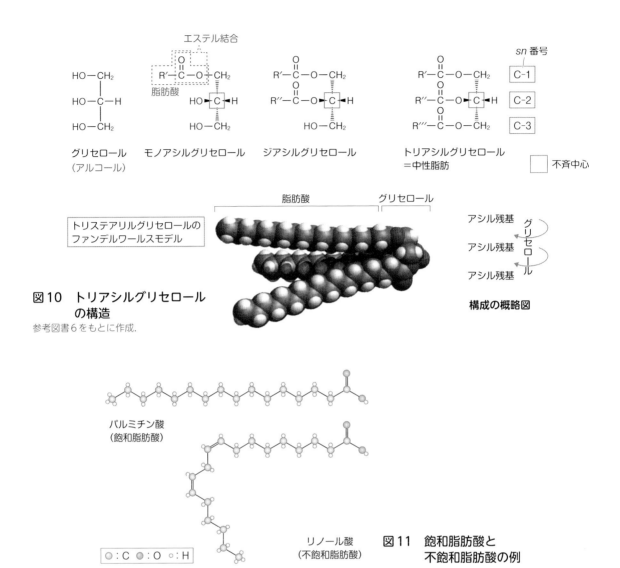

エステル結合

グリセロール
（アルコール）

脂肪酸

モノアシルグリセロール

ジアシルグリセロール

トリアシルグリセロール
＝中性脂肪

sn 番号
C-1
C-2
C-3

不斉中心

トリステアリルグリセロールの
ファンデルワールスモデル

脂肪酸　　　グリセロール

アシル残基
アシル残基
アシル残基
グリセロール
構成の概略図

**図10　トリアシルグリセロール
の構造**

参考図書6をもとに作成.

パルミチン酸
（飽和脂肪酸）

リノール酸
（不飽和脂肪酸）

**図11　飽和脂肪酸と
不飽和脂肪酸の例**

○：C　●：O　○：H

saturated fatty acid：飽和脂
肪酸
unsaturated fatty acid：不飽和
脂肪酸

脂肪酸には，炭化水素鎖の内部に飽和結合しかもたない飽和脂肪酸と，不飽
和結合（二重結合）をもつ不飽和脂肪酸の2種類がある．飽和脂肪酸の「飽
和」は，水素原子で飽和されているという意味である．不飽和脂肪酸では，
二重結合の部分にねじれを生じる．代表的な飽和脂肪酸と不飽和脂肪酸を
表2に示す．

　飽和脂肪酸と不飽和脂肪酸を比較する際に，重要になるのが融点である．
次ページ下部の表にまとめたように，脂肪酸の融点は，炭素原子数が増加す
れば上がり，二重結合が増加すれば下がる．したがって，常温では飽和脂肪
酸は固体で，不飽和脂肪酸は液体となる．脂質には脂（fat）と油（oil）が
あると上述したが，脂は主に飽和脂肪酸で構成され，その例としては，肉の

表2　代表的な飽和脂肪酸と不飽和脂肪酸

分類	慣用名	IUPAC名	炭素数	二重結合	ω系列	分子構造	融点(℃)	含有する主な食品
飽和脂肪酸	カプリル酸	オクタン酸	8	0			16.7	ココナッツ油，バター，母乳
	カプリン酸	デカン酸	10	0			31.4	ココナッツ油，バター
	ラウリン酸	ドデカン酸	12	0			44	ココナッツ油，パーム油
	ミリスチン酸	テトラデカン酸	14	0			52	ココナッツ油，パーム油
	パルミチン酸	ヘキサデカン酸	16	0			63	動物性脂肪，パーム油
	ステアリン酸	オクタデカン酸	18	0			70	動物性脂肪，蝋
	アラキジン酸	エイコサン酸	20	0			75	動物性脂肪，ピーナッツ油
	ベヘン酸	ドコサン酸	22	0			81	菜種油，ピーナッツ油
	リグノセリン酸	テトラコサン酸	24 増	0			84	ピーナッツ油
不飽和脂肪酸	パルミトレイン酸	cis-Δ^9-ヘキサデセン酸	16	1	ω-7系		-0.1	マカダミアナッツ油
	オレイン酸	cis-Δ^9-オクタデセン酸	18	1	ω-9系		13	オリーブ油，ココナッツ油，アボカド油
	リノール酸	cis-cis-$\Delta^{9,12}$-オクタデカジエン酸	18	2	ω-6系		-5	ベニバナ油，コーン油，大豆油
	α-リノレン酸	全cis-$\Delta^{9,12,15}$-オクタデカトリエン酸	18	3	ω-3系		-11	エゴマ油，キャノーラ油，大豆油
	γ-リノレン酸	全cis-$\Delta^{6,9,12}$-オクタデカトリエン酸	18	3	ω-6系		N/A	月見草油
	アラキドン酸	全cis-$\Delta^{5,8,11,14}$-エイコサテトラエン酸	20	4	ω-6系		-49	肉，レバー，卵，魚油
	エイコサペンタエン酸	全cis-$\Delta^{5,8,11,14,17}$-エイコサペンタエン酸	20	5	ω-3系		-54	魚油
	ドコサヘキサエン酸	全cis-$\Delta^{4,7,10,13,16,19}$-ドコサヘキサエン酸	22 増	6	ω-3系		-45 減	魚油

◯はカルボキシ基を表す．不飽和脂肪酸には，炭化水素鎖末端であるメチル基の炭素（ω炭素）から数えて，最初に出現する二重結合の位置による分類法がある．表中の「ω系列」は，この分類法によるものである．γ-リノレン酸の融点に関しては詳細なデータが得られていない．

脂身（ラード）・蝋・ミツバチの巣に使われる蜜蝋などが挙げられる．油は主に不飽和脂肪酸で構成される液体で，例としては植物油（オリーブ油・ごま油・サラダ油など）や魚油がある．

	炭素原子の数		二重結合の数	
	↑	↓	↑	↓
融点	↑	↓	↓	↑

では，なぜ不飽和脂肪酸は植物や魚に多いのか？ それは，植物や魚の生態，特に生育温度に関連する．前提として，動物の皮下脂肪以外の脂質は，液体でなくてはならない．そして，植物は冬季や寒冷地でも生きていかなくてはならない．魚には，南極の海に住んでいる種もいる．ここで，**表2**に示した脂肪酸の融点をご覧いただきたい．もし植物や魚の脂質が飽和脂肪酸であったならば，寒冷地に住んでいる生物の脂肪酸は凝固してしまう．そのため，植物や魚は，融点が低く，氷点下でも凝固しない不飽和脂肪酸をメインにもっているのである．

なお，**表2**に示した「含有する主な食品」の欄を見ると，特に不飽和脂肪酸には植物油や魚油が多い．これらの多くの不飽和脂肪酸は，ヒトの生理代謝には必要不可欠であるにもかかわらず，自身の体内では合成することができないものが多数存在する．したがって，そのような脂肪酸は食物から摂取するしかなく，必須脂肪酸とよばれる．ヒトにとっては主に，ω-3脂肪酸のα-リノレン酸・エイコサペンタエン酸・ドコサヘキサエン酸，ω-6脂肪酸のリノール酸・γ-リノレン酸・アラキドン酸が必須脂肪酸として定義され，必要量が定められている．

essential fatty acid：必須脂肪酸
α-linolenic acid：α-リノレン酸
eicosapentaenoic acid：エイコサペンタエン酸
docosahexaenoic acid：ドコサヘキサエン酸
linoleic acid：リノール酸
arachidonic acid：アラキドン酸

③ エステル結合

アルコールと脂肪酸をつなげているのが，エステル結合である（**図10**）．

＊ ＊ ＊ ＊ ＊

以上を踏まえて，**図10**のトリアシルグリセロールの構造をご覧いただきたい．グリセロールを基本にして，その水酸基に脂肪酸をエステル結合させている．アシル基とは，通常はカルボン酸（脂肪酸）のカルボキシ基から水酸基を取り除いた構造を指す．脂肪酸の分子が1つ結合すればモノアシルグリセロール，2つ結合すればジアシルグリセロール，3つ結合してトリアシルグリセロールである．

monoacylglycerol：モノアシルグリセロール
monoglyceride（モノグリセリド）ともいう．
diacylglycerol：ジアシルグリセロール
diglyceride（ジグリセリド）ともいう．

B. 脂質の分類

脂質は，単純脂質・複合脂質・誘導脂質の大きく3種類に分類される．以下，それぞれについて解説する．

① 単純脂質

単純脂質とは，アルコールと脂肪酸のみがエステル結合してできている脂質である．上記の「脂質を構成する基本構造」だけで構成されており，その

最たる例が，**図10**に示したトリアシルグリセロールである．トリアシルグリセロールは，われわれの皮下脂肪や市販されている肉の脂身の部分であり，その主な役割はエネルギーの貯蔵や組織の保護である．

② 複合脂質

アルコールと脂肪酸以外にリン酸基や糖などを含む脂質をいい，それぞれリン脂質，糖脂質とよばれる．グリセロールや脂肪酸の炭化水素鎖の部分は疎水性，リン酸基や糖の部分は親水性である．このように，1つの分子内に疎水性の部分と親水性の部分の両方をもつ性質を，両親媒性という．この両親媒性の性質を利用して形成されたのが，リン脂質や糖脂質を主要構成要素とする生体膜である．

では，まずリン脂質から見ていこう．リン脂質には，トリアシルグリセロールを基本とするグリセロリン脂質と，スフィンゴシンを基本とするスフィンゴリン脂質の2種類がある．グリセロリン脂質は，トリアシルグリセロールの3位の炭素原子から脂肪酸が外れ，代わりにリン酸分子がエステル結合しホスファチジン酸となり，そのリン酸基の先に頭部基として4種類の化合物（コリン・エタノールアミン・セリン・ミオイノシトール）が結合したものである（**図12**）．細胞膜は脂質二重層で形成されるが，頭部基の分子によって二重層の外側に多いのか，内側に多いのかが異なる（**下表**）．

頭部基	リン脂質の名称	細胞膜の外側？内側？
コリン	ホスファチジルコリン	外側に多い
エタノールアミン	ホスファチジルエタノールアミン	内側に多い
セリン	ホスファチジルセリン	内側に多い
ミオイノシトール	ホスファチジルイノシトール	内側に多い

スフィンゴリン脂質の基本骨格であるスフィンゴシンは，18個の炭素原子からなる長鎖脂肪酸をベースとし，C-1とC-3に水酸基，C-2にアミノ基が付加され，C-4とC-5の間にトランス型二重結合が存在する構造をとる（**図13**）．さらに，C-2のアミノ基に脂肪酸がアミド結合したものをセラミドとよぶ．結果的に，C-1からC-3がホスファチジン酸のグリセロールの背骨を形成する3個の炭素原子に相当し，C-4からC-18までの炭化水素鎖とC-2にアミド結合した脂肪酸がホスファチジン酸の2本の脂肪酸に相当することで，グリセロリン脂質と同等の構造を呈している．セラミドのC-1に結合した水酸基に，頭部基としてホスホコリンが結合するとスフィンゴミエリンとなる．スフィンゴミエリンは動物の細胞膜中に存在しており，脂質二重層の外側に局在している（**図14**）．ヒト体内のスフィンゴ脂質の全

amphiphilic：両親媒性

glycerophospholipids：グリセロリン脂質
sphingosin：スフィンゴシン
sphingophospholipids：スフィンゴリン脂質
phosphatidic acid：ホスファチジン酸

ceramide：セラミド

sphingomyelin：スフィンゴミエリン

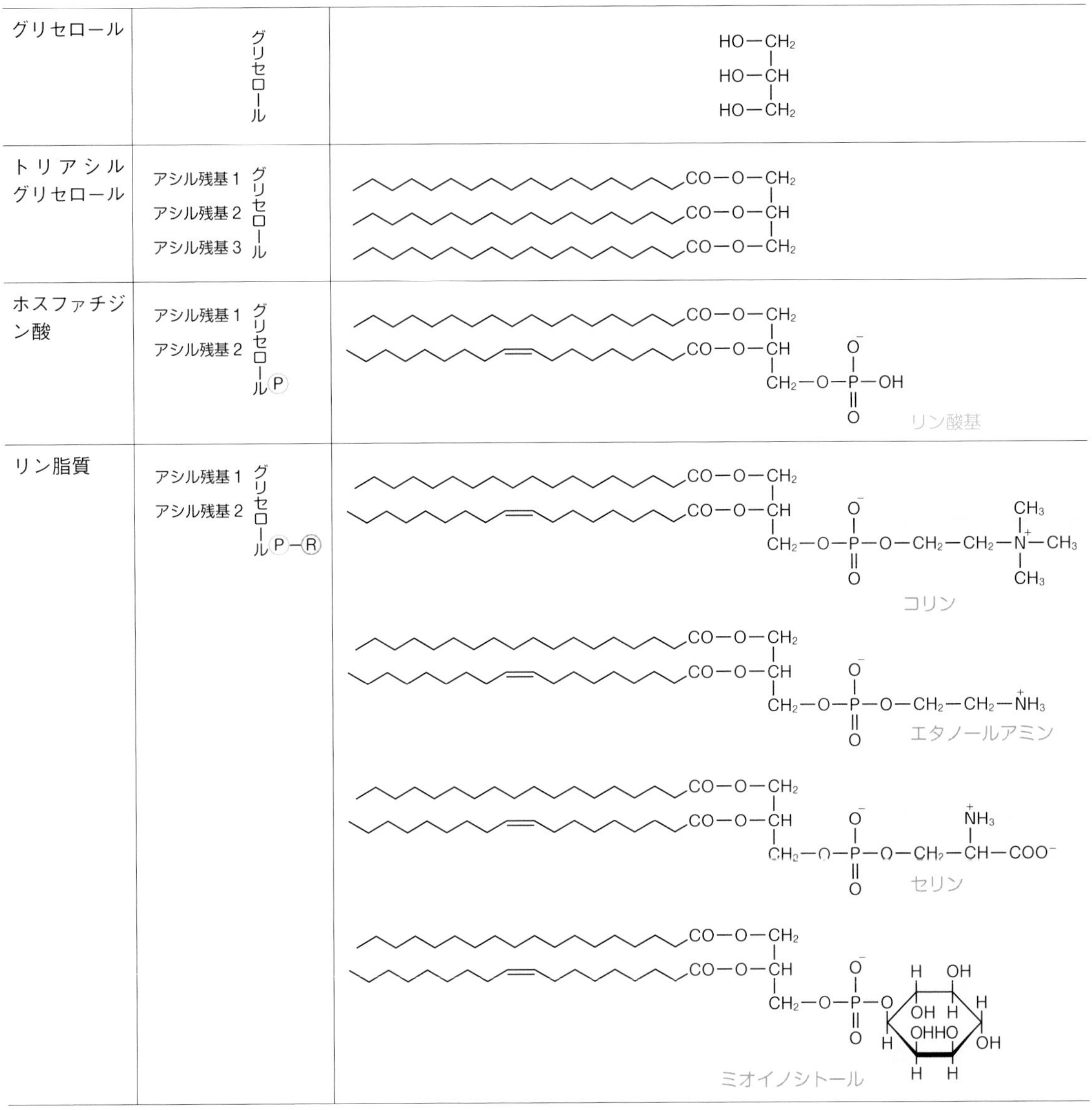

グリセロール	グリセロール	HO—CH₂ HO—CH HO—CH₂
トリアシルグリセロール	アシル残基1 アシル残基2 アシル残基3 グリセロール	〜〜〜CO—O—CH₂ 〜〜〜CO—O—CH 〜〜〜CO—O—CH₂
ホスファチジン酸	アシル残基1 アシル残基2 グリセロール Ⓟ	〜〜〜CO—O—CH₂ 〜〜〜CO—O—CH CH₂—O—P—OH リン酸基
リン脂質	アシル残基1 アシル残基2 グリセロール Ⓟ—Ⓡ	〜〜〜CO—O—CH₂ 〜〜〜CO—O—CH CH₂—O—P—O—CH₂—CH₂—N⁺(CH₃)₃ コリン 〜〜〜CO—O—CH₂ 〜〜〜CO—O—CH CH₂—O—P—O—CH₂—CH₂—N⁺H₃ エタノールアミン 〜〜〜CO—O—CH₂ 〜〜〜CO—O—CH CH₂—O—P—O—CH₂—CH—COO⁻ (N⁺H₃) セリン 〜〜〜CO—O—CH₂ 〜〜〜CO—O—CH CH₂—O—P—O ミオイノシトール

図12　主なリン脂質の構造

体量のうち8割以上がスフィンゴミエリンである. また, 同じ水酸基に, 糖の1つであるガラクトースが結合するとガラクトセレブロシド, 糖鎖が結合するとガングリオシドとなる (**図13**). これらは糖を含むので, スフィンゴ糖脂質とよばれる.

③ 誘導脂質

単純脂質や複合脂質から加水分解によって誘導される疎水性化合物を誘導脂質という. 主要な例として挙げられるのが, ステロイドである. ステロイドは3つの六員環と1つの五員環からなるステロイド骨格を有する (**図15**).

steroid : ステロイド

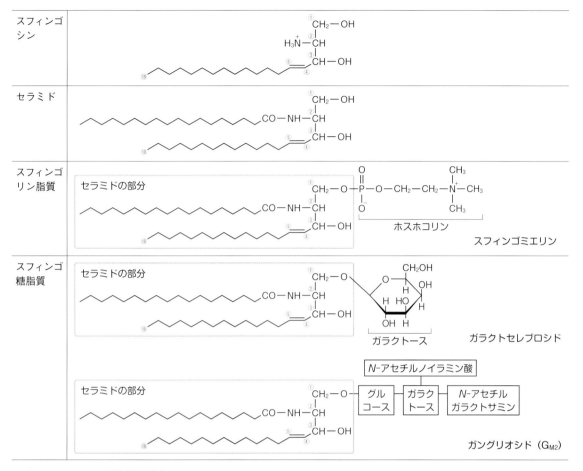

図13 スフィンゴ脂質の例

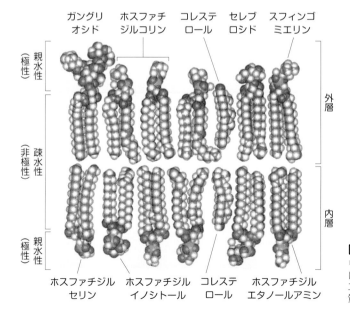

図14 細胞膜の構造

リン脂質・糖脂質は互いに疎水性（非極性）部位を内側に向けて，親水性（極性）部位を外側の水に向け，脂質二重層を形成する．細胞膜の外側と内側とでは，リン脂質や糖脂質の組成が異なる．参考図書7より引用．

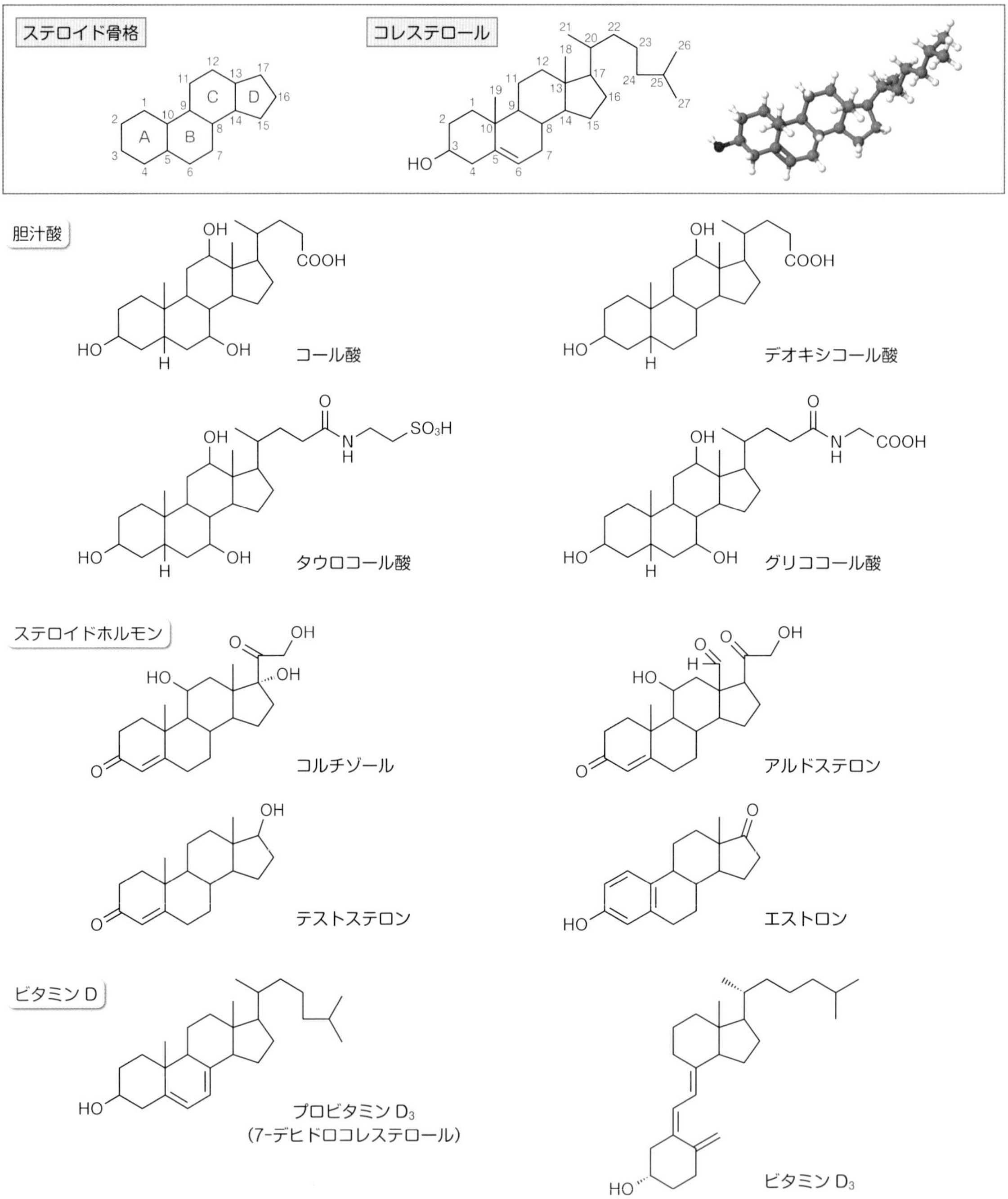

図15 代表的な誘導脂質であるステロイド群

cholesterol：コレステロール

このうち，コレステロールは最も重要な分子である．「悪玉コレステロール」
といった命名もあり，動脈硬化や胆石の原因ともなることから，忌み嫌われ
る分子であるが，生体にはなくてはならない重要な脂質の1つである．悪玉
コレステロールとよばれるゆえんは，コレステロールの代謝のところ（→6

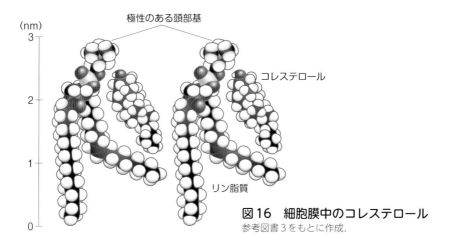

極性のある頭部基

(nm)

コレステロール

リン脂質

図16　細胞膜中のコレステロール
参考図書3をもとに作成.

章-3）で詳しく解説する.

　コレステロールの構造としては，左端の六員環に唯一の極性部として水酸基をもち，疎水性部位として柔軟性に乏しいステロイド骨格部位と，炭化水素鎖からなる尾部を有する（**図15**）．ステロイド（steroid）骨格に，アルコール（-ol）としての水酸基をもつため，sterolとなる．ちなみに，「コレ」はギリシャ語の「胆汁」を意味する単語に由来する．その名の通り，コレステロールは，脂質の消化には不可欠な，さまざまな種類の胆汁酸の原料となる．他には，多様なステロイドホルモンや，ビタミンDの原料ともなる．

bile acid：胆汁酸

　それだけでなく，コレステロールは細胞膜の安定化に寄与している．細胞膜を構成するリン脂質には，不飽和脂肪酸が含まれる．不飽和脂肪酸は二重結合の部分で折れ曲がっている．そのため，リン脂質の分子は整然と並んでいるわけではなく，かなりグラグラと揺れ動いている．満員電車の中に，右膝を曲げて左足1本で立っている迷惑な人がいると思っていただきたい．その人は，ブレーキや加速のたびによろけるだろう．リン脂質もそんな状態であり，このままでは細胞膜の流動性が増し，不安定になる．そこで，コレステロールは，足が曲がったリン脂質の間にできた隙間を埋め，細胞膜を安定化させている（**図16**）．

4. 核酸

deoxyribonucleic acid：デオキシリボ核酸，DNA

ribonucleic acid：リボ核酸，RNA

　DNAとRNAをあわせて核酸とよぶ．われわれをわれわれたらしめている遺伝情報を含む重要な分子である．DNAの情報は後世へと受け継がれ，mRNAはタンパク質のアミノ酸配列情報を伝え，tRNAはコドンに対応する

アミノ酸を運び，rRNAはリボソームを形成してタンパク質を合成する．このような核酸分子の機能は，2つの構造が互いに鍵と鍵穴の関係にあって結合することができる「相補性」によるものである．片方のDNA鎖・RNA鎖の塩基配列から，もう片方のDNA鎖・RNA鎖を合成できるからこその賜物である．また，核酸，特にATPはわれわれの重要なエネルギー源であり，これが枯渇すれば，すなわち死に直結する．地球上に生きとし生けるものはすべて，このATPをつくりたいがために餌を求め，食べているのだ．本書の第Ⅱ部「生体分子の代謝」（5章〜9章）では，そのほとんどがATPを合成するための一連の化学反応を紹介するほどである．ここでは，まず核酸の構造を理解し，その相補性のメカニズムやエネルギー源としての構造を十分に理解しよう．

A. 核酸の基本構造

核酸は，糖・塩基・リン酸基の3つの要素で構成される（図17）．

① 糖

これらの3要素の中心にあるのが糖だ．核酸を構成する糖には，D-リボースとD-デオキシリボースの2種類が存在する．リボースはRNA，デオキシリボースはDNAの中心となる．どちらも5個の炭素原子をもつ五炭糖（ペ

ribose：リボース
deoxyribose：デオキシリボース

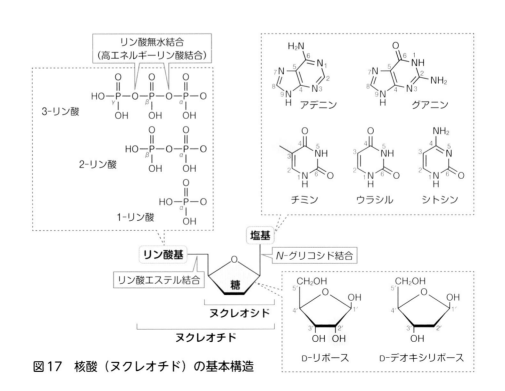

図17　核酸（ヌクレオチド）の基本構造

ントース）である．これらの構造上の唯一の違いは，2位の炭素に結合して
いる官能基である．ここが水酸基であればリボース，その水酸基が水素に置
き換わり，見た目上，酸素原子が脱落した〔デオキシ（deoxy）＝脱酸素され
た〕のがデオキシリボースである．炭素原子の番号付けに関しては，ただの
ペントースの場合は単純に「1/2/3/4/5」と数字だけを用いるが，糖やリ
ン酸が結合してヌクレオシドやヌクレオチドになった場合は，核酸塩基の炭
素・窒素の番号と区別するため，「1′/2′/3′/4′/5′」とする．ちなみに，
「′」は「ダッシュ」と読むのが一般的かと思うが，この場合英語では「プラ
イム」である．

② 塩基

リボースまたはデオキシリボースの1′位の炭素に塩基が結合する．塩基
には5種類あるが，これらは2種類の**プリン塩基**と3種類の**ピリミジン塩基**
に分けられる（**図18**）．プリンは，炭素と窒素を含む五員環と六員環とが組
合わさった複素環式化合物である．この骨格をもつプリン塩基は，アデニン
（A）とグアニン（G）である．これらの構造の違いは，**図17**でご確認いた
だきたい．ピリミジンは，ベンゼンの1位と3位の炭素が窒素で置換された
複素環式化合物アミンの一種である．この骨格をもつピリミジン塩基は，チ
ミン（T）・シトシン（C）・ウラシル（U）である．DNAではチミンとシ
トシンが用いられ，RNAではチミンの代わりにウラシルが使用される．構
造的にはウラシルを基本とし，3位の炭素にメチル基を付加したのがチミン，
4位の炭素のオキソ基をアミノ基に置換して，5位の窒素から水素を外した
のがシトシンである．そして，糖と塩基が連結したものを，**ヌクレオシド**と
総称する（**図17**）．このとき，糖と塩基との結合様式を*N*-グリコシド結合
とよぶ（**図17**）．

③ リン酸

リボースまたはデオキシリボースの5′位の炭素はヒドロキシメチル基で
あるが，その水酸基にはリン酸基が1個から3個結合する．糖と塩基とが結
合したヌクレオシドに，さらに1個以上のリン酸基が結合すると，**ヌクレオ
チド**となる．化合物の名称としては，ヌクレオシドの後に，「一リン酸
(mono-phosphate)」「二リン酸 (di-phosphate)」「三リン酸 (tri-phos-
phate)」を付けていき，それぞれ●MP・●DP・●TPと略される（**図18**）．
●にはA・C・G・T・Uのいずれかが入り，これらをまとめて，ヌクレオシ
ド（nucleoside）の頭文字Nを用いて，NMP（ヌクレオシド一リン酸）・
NDP（ヌクレオシド二リン酸）・NTP（ヌクレオシド三リン酸）と表され
る．リン酸基が複数個連結する際には，それぞれのリン原子を5′位の炭素

adenine：アデニン

guanine：グアニン

thymine：チミン
cytosine：シトシン
uracil：ウラシル

nucleoside：ヌクレオシド

nucleotide：ヌクレオチド

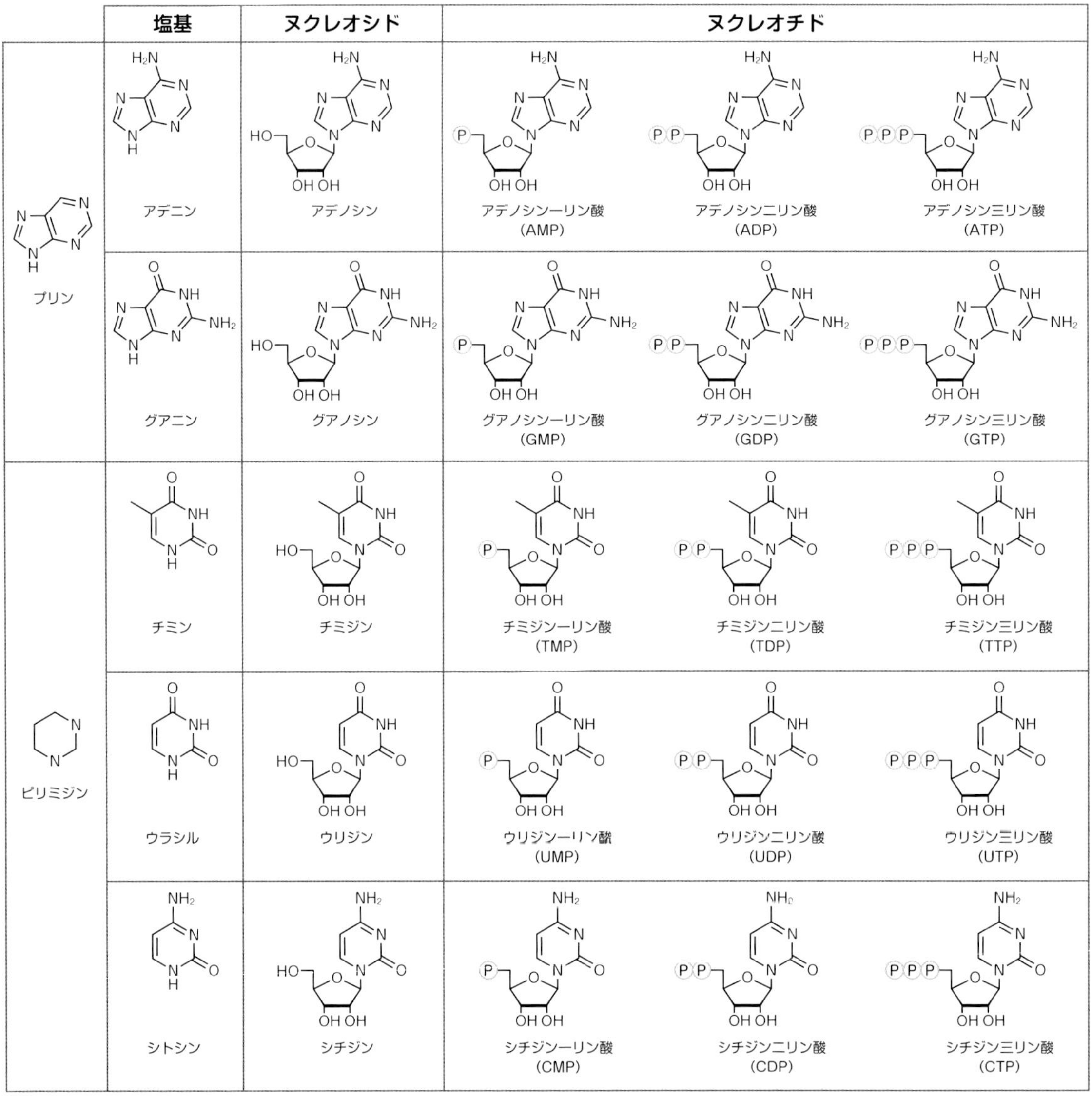

	塩基	ヌクレオシド	ヌクレオチド		
プリン	アデニン	アデノシン	アデノシン一リン酸 (AMP)	アデノシン二リン酸 (ADP)	アデノシン三リン酸 (ATP)
	グアニン	グアノシン	グアノシン一リン酸 (GMP)	グアノシン二リン酸 (GDP)	グアノシン三リン酸 (GTP)
ピリミジン	チミン	チミジン	チミジン一リン酸 (TMP)	チミジン二リン酸 (TDP)	チミジン三リン酸 (TTP)
	ウラシル	ウリジン	ウリジン一リン酸 (UMP)	ウリジン二リン酸 (UDP)	ウリジン三リン酸 (UTP)
	シトシン	シチジン	シチジン一リン酸 (CMP)	シチジン二リン酸 (CDP)	シチジン三リン酸 (CTP)

図18　ヌクレオチド一覧

原子に近い方から順に α，β，γ 位のリンとよぶ．糖の5′位の炭素とα位のリンとの間の結合様式をリン酸エステル結合，リン酸基同士の結合様式をリン酸無水結合という（図17）．リン酸無水結合は生化学的には高エネルギーリン酸結合ともよばれ，この結合が切れるときにエネルギーが発せられる．このエネルギーを用いて，われわれは生きている．詳細は第Ⅱ部の「はじめに：代謝の全体像」にて後述する．

B. DNA・RNAの構造

ヌクレオチド（ヌクレオシドーリン酸，NMP）が多数連結し，ポリヌクレオチドとなったものが，DNAもしくはRNAである（**図19**）．ヌクレオチドの3′位の炭素原子に結合した水酸基と，次のヌクレオチドの5′位の炭素原子を含むヒドロキシメチル基の水酸基との間で，リン酸基を介した**ホスホジエステル結合**を形成して，次々にヌクレオチドが連結され，これが主鎖を形づくる．主鎖は「リン酸→糖→リン酸→糖→リン酸→糖→····」のくり返しとなっている．このとき，ヌクレオチドの主鎖には方向性がある．最初に糖の5′位の炭素が出現し，3′位の炭素につながり，最後にあるのが3′位の炭素だ．したがって，ヌクレオチド鎖の方向性は「5′位の炭素→3′位の炭素」であり，最上流にある5′位の炭素を5′末端，最下流にある3′位の炭素を3′末端とよぶ．DNAやRNAの合成は，常に5′→3′の方向で進む．合成される相補鎖の方向性も「5′位の炭素→3′位の炭素」であるが，鋳型鎖とは互いに逆向きになっているのが特徴である．

糖の1′位の炭素には，5種類の塩基のうちのいずれかが結合している．そして，AとT（RNAではU），GとCが互いに塩基対をなしていることは，

phosphodiester bond：ホスホジエステル結合

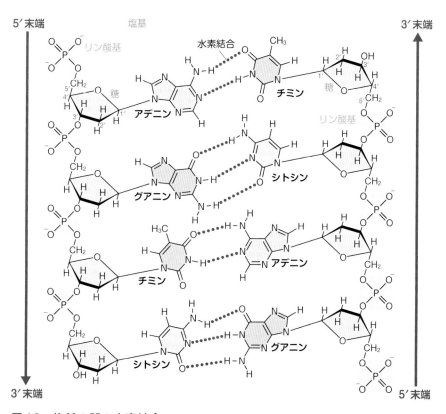

図19　塩基の間の水素結合

皆さんもよくご存じかと思う．このとき，AとTとの間では2カ所の，Cと
Gとの間では3カ所の水素結合が形成されている（**図19**）．また，塩基対を
なすAとT/U，およびGとCは，どちらもプリンとピリミジンの組合わせ
となっている．プリンは六員環と五員環，ピリミジンは六員環のみの構造で
あるため，プリン同士やピリミジン同士では2本のヌクレオチド鎖の間で距
離に差が出てしまう．そのため，プリンとピリミジンとの結合ですべて統一
することで，塩基対の種類によってヌクレオチド鎖の間で距離の差を生み出
さないようになっている．

章・末・問・題

解答 ➡

❶ アミノ酸とは, (_____) と (_____) の両方を有する化合物の総称である. アミノ酸の中央には炭素原子が位置し, その4つの手には (_____)・(_____)・(_____)・(_____) が結合する.

❷ 側鎖を意味する「R」は,「残基」の意味をもつ (_____) の頭文字である.

❸ キラリティーは (_____) ともよばれ, 三次元の物体がその鏡像と一致しない性質のことをいう. アミノ酸は, 鏡に映した像と一致しない (_____) の関係性にある. 不斉の中心になった原子を (_____) とよび, それが炭素であった場合, (_____) という.

❹ アミノ酸には2つの光学異性体が存在する. フィッシャー投影式で描いた際, 不斉炭素を中心に据え, 上にカルボキシ基, 下に側鎖を置く. このとき, アミノ基が左にあるものを (_____), 右にあるものを (_____) とよぶ. 生体のタンパク質を構成するアミノ酸は (_____) である.

❺ 非極性中性アミノ酸に分類される9つのアミノ酸は？ (_____) (_____) (_____) (_____) (_____) (_____) (_____) (_____)

❻ 脂肪族アミノ酸に分類される5つのアミノ酸は？ (_____) (_____) (_____) (_____) (_____)

❼ (_____) は, 20種類のアミノ酸のなかで唯一キラリティーをもたない.

❽ イミノ酸に分類される唯一のアミノ酸は？ (_____)

❾ 芳香族アミノ酸に分類される3つのアミノ酸は？ (_____) (_____) (_____)

❿ 硫黄を含む含硫アミノ酸に分類される2つのアミノ酸は？ (_____) (_____)

⓫ (_____) は, 真核生物のすべてのタンパク質のN末端になる.

⓬ 極性中性アミノ酸に分類される6つのアミノ酸は？ (_____) (_____) (_____) (_____) (_____) (_____)

⓭ 水酸基を含むヒドロキシアミノ酸に分類される3つのアミノ酸は？ (_____) (_____) (_____)

⓮ ヒドロキシアミノ酸の水酸基は (_____) が付加される (_____) 化の標的となる.

⓯ (_____) の側鎖末端のチオール基は, 他の (_____) のチオール基との間で酸化反応が起こり, 非常に強固な共有結合である (_____) を形成する. この結合は, タンパク質の (_____) の安定化に大きく寄与する.

⓰ 塩基性アミノ酸に分類される3つのアミノ酸は？ (_____) (_____) (_____)

⓱ 塩基性アミノ酸の側鎖には, (_____) 電荷を帯びる官能基が含まれている.

⓲ リジンの側鎖の末端にあるアミノ基は, 多様な (_____) の標的となる.

⓳ 酸性アミノ酸に分類される2つのアミノ酸は？ (_____) (_____)

⓴ ヒトの体内で合成することができないアミノ酸を (_____) アミノ酸といい, (_____)・(_____)・(_____)・(_____)・(_____)・(_____)・(_____)・(_____)・(_____) の9種類が該当する.

㉑ 陽イオンにも陰イオンにもなれる分子を, (_____) とよぶ.

㉒ アミノ基の正電荷とカルボキシ基の負電荷が等しく残り, 正味の電荷がゼロになるpHを (_____) とよぶ.

㉓ (_____) は, 多数のグルコースが (_____) 結合で連なった構造をしている.

㉔ 単糖の多くがエナンチオマーであるが, 単糖の光学異性体を決定するための基準を答えよ.

㉕ ㉔の基準に則り, OH基が右を向いていれば (_____) 体, 左を向いていれば (_____) 体となる. 単糖には2つの異性体が存在するが, 生体内ではほとんどが (_____) 体である.

㉖ 直鎖状構造では不斉ではなかったが，環状構造をとったことで新たに不斉になった炭素を（＿＿＿＿＿＿）という．

㉗ 乳糖不耐症を発症するメカニズムを説明せよ．

㉘ 脂質を形成する基本構造は，（＿＿＿＿＿＿）・（＿＿＿＿＿＿）・（＿＿＿＿＿＿）の3つである．

㉙ 脂肪酸には，炭化水素鎖の内部に飽和結合しかもたない（＿＿＿＿＿＿）脂肪酸と，不飽和結合をもつ（＿＿＿＿＿＿）脂肪酸の2種類がある．不飽和脂肪酸では，二重結合の部分に構造的に（＿＿＿＿＿＿）を生じる．

㉚ 脂肪酸の融点は，炭素原子数が増加すれば（上 or 下）がり，二重結合が増加すれば（上 or 下）がる．したがって，常温では飽和脂肪酸は（固体 or 液体）で，不飽和脂肪酸は（固体 or 液体）となる．

㉛ ヒトの体内では合成することができない（＿＿＿＿＿＿）脂肪酸は，
  ω-3脂肪酸（＿＿＿＿＿＿）（＿＿＿＿＿＿）（＿＿＿＿＿＿）
  ω-6脂肪酸（＿＿＿＿＿＿）（＿＿＿＿＿＿）（＿＿＿＿＿＿）
の6種類である．

㉜ 単純脂質とは，（＿＿＿＿＿＿）と（＿＿＿＿＿＿）のみが（＿＿＿＿＿＿）結合してできている脂質である．

㉝ 複合脂質とは，（＿＿＿＿＿＿）と（＿＿＿＿＿＿）以外に，（＿＿＿＿＿＿）や（＿＿＿＿＿＿）などを含む脂質をいう．

㉞ リン脂質には，（＿＿＿＿＿＿）を基本とするグリセロリン脂質と，（＿＿＿＿＿＿）を基本とするスフィンゴリン脂質の2種類がある．グリセロリン脂質は，（＿＿＿＿＿＿）の3位の炭素原子に（＿＿＿＿＿＿）分子がエステル結合して（＿＿＿＿＿＿）となり，そのリン酸基の先に頭部基として4種類の化合物（＿＿＿＿＿＿）・（＿＿＿＿＿＿）・（＿＿＿＿＿＿）・（＿＿＿＿＿＿）が結合したものである．

㉟ スフィンゴリン脂質の基本骨格であるスフィンゴシンは，（＿＿＿＿＿＿）個の炭素原子からなる長鎖脂肪酸をベースとし，C-1とC-3に（＿＿＿＿＿＿）基，C-2に（＿＿＿＿＿＿）基が付加され，C-4とC-5の間に（＿＿＿＿＿＿）が存在する構造をとる．さらに，C-2の（＿＿＿＿＿＿）に（＿＿＿＿＿＿）がアミド結合したものを（＿＿＿＿＿＿）とよぶ．

㊱ 誘導脂質は，単純脂質や複合脂質から（＿＿＿＿＿＿）によって誘導される疎水性化合物である．主要な例として挙げられるステロイドは，3つの（＿＿＿＿＿＿）と1つの（＿＿＿＿＿＿）からなるステロイド骨格を有する．

㊲ 核酸は，（＿＿＿＿＿＿）・（＿＿＿＿＿＿）・（＿＿＿＿＿＿）の3つの要素で構成される．

㊳ 核酸を構成する糖には，（＿＿＿＿＿＿）と（＿＿＿＿＿＿）の2種類が存在する．どちらも5個の炭素原子をもつ（＿＿＿＿＿＿）である．

㊴ 核酸の塩基は5種類あるが，これらは2種類の（＿＿＿＿＿＿）塩基と3種類の（＿＿＿＿＿＿）塩基に分けられる．前者は（＿＿＿＿＿＿）と（＿＿＿＿＿＿），後者は（＿＿＿＿＿＿）・（＿＿＿＿＿＿）・（＿＿＿＿＿＿）である．

㊵ 糖の5′位の炭素とα位のリンとの間の結合様式を（＿＿＿＿＿＿）結合，リン酸基同士の結合様式を（＿＿＿＿＿＿）結合という．このうち，リン酸基同士の結合は（＿＿＿＿＿＿）結合ともよばれ，この結合が切れるときにエネルギーが発せられる．

タンパク質の構造

3章

生命活動を司る「神様」

　タンパク質は，英語ではプロテイン（protein）である．この語源としては，ギリシャ語で「最も大切なもの」を表すproteiosに由来するという説が有力である．そして，1953年には，デンマーク人タンパク質学者であるK. U. Liderstrøm-Lang が論文のなかで，「その構造・機能・サイズなどの多様さゆえに，proteinという単語を，変幻自在に姿を変えるギリシャ神話の海神プローテウス（*Prōteus*）に由来させたい誘惑に駆られる」と述べた．この記述のためか，現在ではタンパク質に関する研究試薬や食品の製品名などに「Proteus」がしばしば用いられている．これらの語源・記述の通り，タンパク質は20種類のアミノ酸を駆使して，変幻自在で多種多様な構造と機能をもち，それゆえに生体活動に欠くことのできない最重要部品といえる．ヒトのタンパク質は数十万種類もあるといわれ，機能的に，酵素タンパク質・構造タンパク質・輸送タンパク質・貯蔵タンパク質・運動タンパク質・防御タンパク質・遺伝子制御タンパク質・受容体タンパク質などなど，非常に多様に分類される．20種類のアミノ酸の配列が変わるだけで，これだけ多様な機能をもつタンパク質を生み出せるのだ．しかし，タンパク質にもできないことはあるので，全知全能の神ゼウスというわけにはいかない．プローテウスくらいがちょうどいいのかもしれない．本章では，アミノ酸からどのようにしてタンパク質が形成され，どのように機能するのか，そして，それらを研究するうえでどのような実験手法があるのかを解説する．

- ペプチド結合の構造とは？
- タンパク質の方向性とは？
- タンパク質の一次構造から四次構造まで，タンパク質の立体構造の「階層性」とは？

1. ペプチド結合

A. アミノ酸の羅列＝「ペプチド」

peptide：ペプチド
ギリシャ語の「消化できる」を意味
する「peptos」に由来する．
peptide bond：ペプチド結合

ペプチド結合によりアミノ酸が鎖状に羅列したものを，ペプチドとよぶ．糖の鎖状構造と同様，2分子のアミノ酸が連結すればジペプチド，3分子のアミノ酸でトリペプチド，以下，テトラペプチド，ペンタペプチド，ヘキサペプチド‥‥と続く．2章-2で紹介したオリゴ糖が単糖10分子と考えるのが一般的であるように，アミノ酸も10分子ほどでオリゴペプチドとよばれる．それ以上のアミノ酸分子が連結したものはポリペプチドという．このポリペプチド鎖が，タンパク質の基となる．

B. ペプチド結合の形成および分解と構造

dehydration synthesis：脱水
縮合

次に，アミノ酸がどのように連結していくのかを見ていこう．2つのアミノ酸が連結するとき（図1A），一方のアミノ酸のカルボキシ基に含まれるOH基と，もう一方のアミノ酸のアミノ基に含まれるHとで水が形成され，脱落する（図1B）．要するに，脱水縮合が起こることで，ペプチド結合が形成される．このペプチド結合を切断するときは，これと逆のことを行う．つまり，水をOH基とHに分解し，OH基を炭素原子に結合させてカルボキシ基を形成させ，Hを窒素原子に結合させてアミノ基を形成させる（図1B）．われわれが食べたタンパク質を消化・分解するときに起きている反応であ

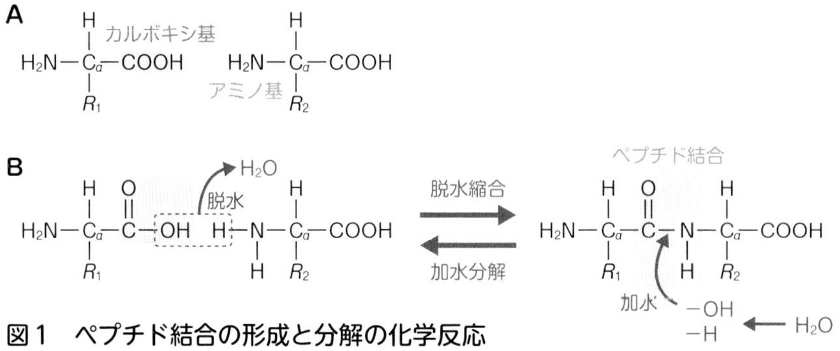

図1　ペプチド結合の形成と分解の化学反応

hydrolysis：加水分解
「hydro」はギリシャ語の「水」を意味する「hudos」に由来する.

resonance：共鳴

り，加水分解という.

ペプチド結合の構造を形成する6つの原子（2つのC_α・N・C・O・H）のうち，N・C・Oの間で共鳴しており（**図2A**），6つの原子はすべて強固に同一平面上に位置している（**図2B**）．ペプチド主鎖の構造は，C_α-Nのねじれ角φ（ファイ），およびC_α-Cのねじれ角ψ（プサイ）の角度によって規定される．また，N-Cのねじれ角ω（オメガ）の角度は，典型的なトランス配座である180°，あるいは，稀なシス配座の0°に制限される.

C. ポリペプチド鎖の構造

side chain：側鎖

上述の通り，多数のアミノ酸が連結したポリペプチド鎖が，この章の主役であるタンパク質のもとである．では，ポリペプチド鎖の構造を見てみよう（**図3**）．ここでは，6個のアミノ酸をペプチド結合でつないでみた．まず，側鎖R_1をもつ1番目のアミノ酸が出発点となるが，このアミノ酸のアミノ基はペプチド結合には使用されず，そのまま残る．したがって，このアミノ基がポリペプチド鎖の末端となり，アミノ基の窒素原子をとって「N末端」とよぶ．同様に，末尾の6番目のアミノ酸のカルボキシ基も残り，その構成原子をとって「C末端」という．タンパク質の方向性は，N末端→C末端であることを覚えておいていただきたい.

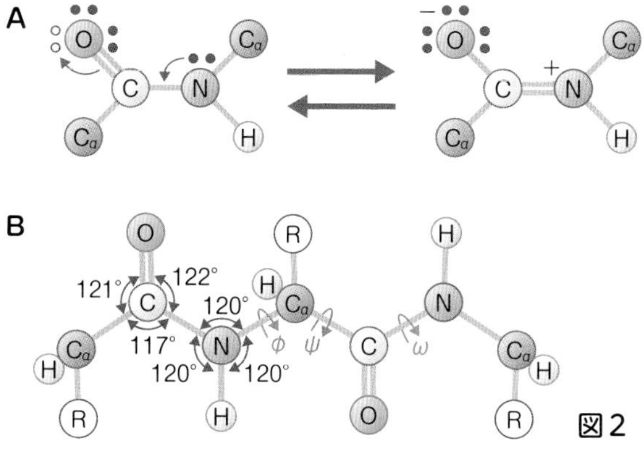

図2　ペプチド結合の構造

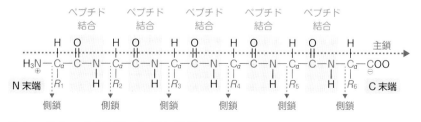

図3　ポリペプチド鎖の主鎖と側鎖

そして，2章-1-Aで，なぜ「側鎖」というのだろうか？主鎖はどれなのか？という前振りをしたが，その答えをここに記す．**図3**に描いた通り，N→C$_\alpha$→C→N→C$_\alpha$→C→…のつながりが主鎖となる．その主鎖に対して，脇に出ているからRを側鎖とよぶ．

D.　生理活性ペプチド

glutathione：グルタチオン

これまでの研究により，非常に多くのペプチドが生理活性を有していることがわかっている．化学分子として構造なども含めて，非常に興味深いのがグルタチオンである（**図4A**）．グルタチオンは，グルタミン酸・システイン・グリシンの3個のアミノ酸で構成されるトリペプチドである．通常のペプチド結合では，アミノ酸の基本構造に含まれるカルボキシ基が用いられる（**図4B**）．しかし，グルタチオンでは，グルタミン酸の側鎖の末端にあるもう1つのカルボキシ基と，システインのアミノ基との間でγ-グルタミル結合（アミド結合）が形成される．γ-グルタミル結合の構造だけを見れば，ペプチド結合と変わらない．

グルタチオンの主な生理的機能は，以下の2つである．1つ目は，細胞内チオール環境の維持である．システインに由来するチオール基を用いた抗酸

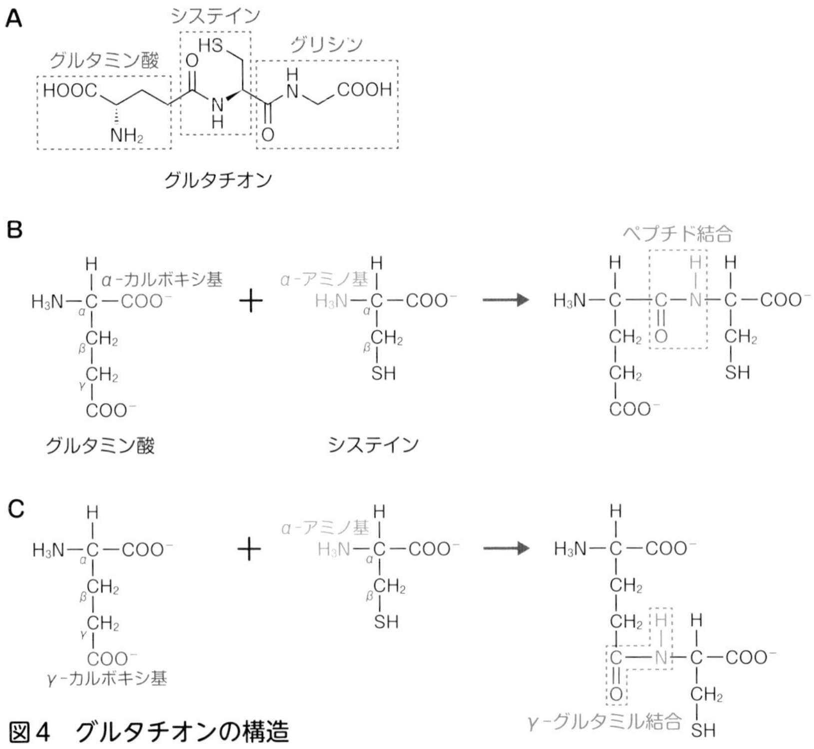

図4　グルタチオンの構造

化成分で，過酸化物や活性酸素種を還元して消去する．また，タンパク質中のチオール基同士で形成されたS-S結合を還元して2つのチオール基に戻したり，細胞へのシステインの供給源になったりもする．2つ目は，毒物や薬物などの細胞外への排出である．グルタチオンは，これらの物質にチオール基を介して結合させてグルタチオン抱合を形成し，細胞外に排出させて解毒する．

その他の主な生理活性ペプチドを，以下に列挙する．

① 心血管系ペプチド

アンギオテンシン：Ⅰ～Ⅳの4種（Ⅰ：DRVYIHPFHL，Ⅱ：DRVYIHPF，Ⅲ：RVYIHPF，Ⅳ：VYIHPF）が存在する．このうち，Ⅱ～Ⅳは心臓の収縮力を高めて細動脈を収縮させることで血圧を上昇させる．

ブラジキニン：9個のアミノ酸（RPPGFSPFR）で構成され，血圧降下作用をもつ．

心房性ナトリウム利尿ペプチド：アミノ酸28個（SLRRSSCFGGRMDRIGAQSGLGCNSFRY）からなる．主に心房で生合成・貯蔵され，血液中に分泌されると，末梢血管を拡張させることによって血管抵抗を下げ，心臓の負荷を軽減する．腎臓においては水分の排泄を促進させ，体液量を減らすことで心臓の負荷を下げる．

グアニリン：15個のアミノ酸（PGTCEICAYAACTGC）からなり，大腸の杯細胞から分泌される．グアニル酸シクラーゼ受容体を活性化させてcGMPの細胞内濃度を高め，それにより，塩化物イオンの分泌を誘導して腸での液体の吸収を減らし，最終的には下痢を引き起こす．

エンドセリン：異なる遺伝子によってコードされる3種の異性体（ET-1：CSCSSLMDKECVYFCHLDIIW，ET-2：CSCSSTLDKECVYFCHLDIIW，ET-3：CTCFTYKDKECVYFCHLDIIT）が存在し，どれも21個のアミノ酸で構成される．血管内皮細胞由来のペプチドで，血管収縮作用を有する．

② 下垂体ホルモン

バソプレシン：9個のアミノ酸（CYFQNCPRG）からなり，2つのシステイン同士がS-S結合でつながっている．視床下部で合成され，下垂体後葉から分泌される．抗利尿ホルモンともよばれるが，その名の通り，腎臓での水の再吸収を増加させることで利尿を妨げる．また，血管を収縮させて血圧を上げる効果もある．

オキシトシン：9個のアミノ酸（CYIQNCPLG）からなる．視床下部の室傍核と視索上核の神経分泌細胞で合成され，下垂体後葉から分泌される．末梢組織ではホルモンとして，中枢神経では神経伝達物質として機能する．

末梢組織では主に平滑筋を収縮させ，分娩時には子宮を収縮させる．また，乳腺の筋線維を収縮させて乳汁分泌を促す．近年，オキシトシンは「愛情ホルモン」ともいわれている．愛情を感じることで分泌され，体や脳の発育と関連すると考えられている．

エンドルフィン：31個のアミノ酸（YGGFMTSEKSQTPLVTLFKNAIIKNAYKKGE）で構成され，脳内では神経伝達物質として機能する．モルヒネ同様の作用を示す内在性オピオイドである．内在性鎮痛系にかかわり，また多幸感をもたらすと考えられているため，脳内麻薬とよばれることもある．

エンケファリン：エンドルフィン同様，内在性オピオイドの1つ．5つのアミノ酸からなり，C末端のアミノ酸がメチオニンのもの（YGGFM）と，ロイシンのもの（YGGFL）とが存在する．

③ 視床下部ホルモン

副腎皮質刺激ホルモン放出ホルモン：41個のアミノ酸（SEEPPISLDLTFHLLREVLEMARAEQLA QQAHSNRKLMENF）から構成される．食欲を抑制し，注意力を高めるといった機能をもたらす．

黄体形成ホルモン放出ホルモン：10個のアミノ酸（EHWSYGLRPG）で構成される．N末端はピログルタミン酸である．視床下部で合成された後，下垂体前葉に作用して黄体形成ホルモンや濾胞刺激ホルモンの放出を刺激する．

成長ホルモン放出ホルモン：44個のアミノ酸（YADAIFTNSYRKVLGNI SARKLLQNIMSRNNGESNQERGARARL）からなる．視床下部の弓状核ニューロンの神経末端から放出され，成長ホルモンを分泌する下垂体前葉へ運搬されて機能する．

甲状腺刺激ホルモン放出ホルモン：3個のアミノ酸（EHP）で構成され，N末端はピログルタミン酸である．チロリベリンともよばれる．視床下部から放出され，下垂体前葉からの甲状腺刺激ホルモンやプロラクチンの分泌を調節している．

④ 神経ペプチド

タキキニン：C末端に共通のアミノ酸配列（FXGLM）をもつペプチドの総称．主要なタキキニンとしては，サブスタンスP（RPKPQQFFGLM），ニューロキニンA（HKTDSFVGLM），ニューロキニンB（DMHDFFVGLM）が知られている．血圧降下作用・唾液分泌効果・腸管収縮作用などを示す．

ニューロテンシン：13個のアミノ酸（ELYENKPRRPYIL）で構成され，N末端はピログルタミン酸である　血圧降下作用・腸管収縮作用・鎮静などの作用が知られる．

ghrelin：グレリン

グレリン：28個のアミノ酸（GSSFLSPEHQRVQQRKESKKPPAKLQPR）で構成される．胃から産生されるペプチドホルモンで，下垂体に働いて成長ホルモンの分泌を促進したり，視床下部に働いて食欲を増進させたりする．

⑤ 消化管ペプチド

galanin：ガラニン

ガラニン：30個のアミノ酸（GWTLNSAGYLLGPHAVGNHRSFSDKNGLTS）で構成され，グルコース誘導性のインスリン分泌や，海馬でのアセチルコリンおよびGABA放出を抑制する働きをもつ．また，食物摂取と成長ホルモン放出を刺激する．

gastrin：ガストリン

ガストリン：34個のアミノ酸（ELGGQGPGGGGADGGKKQGPGGEEEEGAGGWMDF）で構成されるガストリン34と，17個のアミノ酸（EGPWLEEEEEAYGWMDF）で構成されるガストリン17が，主たる分子である．どちらもN末端はピログルタミン酸である．主に胃の幽門前庭部に存在するG細胞から分泌され，胃主細胞からのペプシノゲン分泌促進作用，胃壁細胞からの胃酸分泌促進作用，胃壁細胞増殖作用，インスリン分泌促進作用などが知られている．

secretin：セクレチン

セクレチン：27個のアミノ酸（HSDGTFTSELSRLRDSARLQRLLQGLV）で構成され，そのうち14個はグルカゴンと同じ配列をもつ．小腸粘膜で合成され，膵臓からの重炭酸塩の外分泌を亢進させる．食物消化の過程で，塩酸を含む酸性を帯びた粥状液が胃から送られ，十二指腸内のpHが低下すると分泌される．

⑥ 膵ペプチド

insulin：インスリン

インスリン：21個のアミノ酸（GIVEQCCTSICSLYQLENYCN）で構成されるA鎖と，30個のアミノ酸（FVNQHLCGSHLVEALYLVCGERGFFYTPKT）で構成されるB鎖が，2カ所のS-S結合で連結したヘテロ二量体をとる．膵臓のランゲルハンス島β細胞で産生され，肝細胞・脂肪細胞・骨格筋細胞が血中グルコースを取り込むよう促し，グリコーゲン合成や脂質生合成に使用される．結果的に血糖値を下げる唯一のホルモンであるが，その機能はあくまで「細胞にグルコースを取り込ませる」ことである．

glucagon：グルカゴン

グルカゴン：29個のアミノ酸（HSQGTFTSDYSKYLDSRRAQDFVQWLMNT）からなる．主に膵臓のランゲルハンス島α細胞で生合成・分泌される．肝細胞に働きかけてグリコーゲンを分解させ，血糖値を上昇させる．

⑦ カルシウム代謝ホルモン

calcitonin：カルシトニン

カルシトニン：甲状腺の傍濾胞細胞などから分泌される．血中カルシウム濃度の上昇により分泌が促進され，カルシウム濃度が低下すると分泌が抑制される．破骨細胞に存在する受容体に作用して，骨からのカルシウムの放

出を抑制し，骨へのカルシウムとリン酸の沈着を促進する．

parathormone：パラトルモン

パラトルモン：34個のアミノ酸（SVSEIQLMHNLGKHLNSMERVEWLRKKL QDVHNF）からなる．副甲状腺ホルモンや上皮小体ホルモンともよばれる．血液のカルシウムの濃度を増加させるように働く．

⑧ 抗菌ペプチド

defensin：ディフェンシン

ディフェンシン：脊椎動物にも無脊椎動物にも見出される正電荷をもったオリゴペプチドで，真正細菌・真菌類・ウイルスなどに対して活性をもつ抗微生物ペプチドである．ディフェンシンは種類も多く，18〜45個のアミノ酸から構成される．機能的には，その多くが微生物の細胞膜と結合し，微生物の細胞からイオンや栄養分を流出させる孔を形成させて，細菌を不活性化する．好中球などの免疫細胞や，ほとんどの上皮細胞がその内部にディフェンシンを保有し，エンドサイトーシスで取り込んだ細菌などを不活性化している．

2. タンパク質の立体構造

　ここまでは生理活性ペプチドを紹介してきたが，ほとんどのペプチドは構成するアミノ酸が50個に満たないものが多い．アミノ酸51個のインスリンの例もあるため定義は曖昧ではあるが，アミノ酸が50個を超える長いペプチドはタンパク質として認識される．それだけ長くなってくると，一般にタンパク質はある一定の折り畳みをもつ立体構造をとるようになる．そして，何かしら特定の立体構造をとれば，一定の機能をもつようになる．構造と機能は密接に関連する．例えば，自転車の車輪は円の構造をもち，回転することで前に進むという機能をもつ．同じ構造は自動車にもあり，同様に回転することで前進する．それだけ，タンパク質の構造は重要なのだ．

　タンパク質の構造を理解するうえで重要なポイントは，一次構造から四次構造までの階層性である（**図5**）．一次構造とは，多数のアミノ酸がペプチド結合によって連結し，一本の紐状になったポリペプチド鎖の状態のことを指す．二次構造は，ポリペプチド鎖の一部がらせん状構造（αヘリックス）やシート状構造（βシート）などの特定の立体構造をとったものを指す．三次構造は，二次構造が構造的にまとまり，ある機能を有するドメインという単位を形成したものをいう．一次構造から三次構造までは，1本のポリペプチド鎖によって形成されたものである．四次構造は，すでに何らかの三次構造をとった複数のポリペプチド鎖が，サブユニットという部品として寄り

primary structure：一次構造

secondary structure：二次構造

tertiary structure：三次構造

quaternary structure：四次構造

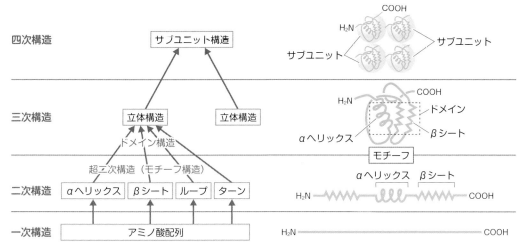

図5　タンパク質の構造の階層性
左は参考図書5より引用．右の模式図は参考図書8より引用．

集まったものを指す．ちなみに，タンパク質の一次構造から四次構造までの階層分けを行ったのが，この章の前書きで紹介したK. U. Liderstrøm-Langである．

A.　二次構造

alpha helix：αヘリックス

beta sheet：βシート

　　　上記の通り，二次構造とは，ポリペプチド鎖の一部がある特定の立体構造をとったものを指す（**図6**）．その例が，らせん状構造であるαヘリックスと，シート状構造のβシートである．

① αヘリックス

　　　ポリペプチド鎖1本によるらせん状構造である（**図6A**）．進行方向に対して右巻きであり，1回転あたり3.6個分のアミノ酸残基（5.4 Å）を要するため，n番目アミノ酸残基に最も近いのはn＋4番目アミノ酸残基となる．そして，n番目アミノ酸残基のアミノ基の水素原子と，n＋4番目アミノ酸残基のカルボキシ基の酸素原子との間で水素結合が形成され，らせん状構造を維持している．αヘリックスの立体構造をリボン図で表す際は，らせんで表される．

② βシート

　　　平行に配置された2本以上のポリペプチド鎖による「ひだおり状」の構造を指す．アミノ酸側鎖はこのシートに対して上下に交互に突き出している状態となる．βシートの構造には2種類存在する．並んだペプチド鎖の向きが互いに逆の向きになっている逆平行βシートと（**図6B**），同じ向きになって

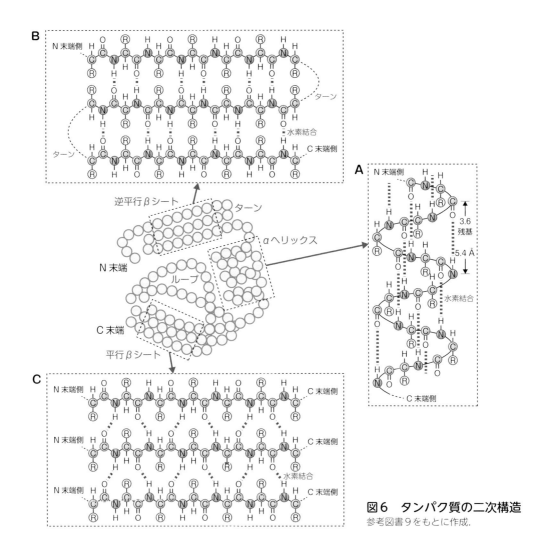

図6　タンパク質の二次構造
参考図書9をもとに作成.

いる平行βシートである（**図6C**）．αヘリックス同様，βシートの構造を維持するため，アミノ基の水素原子とカルボキシ基の酸素原子との間で水素結合を形成している．逆平行βシートと平行βシートとでは水素結合に違いがあり，逆平行βシートでは水素結合の距離が近い箇所と遠い箇所が交互に現れる一方で，平行βシートでは水素結合の距離が一定である．βシートの立体構造をリボン図で表す際は，平たい矢印で表される．

③ ターンとループ

　　ターンは3〜4個のアミノ酸残基で，ポリペプチド鎖が180度折り返すU字型の構造である．**図6B**に示すように，逆平行βシートを構成するポリペプチド鎖の短い折り返しがターンに当たる．一方，ループは平行βシートを構成するポリペプチド鎖の長い折り返しの部分を指す．αヘリックスとβシート，αヘリックス同士，βシート同士をつなぐ部分もループとなる．

④ 超二次構造

タンパク質にみられる特徴的な共通の配列や構造を，**超二次構造またはモチーフ**という．モチーフ配列は一般に3〜10個のアミノ酸残基で構成される．明確な高次構造をとらず，その多くはタンパク質の非構造領域に存在するが，タンパク質の機能の調節にモチーフ配列が大きくかかわっていることもわかっている．これまでに知られている主なモチーフを以下に列挙する．

1）βヘアピン・モチーフ

2つのβシートが2〜5個のアミノ酸からなるターンで連結され，ヘアピンのように見えるごく単純なモチーフである（**図7A**）．核磁気共鳴分光法（NMR）を用いた研究により，短いペプチドが水溶液中でβシートを形成することが示され，βヘアピンがタンパク質の折り畳みのための核を形成することが示唆された．

2）ギリシャ・キー・モチーフ

英語のスペルの通り，グリーク・キーともよばれる（**図7B**）．ヘアピンの先端の部分が丸ごと横倒しになって折り畳まれることで，4つの隣接する逆平行のポリペプチド鎖部分とそれらをつなぐループを構成する．ギリシャの装飾芸術作品に共通する鍵の雷門模様に似た構造をとる．ギリシャ・キー・モチーフ全体で逆平行βシートを構成することが多く，タンパク質の折り畳み構造のなかに容易に発見できる．ちなみに，**図7B**に示した通り，逆平行ポリペプチド鎖を矢印で描かざるを得ないのだが，ここはβシートではないことに注意していただきたい．

＊ ＊ ＊ ＊ ＊

ここまでは，特に機能をもたないモチーフを紹介した．

Liderstrøm-Langがプロテインの語源にしたくなる衝動に駆られたプローテウス神は，予言の能力をもつとされる．タンパク質の構造は機能に直結するため，たとえ部分的であってもタンパク質の構造がわかれば，（こじつけではあるが）そのタンパク質がどのような機能をもつか「予言」することができるのだ．

以下の4つは，モチーフの段階ですでに何かしらの機能を有するものである．明確な機能をもつドメインが三次構造であるから，これらは「2.5次構造」と表現してもよいかもしれない．

＊ ＊ ＊ ＊ ＊

3）βバレル構造

βバレルは，1枚の大きなβシートがねじれてバレル（樽）状になった構造を指す．**図7C**に示した通り，アップ・アンド・ダウン，ギリシャ・キー，

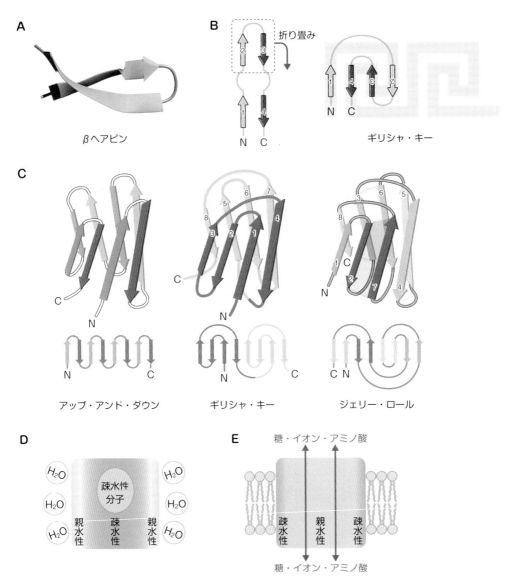

A βヘアピン

B 折り畳み

N C

ギリシャ・キー

C

C

N

アップ・アンド・ダウン

N

C

ギリシャ・キー

N

C

ジェリー・ロール

C N

D

H_2O H_2O H_2O

疎水性
分子

H_2O H_2O H_2O

親水性　疎水性　親水性

E

糖・イオン・アミノ酸

疎水性　親水性　疎水性

糖・イオン・アミノ酸

図7　タンパク質の超二次構造の例

ジェリー・ロールの3つの構造に分類される．そして，バレルを構成する矢
印で描かれているが，これらの一つひとつはポリペプチド鎖の一部であり，
βシートでないことに注意してほしい．多くの場合，バレルを構成するポリ
ペプチド鎖には，疎水性アミノ酸と親水性アミノ酸とが交互に出現する．そ
のため，リポカインのように，疎水性アミノ酸をバレルの内側に向け，バレ
ルの内部に疎水性分子を内包し，親水性アミノ酸は外側に配して，バレルそ
のものは水になじんで内包物を輸送するものと（**図7D**），ポリンのように，
疎水性アミノ酸をバレルの外側に向けて細胞膜の脂質二重層に埋め込まれ，

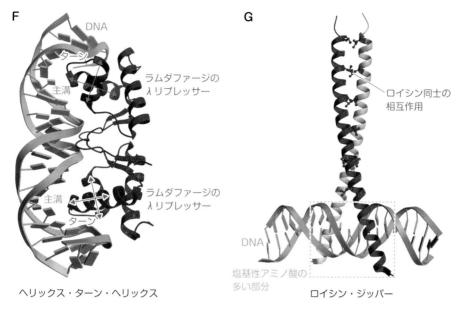

F

DNA
ターン
主溝
ラムダファージの
λリプレッサー
主溝
ラムダファージの
λリプレッサー
ターン

ヘリックス・ターン・ヘリックス

G

ロイシン同士の
相互作用

DNA
塩基性アミノ酸の
多い部分

ロイシン・ジッパー

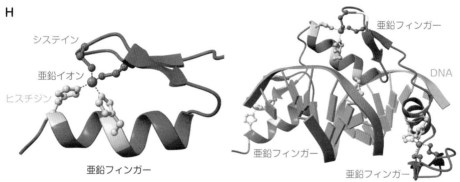

H

システイン
亜鉛イオン
ヒスチジン

亜鉛フィンガー

亜鉛フィンガー
DNA

亜鉛フィンガー

亜鉛フィンガー

図7 タンパク質の超二次構造の例（続き）
Fの立体構造はPDB：3JSO，Gの立体構造はPDB：2H7H，Hの立体構造はPDB：1ZAA.

親水性アミノ酸をバレルの内側に向け，糖・イオン・アミノ酸のような小さな親水性物質の通り道となっているものがある（**図7E**）.

4）ヘリックス・ターン・ヘリックス

helix-turn-helix：ヘリックス・ターン・ヘリックス

約20個のアミノ酸残基で構成され，名前の通り2本のαヘリックスがターンでつながれた構造をもつ．2本のαヘリックスがDNAの主溝にはまり込むように結合する（**図7F**の矢印）. ラムダファージのCroリプレッサーやλリプレッサー，大腸菌のカタボライト活性化タンパク質（catabolite activator protein：CAP）といったDNA結合タンパク質に多くみられ，転写などの遺伝子発現を制御している．DNAとの結合には，水素結合やDNAの塩基部分のファンデルワールス力が関与している．

leucine zipper：ロイシン・ジッパー

coiled coil：コイルドコイル
すでにコイルとなっているαヘリックスが複数本寄り集まって「コイルのコイル」を形成した構造を指し，タンパク質構造モチーフの1つである.

zinc finger：亜鉛フィンガー

5）ロイシン・ジッパー

　2本のαヘリックスがコイルドコイルを形成する．このとき，7アミノ酸ごとに出現するロイシン残基同士が疎水性相互作用を形成し，ジッパーのような構造をとっている（**図7G**）．また，ジッパーの下部は正電荷をもつ塩基性アミノ酸が多く，負電荷をもつDNAを2本の足で挟み込むようにしてDNAの主溝と結合する．このとき，水素結合がDNAとの結合を担っている．ロイシン・ジッパーをもつタンパク質としては，bZip（ベーシックジッパープロテイン）とよばれる転写因子のファミリーがある．

6）亜鉛フィンガー

　2つの逆平行βシートと1つのαヘリックスからなり，βシートの2つのシステイン残基とαヘリックスの2つのヒスチジン残基が亜鉛イオンとキレート結合し，構造を安定化させている（**図7H**）．多くの場合，1つのタンパク質にくり返し配列として見つかる．**図7H**に例として示した転写因子Zif268では，3つの連続した亜鉛フィンガーのユニットがDNAの主溝に沿って配置し，各ユニットのαヘリックスがDNAの主溝にはまり込んだ構造をとる．転写因子など，DNA結合タンパク質に多くみられる．

B．三次構造

domain：ドメイン

　上に挙げた二次構造や超二次構造が構造的にまとまり，さらに複雑な立体構造になったものを三次構造という．三次構造では何かしらの機能を有するようになり，そういった構造を特に**ドメイン**という．「機能をもつ」という点では上記のヘリックス・ターン・ヘリックスやロイシン・ジッパーなどと似ているが，ドメインは通常50個以上のアミノ酸で構成されるものであり，その構造形成に及ぼすポリペプチド鎖のサイズが大きく異なる．例として**図8A**に示したのは，ウサギ骨格筋のピルビン酸キナーゼ（PDB ID：1PKN）であり，N末端ドメイン・Aドメイン・Bドメイン・Cドメインの4つの主要ドメインをもつ．このうち，中央のAドメインは多くのαヘリックス（リボンのらせん）とβシート（平たい矢印）からなり，それぞれ73個（43番目のアスパラギンから115番目のグリシンまで）と169個（219番目のアラニンから387番目のアラニンまで）のアミノ酸からなる2つの部分で構成される．βシートが豊富なタンパク質上部のBドメインは103個（116番目のプロリンから218番目のプロリンまで）のアミノ酸で，下部のCドメインは143個（388番目のメチオニンから530番目のプロリンまで）のアミノ酸で構成される．AドメインとBドメインの間に酵素活性部位があり，基質のピルビン酸のほか，酵素活性発現に必要なマンガンイオンとカリウム

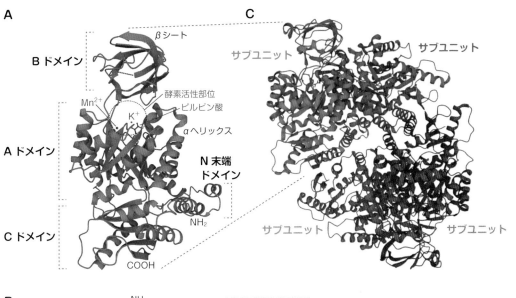

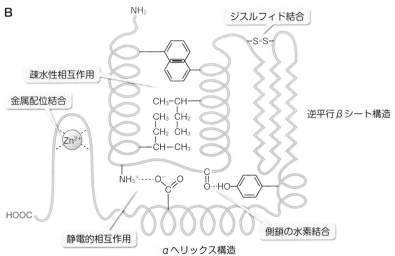

図8　ピルビン酸キナーゼの立体構造，および三次構造を安定化させる化学結合の例
Aの立体構造はPDB：1PKN，Cの立体構造はPDB：1F3W．Bは参考図書8をもとに作成．

イオンが結合している．

　タンパク質の三次構造はそのまま機能発現に直結するため，その複雑な立体構造を維持する必要がある．二次構造のαヘリックスやβシートの構造維持に水素結合が形成されているように（**図8B**），三次構造の維持にもそのような分子間相互作用が必要となる．以下に，それらの分子間相互作用を紹介する．

金属配位結合：金属イオンの強い正電荷の力を利用してアミノ酸の側鎖を引き付け，タンパク質の構造を維持するものである．また，構造維持だけでなく，金属イオンが酵素活性に不可欠な場合もある．金属イオンを含むタ

coordinate bondもしくは
dative bond：配位結合

ンパク質を金属タンパク質という．モチーフのところで紹介した亜鉛フィンガーはその最たる例であるが，亜鉛のほか，銅・鉄・マグネシウム・マンガン・モリブデン・ニッケル・セレンなどの多様な金属イオンが，人体にとって必須な微量元素となっている．

hydrophobic effect：疎水性相互作用
electrostatic interaction：静電的相互作用

疎水性相互作用と静電的相互作用：生体は基本的に水環境であるため，疎水性の構造をもつアミノ酸側鎖は水を避けてタンパク質の内部に集中する傾向がある．そこで疎水性相互作用による疎水核を形成して，立体構造形成の中心になりうる．一方，親水性構造をもつアミノ酸側鎖は，タンパク質の周囲にある水を好むため，タンパク質の表面に出やすく，それらは互いに接近する．そして，分極した側鎖同士の間に静電的相互作用が形成される．

disulfide bond：ジスルフィド結合

ジスルフィド結合：システインのチオール基の硫黄原子同士で形成される非常に強固な共有結合である．非常に強固であるため，その結合を切るにはメルカプトエタノールなどの還元剤が必要である．

C. 四次構造

一次構造・二次構造・三次構造までは，すべて1本のポリペプチド鎖の内部で構築されるものである．四次構造は，すでに三次構造を形成した2つ以上のポリペプチド鎖が集合した構造を指す．そして，それぞれのポリペプチド鎖をサブユニットとよぶ．サブユニットの数により，単量体，二量体，三量体，四量体‥‥と数字が増えていく．側注にあるこれらの英語表記は四量

subunit：サブユニット
monomer：単量体
dimer：二量体
trimer：三量体
tetramer：四量体

発展学習

バイオインフォマティクス

バイオインフォマティクス（bioinformatics）とは「生命科学と情報科学の融合分野」である．膨大で複雑なデータに埋もれている生命現象を，情報科学や統計学などのアルゴリズムを用いて解き明かしていく学問である．例えば，機械学習による遺伝子予測，分子動力学シミュレーションによるタンパク質構造解析，高速シークエンサーを利用した遺伝子発現解析やメタゲノム解析，システム生物学などが主な研究分野である．

遺伝情報は，「塩基配列」としてDNAやRNA内に保存されている．DNAの塩基配列はA・C・G・Tの4文字で，また，タンパク質を構成するアミノ酸も20個のアルファベットで記述できる．したがって，生命の基本となる遺伝情報とコンピューターは非常に相性がよい．

近年の次世代シークエンス法などの分子生物学的実験手法の革新により，すでにヒトやマウスなど，普遍的な生命現象の研究に用いられるモデル生物から非モデル生物に至るまで，多種多様な生物の全ゲノムの塩基配列が次々に決定されており，それらはデータベースとして公開されている．例えば，アメリカの遺伝子情報研究機関であるNCBI（National Center for Biotechnology Information）のウェブサイト（https://www.ncbi.nlm.nih.gov/）からさまざまな情報を容易に入手することができる．そして，塩基配列やアミノ酸配列の相同性検索，類似した配列をもつ核酸やタンパク質の検索，分子系統樹の作成などの研究を進めることができる．

体までしか記載しないが，ギリシャ語の数字に「-mer」の接尾語を付ければよい．サブユニットの数が少数の場合は，オリゴマーとして総称する．各サブユニットは，疎水性相互作用・静電的相互作用・水素結合・ファンデルワールス力といった非共有性の結合によって互いに相互作用している．そして，緩い結合であるがゆえに，1つのサブユニットにおける微妙な構造変化が他のサブユニットにも影響し，タンパク質全体として劇的な構造変化・性質変化を及ぼす．このような性質変化を起こすタンパク質は，アロステリックであるとよぶ．アロステリックの詳細については，4章-7-Aで詳しく説明する．

oligomer：オリゴマー

allosteric：アロステリック
「allos」はギリシャ語で「別の」を意味し，「steric」は「形」を意味する「stereos」に由来する．

図8Cには，ウサギ骨格筋のピルビン酸キナーゼの4つのサブユニットが集まって，四量体を構成した図を示した．緑・紺・茶・マゼンタに色分けした4つのサブユニットから，四次構造が複数のポリペプチド鎖の集合体であることを感じ取っていただきたい．

3. 構造と機能との関連

上記の通り，タンパク質の構造は，そのタンパク質の機能にそのまま反映される．ここでは，ミオグロビンとヘモグロビン，およびプリオンを例にとり，タンパク質の構造と機能との関連を説明したい．

A. ミオグロビンとヘモグロビンの構造と機能との関連

myoglobin：ミオグロビン
hemoglobin：ヘモグロビン

ミオグロビンとヘモグロビンは，どちらも構造のなかにヘムをもち，酸素分子と結合する性質をもつ．しかし，その構造と生体内での役割は大きく異なる．ご存じの通り，ヘモグロビンは赤血球に含まれ，主たる仕事は全身への酸素の運搬である．一方，ミオグロビンの「ミオ（myo）」は筋肉を表す接頭語であることから，ミオグロビンが筋肉に含まれることは容易に予想できるであろう．

まず，ミオグロビンとヘモグロビンの構造を比較してみよう．ミオグロビンは1本のポリペプチド鎖からなる単量体で，1個のヘムを含む．一方，ヘモグロビンは4本のポリペプチド鎖，つまり4個のサブユニットからなる四量体で，すべてのサブユニットが1分子のヘムを有している．4個のサブユニットの内訳は，αサブユニットとβサブユニットが各2個ずつである．αサブユニットとβサブユニットとでは，一次構造のレベルではアミノ酸残基の総数や配列に違いがあり，また，二次構造のレベルにおいてもαヘリック

スの数に違いがある.

　次に，ミオグロビンとヘモグロビンの性質を比較検討する．どちらも酸素分子と結合するという点では同じであるが，その結合様式は大きく異なる．**図9A**に示した酸素飽和曲線をご覧いただきたい．ミオグロビンの酸素飽和曲線は双曲線で，特に15 Torr以下の低い酸素濃度では，非常に勾配のきつい比例直線である．一方，ヘモグロビンの場合は，20 Torr付近までは勾配の緩い比例直線であるが，20 Torr付近から急に勾配がきつくなり，最終的にS字型のシグモイド曲線となる．では，なぜミオグロビンとヘモグロビンの酸素飽和曲線はこのような異なる形になるのか？　それは，これらの構造の違いに大きく依存している．

sigmoid curve：シグモイド曲線

　ミオグロビンは単量体であるため，単純にミオグロビンと酸素分子との親和性だけで相互作用が成立する．組織における通常の酸素分圧下では，酸素結合がほぼ飽和した状態になっている．ヘモグロビンよりも酸素との親和性が高く，血液中のヘモグロビンから酸素を受け取って貯蔵する．そして，高レベルの運動などにより，筋肉が血液からの供給を超えるほどの酸素を必要とする場合などに酸素分子を放出し，緊急時の酸素貯蔵庫として機能している．

　一方，**図9B**に示したように，四量体で構成されるヘモグロビンは，酸素のない状況でのデオキシヘモグロビンは各サブユニットが強く結合した緊張型（Tense型，T型）を呈する．しかし，これらの4個のサブユニット同士は，水素結合やファンデルワールス力などの緩い結合によって会合している．そのため，4個のサブユニットのうち，どれか1つに酸素分子が結合すると，そのサブユニットの立体構造が変化し，その構造変化が他のサブユ

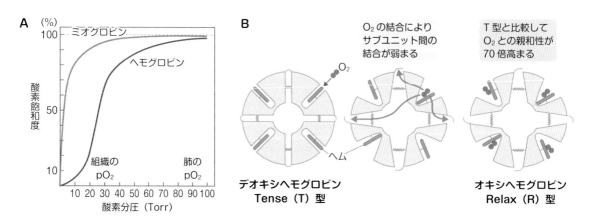

図9　ヘモグロビンの酸素飽和曲線と構造変化
BはGevorkian SG, et al：Sci Rep, 5：13064, 2015のFigure 1をもとに作成．

ニットにも同様の構造変化をもたらす．結果的に，サブユニット同士の結合が緩んだ弛緩型（Relax型，R型）となり，ヘモグロビン全体としては，緊張型よりも酸素分子との結合親和性が70倍に上昇する．ヘモグロビンの酸素飽和度が，酸素分圧20 Torr付近から急激に高まり，結果的にシグモイド曲線になるのは，このためである．このヘモグロビンの性質により，赤血球が酸素分圧の高い肺にいる間の酸素飽和度は高く，酸素分圧の低い組織では酸素との親和性が弱まり，酸素分子を放すことで組織に酸素を供給できるのである．

B. プリオンの構造と機能との関連

mad cow disease：狂牛病
bovine spongiform encepha-
lopathy：ウシ海綿状脳症（BSE）

scrapie：スクレイピー
Creutzfeldt-Jakob disease：ク
ロイツフェルト・ヤコブ病（CJD）
transmissible spongiform
encephalopathy：伝達性海綿状
脳症（TSE）

prion：プリオン

amyloid fibril：アミロイド線維

皆さんは「狂牛病（ウシ海綿状脳症，BSE）」という病気をご存じだろうか．筆者が大学生のときにイギリスなどで家畜のウシに発生した病気である．足が痙攣し，歩行すらも満足にできなくなったウシの映像は，衝撃的であった．同様の症状がヒツジで起これば「スクレイピー」，ヒトで起これば「クロイツフェルト・ヤコブ病」，シカで起これば「慢性消耗病」とよばれ，総称して「伝達性海綿状脳症」とよばれる．海綿とは海産の無脊椎動物で，英語でspongeという．皆さんもご家庭にてお使いであろうスポンジをご想像いただきたい．内部に多くの穴が開いていて，そこに空気を含むことで泡立つ．要するに，各動物の脳に空洞が形成され，スポンジ状になる．

現在，この疾病の原因は**プリオン**とよばれるタンパク質だとする見方が主流となっている．正常プリオンは健康な状態のヒトや動物の全身の細胞の細胞膜にみられるものである．ヒトにおいては，209個のアミノ酸から構成されるタンパク質で，神経細胞の細胞間接着や脳内の細胞間シグナル伝達に関与すると考えられている．立体構造としては多くのαヘリックスを含む（**図10A**）．αヘリックスが40％，βシートは3％程度で，水に可溶である．しかし，プリオンは，その一次構造（アミノ酸配列）は変わらなくても，立体構造が変化する性質がある．それにより異常プリオンとなり，αヘリックスが30％で正常プリオンと大差がない一方で，βシートは45％と大きく増加することで，水に不溶となる（**図10B**）．その結果，疎水性が強くなった異常プリオンは水環境である細胞内で凝集し，アミロイド線維が形成される（**図10C**）．アミロイド線維はきわめて安定的で，熱やプロテアーゼに対しても強い耐性をもち，組織に蓄積することで組織損傷や細胞死を引き起こす．この損傷や細胞死が，スポンジ状の脳という病変をもたらす．

では，この病名の「伝達性」とは，どういうことなのか？これは，異常プリオンが正常プリオンの立体構造を変化させ，異常型に変換してしまう能

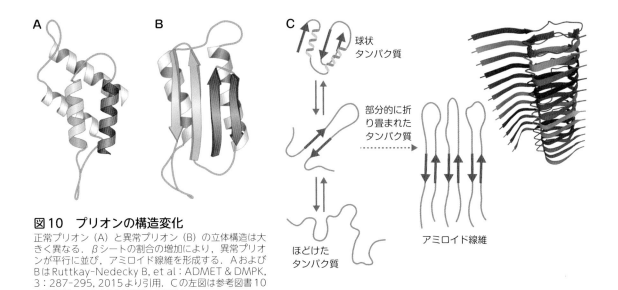

図10　プリオンの構造変化

正常プリオン（A）と異常プリオン（B）の立体構造は大きく異なる．βシートの割合の増加により，異常プリオンが平行に並び，アミロイド線維を形成する．AおよびBはRuttkay-Nedecky B, et al：ADMET & DMPK，3：287-295, 2015より引用．Cの左図は参考図書10より引用．Cの右図はPDB：2MXU.

（図中ラベル）球状タンパク質／部分的に折り畳まれたタンパク質／ほどけたタンパク質／アミロイド線維

力をもつことに由来する．ウシでは，成長を促すため，牧草のほか，食肉として出荷されない骨の部分を粉砕し，飼料に加えていた．このなかに異常プリオンが含まれていたと考えられる．また，ヒトのクロイツフェルト・ヤコ

発展学習

タンパク質の折り畳みの異常によって発症するコンフォメーション病

　本文中で紹介したプリオン以外にも，折り畳みが異常（ミスフォールディング）であるがゆえに凝集し，それが疾患の原因となるタンパク質がある．特に広く認知されているコンフォメーション病としては，アルツハイマー病・パーキンソン病・ハンチントン病などがある．どれも，神経変性を伴うものである．

　アルツハイマー病では，シナプスの形成と修復に関与するアミロイド前駆体タンパク質が異常分解されてアミロイドβが生成される．アミロイドβは高濃度に存在すると，コンフォメーション変化を起こしてβシートを豊富に含んだ三次構造をとり，凝集を経てアミロイド線維を形成する．アミロイド線維によって細胞内Ca^{2+}の恒常性が破綻し，アポトーシスを引き起こすと考えられている．

　パーキンソン病の原因タンパク質はα-シヌクレインである．このタンパク質は，シナプス前末端に存在し，シナプス機能制御や神経可塑性に関与すると考えられている．さまざまな病的代謝下で凝集し，βシートを豊富

に含んだアミロイド様線維を形成する．これにより中脳黒質のドーパミン神経細胞が脱落することで，ドーパミン不足とアセチルコリン増加によりアセチルコリンによる神経伝達が優勢となるため，発症に至ると考えられている．

　ハンチントン病の原因となるタンパク質はハンチンチンという．ハンチンチンの機能はいまだよく解明されていないが，小胞などの軸索輸送に関与することが知られている．ハンチンチンのN末端に40個以上のグルタミン残基が連続したポリグルタミン鎖が付加されると，こちらもβシートに富んだアミロイド様線維を形成する．これにより大脳中心部の線条体尾状核の神経細胞が変性・脱落し，発症する．

　その他，筋萎縮性側索硬化症もタンパク質の折り畳み異常による凝集が原因であるとされている．そして，プリオンも含め，どのタンパク質の凝集にも「βシートに富んだアミロイド様線維の形成」が共通してみられるのが大きな特徴である．

ブ病では，異常プリオンに汚染された医療器具，患者由来の硬膜や角膜など
の組織移植などから異常プリオンが持ち込まれたことが原因となりうる．

　伝達性海綿状脳症の原因は，現時点で上記の通りプリオン説が主流ではあ
るが，多因子・ウイルス・重金属中毒との関連も指摘されており，今後のさ
らなる研究が期待される．

4. タンパク質の解析方法・精製方法

　この章の前書きで述べた通り，K. U. Liderstrøm-Langがプロテインの由
来にしたい衝動に駆られたというギリシャ神話の海神プローテウスは，さま
ざまなものに変幻自在に変身する能力を有するため，捕まえることが非常に
困難であるという設定である．本物のタンパク質の場合，変身はしないし，
目的とするタンパク質の化学的性質を十分に理解していれば実験的に捕まえ
ることは決して困難ではない．ここでは，タンパク質の解析と精製の一般的
な方法を簡単に紹介しよう．まずは，解析法からである．

A. 解析方法

① エドマン分解法（プロテインシークエンス）

Edman degradation：エドマン
分解

　タンパク質やペプチドのアミノ酸配列を解析するため，N末端側からペプ
チド結合を切断してアミノ酸を1残基ずつ同定し，最終的にタンパク質の一
次構造を決定する方法である．スウェーデン人の生化学者であるエドマン
（Pehr Edman）らによって発見・開発された手法である．**図11**に，その原
理を示した．

① タンパク質やペプチドのN末端の遊離アミノ基にフェニルイソチオシア
　ネート（PITC）を反応させ，フェニルチオカルバミルアミノ酸（PTC-
　アミノ酸）とする．

② 蒸気のトリフルオロ酢酸（TFA）を加えて環化させ，アニリノチアゾリ
　ノンアミノ酸（ATZ-アミノ酸）として遊離させる．

③ 切り取ったATZ-アミノ酸を3-フェニル-2-チオヒダントンアミノ酸
　（PTH-アミノ酸）に転換し，高速液体クロマトグラフィー（HPLC）で追
　跡しアミノ酸種を同定する．

以下，①と②を1アミノ酸ごとにくり返し，順に解析していく．

② 質量分析法

　タンパク質の特性解析に使用されるのが質量分析法である．タンパク質質

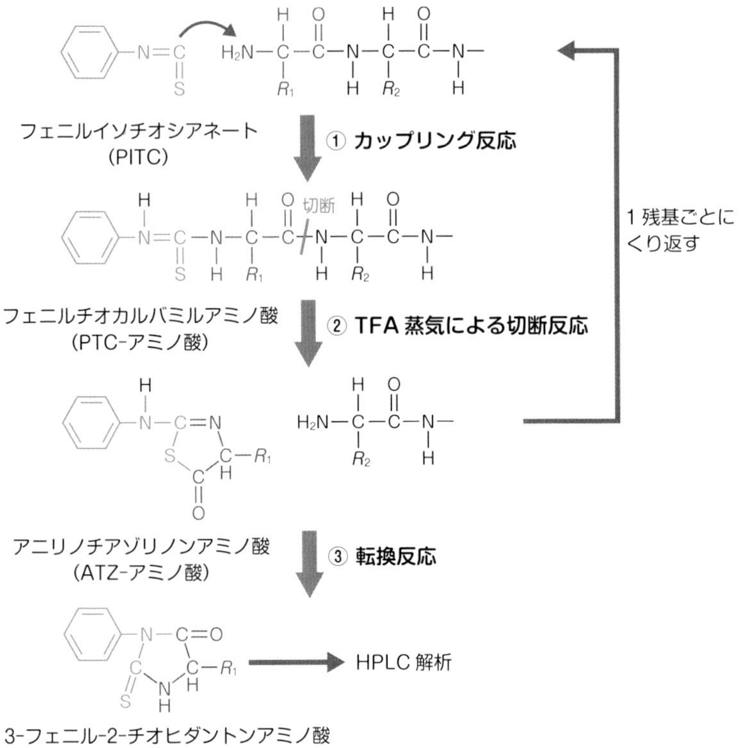

フェニルイソチオシアネート
(PITC)

① **カップリング反応**

フェニルチオカルバミルアミノ酸
(PTC-アミノ酸)

② **TFA 蒸気による切断反応**

アニリノチアゾリノンアミノ酸
(ATZ-アミノ酸)

③ **転換反応**

→ HPLC 解析

3-フェニル-2-チオヒダントンアミノ酸
(PTH-アミノ酸)

1残基ごとに
くり返す

図11　エドマン分解法の原理

量分析は，タンパク質同定・翻訳後修飾の同定・タンパク質相互作用解析など，研究者のニーズに合わせてさまざまな定量および定性解析が可能である．質量分析では試料をイオン化する必要がある．イオン化の方法として

発展学習

翻訳後修飾

翻訳後修飾は，翻訳後のタンパク質に対する化学的な修飾を指す．以下に代表的なものを紹介する．

リン酸化：セリン・トレオニン・チロシンの側鎖に含まれる水酸基にリン酸基が付加される．リン酸基の供与体は主にATPとGTPである．強い負電荷によりタンパク質の構造を変えることができる．結果的に，多様な酵素や受容体にリン酸化が起こり，活性化または非活性化させることで，イメージ的にはこれらのタンパク質のスイッチを入れたり切ったりする効果がある．

アセチル化：主に，タンパク質のリジン残基にアセチル基が付加される．アセチル基の供与体はアセチルCoAである．リジンのアセチル化として特に知られているのが，真核細胞のゲノムDNAと相互作用するヒスト

ンである．DNAは負電荷を帯び，ヒストンは逆に正電荷を帯びることで，互いに電気的に結合している．特に転写反応の際，ヒストンのリジンがアセチル化されることで正電荷が消去され，ゲノムDNAから解離することで転写が促進される．また，チューブリンはアセチル化されることで重合して微小管を形成する．逆に，脱アセチル化されると脱重合する．

ユビキチン化：詳細は7章-2で扱う．ユビキチンとは，プロテアソームによるタンパク質分解のシグナルとなる小型のタンパク質である．一方，分解のシグナルだけではなく，シグナル伝達やクロマチンの修飾としての機能もあることが知られている．

electrospray ionization：エレクトロスプレーイオン化法（ESI）

matrix-assisted laser desorption ionization：マトリクス支援レーザー脱離イオン化法（MALDI）

は，特にエレクトロスプレーイオン化法（ESI）とマトリクス支援レーザー脱離イオン化法（MALDI）が最もよく用いられる．ESIはタンパク質溶液を微細なノズルから噴射してイオン化する方法である．タンパク質溶液をそのまま用いることが可能で，液体クロマトグラフィーのような精製法を直接組合わせることができる．MALDIでは，タンパク質溶液をマトリクスとよばれる物質と混合して基板上に結晶化させ，レーザー光を照射することでマトリクスと一緒に気化させてタンパク質をイオン化する．質量分析法は検出感度が非常に高く，かつ計測が迅速であることから，今後もその重要性が増すものと考えられる．

＊ ＊ ＊ ＊ ＊

　生体試料を用いてタンパク質に関する生化学解析を行う際，その試料は多様なタンパク質の混合液となっている．したがって，それを一つひとつ分離する必要がある．そこで一般に用いられるのが，ポリアクリルアミドゲルを用いた電気泳動である．ここでは，SDS-PAGE法と等電点電気泳動法の異なる2つの手法を紹介する．SDS-PAGE法はタンパク質の質量をもとに，等電点電気泳動法はタンパク質の電荷をもとに分離する方法である．SDS-PAGE法の方が圧倒的にルーティンで用いられる手法であり，等電点電気泳動法が単独で用いられることはめったにない．

isoelectric focusing：等電点電気泳動法

③ SDS-PAGE法

SDS-PAGEとは，sodium-dodecyl sulfate polyacrylamide gel electrophoresisの頭文字をとったものであり，「SDSポリアクリルアミドゲル電気泳動」と訳される．タンパク質はアミノ酸が連なったものであるが，各アミノ酸が側鎖の構造によって異なる電荷をもち，また，タンパク質自体が複雑な立体構造をとっている．そこで，まずタンパク質をSDSで処理する（**図12A**）．SDSは，日本語ではラウリル（または「ドデシル」）硫酸ナトリウムと表記され，ほぼすべての家庭用洗剤・歯磨き・シャンプーなどに含まれているメインの洗剤成分である．構造などの詳細は6章-1で説明するが，SDSはタンパク質を取り囲むように結合して，タンパク質の立体構造を崩して変性させ，タンパク質の分子全体に負電荷を帯電させて，アミノ酸側鎖の電荷を打ち消してしまう．さらに，SDSでは切断できないS-S結合（ジスルフィド結合）は，還元剤である2-メルカプトエタノールで切断する（**図12A**）．これらの処理により，タンパク質は1本のリボンのような状態になる．

sodium lauryl (dodecyl) sulfate：ラウリル（ドデシル）硫酸ナトリウム

denaturation：変性

reducing agentもしくはreductant：還元剤

2-mercaptoethanol：2-メルカプトエタノール

　これをポリアクリルアミドゲルに置き，正電荷をかけると，タンパク質はゲルの中を移動していく．このときの移動度はタンパク質の分子量に依存す

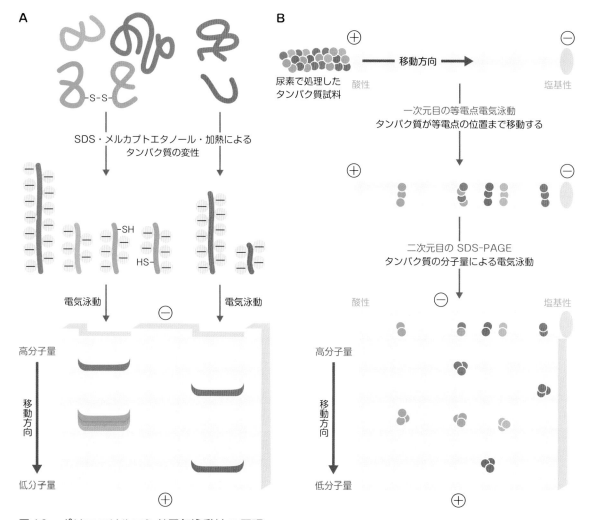

図12　ポリアクリルアミド電気泳動法の原理

A) SDS-PAGE法．分子量が大きく異なる紺・赤・紫のタンパク質は明確に分離することができる．しかし，同じような質量をもつ青・緑・オレンジのタンパク質は，十分に分離されない．B) 二次元電気泳動法．青・緑・オレンジのタンパク質は電荷が異なるため，等電点電気泳動により明確に分離することができる．

る（**図12A**）．アガロースのゲル（要するにゼリー）もそうであるが，ゲルとは非常に細かい繊維が水を含んだものと考えていただきたい．分子量が小さく，短いタンパク質はゲルの繊維に引っ掛かり難く，繊維の間をすり抜けていくため，移動速度は速く，より遠くに移動する．一方，分子量が大きく，長いタンパク質はゲルの繊維に容易に引っ掛かるため，移動速度は遅くなる（**図12A**）．

④ 等電点電気泳動法

アミノ酸，およびアミノ酸で構成されるタンパク質がもつ独自の等電点をもとにタンパク質を分離する方法である．この実験手法は，二次元電気泳動

における一次元目の電気泳動法の手段として使用される（**図12B**）．試料のタンパク質は尿素で処理され，可溶度を上げる．このタンパク質試料を，あらかじめ線形のpH勾配を形成させたゲルに置くと，各タンパク質は自身がもつおのおのの等電点と同じpHまで移動する．そこに達すると，タンパク質の正味の電荷がキャンセルされ，そこにとどまるようになる（**図12B**）．二次元電気泳動では，ガラスチューブなどにつくられた細長いゲルを用いて行う．

2-dimensional gel electrophoresis：二次元電気泳動

⑤ 二次元電気泳動法

通常の生化学的実験では，SDS-PAGEだけで事足りることがほとんどである．しかし，2種類以上のタンパク質の分子量が近い場合，もしくは，プロテオーム解析などのより詳細な解析では，二次元電気泳動が必要となることがある（**図12B**）．タンパク質の電荷に依存した一次元目の分離をした後，細長いゲルを板状のSDSゲルに乗せた後，タンパク質の分子量に依存した二次元目のSDS-PAGEを行う．

＊　＊　＊　＊　＊

単独のSDS-PAGE，または二次元電気泳動の終了後には，クマシーブリリアントブルー（CBB）染色や銀染色を用いた分離タンパク質の可視化，ゲルから切り抜いたタンパク質を用いた質量分析，抗体を用いたウエスタンブロッティングなどの実験により，詳細な解析を行う．

Coomassie Brilliant Blue：クマシーブリリアントブルー（CBB）

B. 精製方法

タンパク質に関する生化学実験を行ううえで，組換えタンパク質を合成したり，生体試料から分離したりする必要がある．この際，当然目的以外のタンパク質も含まれているため，これらを排除しなくてはならない．タンパク質は，その溶解度・分子量・等電点・結合特異性などの要素が異なるため，この相違を利用して，タンパク質を分離・精製することが可能である．ここでは，クロマトグラフィーを用いたタンパク質の精製方法について説明する．

chromatography：クロマトグラフィー

そもそもクロマトグラフィーとは何か？ 移動相（要するに溶媒）とよばれる物質が，固定相（または担体）とよばれる物質の表面あるいは内部を通過する過程で，溶媒に溶けていた物質が分離されていく現象をいう．試料が移動相の流れに乗る際，タンパク質や塩類など，試料中の各成分が固定相または移動相とそれぞれに相互作用する．しかし，その成分によって相互作用の強度（親和性）が異なるため，その違いを利用して各成分を分離することが可能である（**図13**）．固定相の担体にどのようなものを使用するかによって，分離の物理化学的原理が異なるため，分離したいタンパク質の性質に合

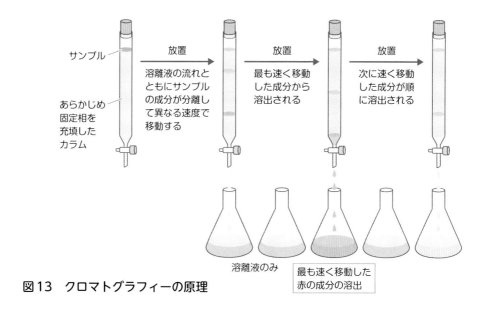

図の中のテキスト：
サンプル

あらかじめ固定相を充填したカラム

放置
溶離液の流れとともにサンプルの成分が分離して異なる速度で移動する

放置
最も速く移動した成分から溶出される

放置
次に速く移動した成分が順に溶出される

溶離液のみ

最も速く移動した赤の成分の溶出

図13　クロマトグラフィーの原理

わせて適切に選択する必要がある．ここでは，最も頻繁に用いられるイオン交換クロマトグラフィー法，アフィニティークロマトグラフィー法，ゲル濾過クロマトグラフィー法について説明したい．

① イオン交換クロマトグラフィー法

ion-exchange chromatography：イオン交換クロマトグラフィー法

イオン交換クロマトグラフィーは，正または負の電荷を帯びた担体にタンパク質を吸着させる方法である（**図14A**）．正電荷をもつ担体は陰イオンを吸着させるので陰イオン交換体，負電荷をもつ担体は陽イオンを吸着させるので陽イオン交換体とよばれる．この結合力は，タンパク質の総電荷（タンパク質分子全体の等電点）に依存する．担体にいったん結合したタンパク質を溶出させるには，一般的には，よりイオン強度が強い（塩濃度が高い）バッファーを用いる．これにより，対イオンがタンパク質を担体から引き剥がし，タンパク質と代わって担体と結合することで，結合力の弱いタンパク質から順に溶出されていく．水溶性のタンパク質であれば，ほぼ漏れなくこの手法で精製することができる．

② アフィニティークロマトグラフィー法

affinity chromatography：アフィニティークロマトグラフィー法

アフィニティーとは「親和性」の意味である．イオン交換クロマトグラフィーでは電荷を用いて目的タンパク質を担体に吸着させているが，アフィニティークロマトグラフィーは目的タンパク質を，それと特異的に結合するような化合物などを用いて吸着させる方法である．**図14B**に例として示したのは，酵素とインヒビター（阻害剤）である．担体にインヒビターを結合させておき，それに結合する酵素タンパク質を特異的に分離する．他にも互

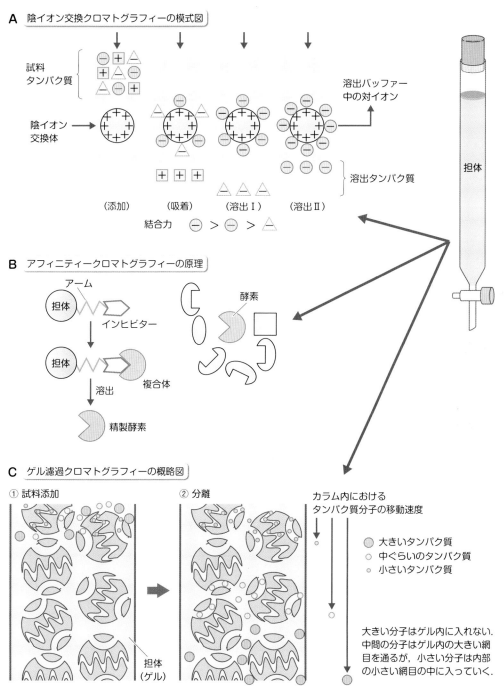

A 陰イオン交換クロマトグラフィーの模式図

試料
タンパク質

陰イオン
交換体

溶出バッファー
中の対イオン

溶出タンパク質

（添加）　　（吸着）　　（溶出Ⅰ）　　（溶出Ⅱ）

結合力　⊖ ＞ ⊖ ＞ △

担体

B アフィニティークロマトグラフィーの原理

アーム

担体

インヒビター

酵素

担体

溶出

複合体

精製酵素

C ゲル濾過クロマトグラフィーの概略図

① 試料添加

② 分離

カラム内における
タンパク質分子の移動速度

◯ 大きいタンパク質
◦ 中ぐらいのタンパク質
・ 小さいタンパク質

担体
（ゲル）

大きい分子はゲル内に入れない.
中間の分子はゲル内の大きい網
目を通るが, 小さい分子は内部
の小さい網目の中に入っていく.

図14　クロマトグラフィーの例
A〜Cは参考図書12より引用.

いに特異的な親和性をもつ組合わせであれば, 原理的にはアフィニティーク

ロマトグラフィーに使用可能である. 例えば, 抗原と抗体, ホルモンと受容

体などの結合は, その最たる例である. アフィニティークロマトグラフィー

は，他のクロマトグラフィーの手法よりも高い精製効率と回収率が特徴である．

③ ゲル濾過クロマトグラフィー法

gel filtration chromatography：
ゲル濾過クロマトグラフィー法

　　ゲル濾過クロマトグラフィーは，分子サイズの違いを利用して物質を分離する手法であり（**図14C**），分子ふるいクロマトグラフィー，ゲル浸透クロマトグラフィー，サイズ排除クロマトグラフィーなどともよばれる．さまざまなサイズの孔をもつ担体ゲルを充填し，そこに試料を流す．すると，分子量の小さいタンパク質は担体ゲルの孔の内部まで侵入する．中間的なサイズのタンパク質は，より大きな穴に侵入する．分子量の大きいタンパク質は孔にはトラップされず，そのまま担体ゲルの間をすり抜けていく．結果的に，分子サイズの大きいタンパク質は先に溶出し，サイズが小さいタンパク質ほど溶出に時間がかかる．そういう意味では，移動速度は小さいものほど速く，大きいものほど遅くなるSDS-PAGEとは逆の特性を示すことになる．

章·末·問·題

❶ (＿＿＿＿) 結合によりアミノ酸が鎖状に羅列したものを，(＿＿＿＿＿＿) とよぶ.

❷ この (＿＿＿＿＿) 結合は，一方のアミノ酸の (＿＿＿＿＿) 基に含まれるOH基と，もう一方のアミノ酸の (＿＿＿＿＿) 基に含まれるHとで水が形成され，(＿＿＿＿＿) が起こることで形成される.

❸ 逆に，(＿＿＿＿＿) 結合を切断するときは，(＿＿＿＿＿) を行う.

❹ ペプチド結合の構造を形成する6つの原子のうち，N・C・Oの間で (＿＿＿＿＿) しており，6つの原子はすべて強固に (＿＿＿＿＿) 上に位置している.

❺ ポリペプチド鎖の起点は，最初のアミノ酸のアミノ基がポリペプチド鎖の末端となるため，(＿＿＿＿＿) 末端とよぶ. 同様に，末尾のアミノ酸のカルボキシ基も残るため，こちらを (＿＿＿＿＿) 末端という.

❻ (＿＿＿＿＿) は，グルタミン酸・システイン・グリシンの3個のアミノ酸で構成されるトリペプチドである.

❼ タンパク質の一次構造とは，多数のアミノ酸が (＿＿＿＿＿) 結合によって連結した (＿＿＿＿＿) 鎖の状態のことを指す.

❽ タンパク質の二次構造は，ポリペプチド鎖の一部がらせん状構造の (＿＿＿＿＿) やシート状構造の (＿＿＿＿＿) などの特定の立体構造をとったものを指す.

❾ タンパク質の三次構造は，二次構造が構造的にまとまり，ある機能を有する (＿＿＿＿＿) という単位を形成したものをいう.

❿ タンパク質の四次構造は，すでに三次構造をとった複数のポリペプチド鎖が，(＿＿＿＿＿) という部品として寄り集まったものを指す.

⓫ αヘリックスのらせん状構造は，進行方向に対して (＿＿＿＿＿) 巻きである. n番目アミノ酸残基に最も近いのは (＿＿＿＿＿) 番目アミノ酸残基となる. アミノ酸のアミノ基の水素原子と，カルボキシ基の酸素原子との間で (＿＿＿＿＿) 結合が形成され，らせん状構造を維持している.

⓬ βシートの構造を維持するため，アミノ基の水素原子とカルボキシ基の酸素原子との間で (＿＿＿＿＿) 結合を形成している.

⓭ タンパク質にみられる特徴的な共通の配列や構造を，(＿＿＿＿＿) または (＿＿＿＿＿) という.

⓮ ヘリックス・ターン・ヘリックスは，(＿＿＿＿＿) 結合タンパク質に多くみられ，(＿＿＿＿＿) などの遺伝子発現を制御している.

⓯ ロイシン・ジッパーは，2つの (＿＿＿＿＿) がコイルドコイルを形成する. このとき，7アミノ酸ごとに出現する (＿＿＿＿＿) 残基同士が (＿＿＿＿＿) を形成し，ジッパーのような構造をとっている. この構造をもつタンパク質には，(＿＿＿＿＿) のファミリーがある.

⓰ 亜鉛フィンガーは，2つの (＿＿＿＿＿) と1つの (＿＿＿＿＿) からなり，(＿＿＿＿＿) の2つの (＿＿＿＿＿) 残基と (＿＿＿＿＿) の2つの (＿＿＿＿＿) 残基が亜鉛イオンとキレート結合し，構造を安定化させている. (＿＿＿＿＿) など，DNA結合タンパク質に多くみられる.

⓱ タンパク質の三次構造の維持に必要な，4種類の結合様式は？ (＿＿＿＿＿) (＿＿＿＿＿) (＿＿＿＿＿) (＿＿＿＿＿)

⓲ (＿＿＿＿＿) 結合は非常に強固であるため，その結合を切るにはメルカプトエタノールなどの還元剤が必要である.

⓳ ミオグロビンとヘモグロビンの酸素飽和曲線が，それぞれ双曲線とシグモイド曲線になる理由を，これらのタンパク質の構造から考察して説明せよ.

⓴ プリオンは伝達性海綿状脳症の原因タンパク質である. 異常プリオンの (＿＿＿＿＿＿) は正常プリオンと同じだが，(＿＿＿＿＿) が異なる. 正常プリオンと比べて (＿＿＿＿＿) や (＿＿＿＿＿

_____）に対する安定性が増している.

㉑ エドマン法（プロテインシークエンス）とは，タンパク質やペプチドの（___）末端側から（_____）結合を切断してアミノ酸を1残基ずつ同定し，最終的にタンパク質の（_____）を決定する方法である.

㉒ 質量分析では試料を（_____）する必要がある. イオン化の方法としては，特に（_____）法と（_____）法が最もよく用いられる.

㉓ ポリアクリルアミドゲルを用いた電気泳動法において，SDS-PAGE法はタンパク質の（_____）をもとに，等電点電気泳動法はタンパク質の（_____）をもとに分離する方法である.

㉔ イオン交換クロマトグラフィーとは，（_____）を帯びた担体にタンパク質を吸着させる方法である.

㉕ アフィニティークロマトグラフィーとは，目的タンパク質と特異的に結合するような（_____）などを用いて吸着させる方法である.

㉖ ゲル濾過クロマトグラフィーとは，さまざまなサイズの孔をもつ担体ゲルを使用して，（_____）の違いを利用して物質を分離する手法である.

4章 酵素

ちょっとわがままなタンパク質の「エース」

　この章では，タンパク質の機能のうちの1つである「酵素」を取り上げる．数多あるタンパク質の機能のなかから，酵素だけをあえて1つの章として独立させているという点からして，それだけ酵素は重要なのだ．というのも，そもそも生化学とは「体内で起きている化学反応の視点から生物が生きられるしくみを理解する学問」であるが，その化学反応のほとんどすべてを一手に引き受けているのが，この酵素だからである．生化学の屋台骨であり，欠くことも代えることもできない「絶対的なエース」である．しかし，エースという存在は得てしてわがままだ．非常にこだわりが強く，仕事の環境（温度・pH・塩濃度），仕事の相手（基質），仕事の支援者（補因子・ビタミン）など，条件が厳しい．しかし，これらの条件をキッチリ揃えてやれば，かなり仕事はできる．バリバリと，ストイックに，倒れる（失活する）まで働き続ける．そんな，働き方改革なんてものとは無縁のエースの働きぶりを，とくとご覧いただきたい．そして，時にはエースの働きを邪魔するヤツもいる．そんな邪魔者は，「毒」にも「薬」にもなりうる．では，「毒」と「薬」との違いは何だろうか？本章では，酵素のこだわりの姿（特性），多様な反応様式と阻害様式を解説する．

1. 酵素とは？

A. 酵素の語源

fermentation：発酵

　酵素とは何か？　酵素の「酵」の漢字は，「酒のもと」の意味である．酒類を製造するには非常に多様な化学反応（発酵）を必要とすることから，その一連の化学反応を表していると思われる．「酵素」を，「化学反応の素」くらいに捉えていただければわかりやすいかと思う．世界中どこにでも多様な発酵食品が存在するが，その代表例が酒だ．人類は太古の昔からさまざまな種類の酒を生み出してきた．そして，アルコール発酵の酵素反応に関する研究成果が，現代の生化学の基礎となった歴史がある．

　酵素は英語ではenzymeという．この単語もギリシャ語が語源だ．「en」は「中に，内部に」の意味であり，「zyme」はギリシャ語の「酵母，パン」を意味する単語に由来する．「酵」の漢字と同様，発酵食品に由来している．先に酒類の醸造について述べたが，ヨーロッパには古くからワインの文化があるにもかかわらず，enzymeの語源がワインではなくパンであることが，筆者には非常に興味深く感じられる．

B. 酵素の正体

　酵素としての機能を果たす分子は，上述した通り，そのほとんどがタンパク質である．したがって，これから「酵素の特性」について記述していくが，酵素の特性のなかには「タンパク質の特性」がそのまま当てはまる事項もある．そして，核酸分子であるRNAにも酵素のような働きをするものも存在するが，それはこの章の最後に後述するので，それまでは「酵素タンパク質」をメインに考えていただきたい．

　われわれの日常生活において，最も酵素反応の存在を感じ取ることができる事象といえば，やはり食物の消化であろうかと思うが，いかがだろうか．

食物として肉眼で見えているものが，小さな分子にまでバラバラにされるの
は，まさしく酵素反応の賜物である．そして，消化だけにとどまらず，それ
に続く吸収（absorption）・分布（distribution）・代謝（metabolism）・
排泄（excretion）に至るADMEのすべての段階において，多種多様な酵素
反応が深く関与している．

C. 酵素反応はどうやって進行するのか？

最初に酵素反応がどう進むのかを理解しておこう（**図1**）．登場人物は，酵
素（enzyme：E）のほか，基質（substrate：S）と生成物（product：P）
だ．では，これらのキャストがどういう役割を演じるのか．これは筆者が普
段の講義でも言っているネタなのだが，化学反応はスマートフォンのゲーム
で出てくる魔法のような飛び道具ではない．いつだって，剣やハンマーなど
の肉弾戦・接近戦なのだ．化学反応が起きるには，物質同士が衝突しなくて
はならないのである．酵素反応も同様だ．まずは，酵素と基質が衝突して結
合し（**図1-①**），酵素基質複合体（ES complex）を形成する（**図1-②**）．
この結合は，水素結合・静電的相互作用・疎水性相互作用などの緩いもので
ある．そして，基質は酵素から何かしらの化学反応を加えられて生成物とな
り，酵素との緩い結合から解放される（**図1-③**）．高校の生物でも習うこと
かと思うが，この超がつくほどの基本原理がわかっていないと，今後の「酵
素の特性」や「酵素活性の阻害」の理解が難しくなるので，よく確認してお
いていただきたい．

enzyme-substrate（ES）com-
plex：酵素基質複合体

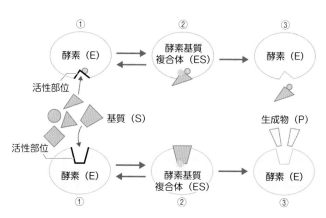

図1　酵素反応のメカニズム
酵素タンパク質には基質が結合するための活性部位があり，それに合致す
る構造をもつ基質だけが特異的に結合することができる．

2. 酵素の特性

ここでは，酵素がもつ4つの特性について説明していきたい．**図1**に示した酵素反応のステップを順に追跡しながら紹介する．

A. 特性① 反応の特異性が非常に高い

substrate specificity：基質特異性

図1-①に示す酵素と基質との結合のステップでみられる特性が，基質特異性である．これは，酵素が特定の基質としか結合できない特性を指す．**図1-①**では，黄と緑の酵素タンパク質には，それぞれ三角形と台形の穴が開いており，そこに同じ形をした基質分子だけが結合している．それぞれの基質分子には独特の構造があり，酵素タンパク質もそれに合わせた立体構造上の穴をもっているから，結合できる基質を限定することができる．逆に，穴に合わない基質は結合できない．基質と結合するための穴は，同時に酵素反

active site：活性部位

応を施す場でもあり，ここを活性部位や活性中心などとよぶ．

このように基質と酵素の構造によって特異性を生み出しているという点は，鍵（基質）と鍵穴（酵素）の関係に例えられ，基質特異性を説明するも

lock-and-key model：鍵と鍵穴モデル

のとして「鍵と鍵穴モデル」といわれる（**図2A**）．これは，実際の鍵穴が金属でできているように，酵素の活性部位の構造が堅固なものであるという前提のもとに成り立っており，非常に多くの酵素反応における基質特異性の説明に用いられる．一方，酵素の活性部位の構造はもっと柔軟であるという考

induced-fit model：誘導適合モデル

えに基づいたものが「誘導適合モデル」である（**図2B**）．こちらは，酵素と基質が結合するそのときに，活性部位の形状が基質の形状に適合するように調節されることができる，というものである．誘導適合モデルの好例として

hexokinase：ヘキソキナーゼ

頻繁に挙げられるのが，5章-2の解糖系で登場する酵素であるヘキソキナーゼである．ヘキソキナーゼは基質のグルコースと結合する前は口が開いてい

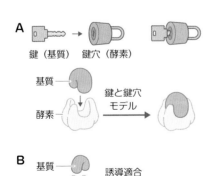

図2 「鍵と鍵穴モデル」および「誘導適合モデル」の概略図

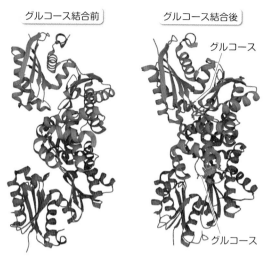

グルコース結合前　　　　　グルコース結合後

グルコース

グルコース

図3　ヘキソキナーゼの「誘導適合モデル」
左はPDB：2E2D，右はPDB：2E2Q．

るような構造をとるが（**図3A**），グルコースを捕捉すると，口が閉じ，グルコースを包み込むような構造に変化する（**図3B**）．

B. 特性②　少ない活性化エネルギーでも化学反応を進行させることができる

　図1-②に示す酵素基質複合体を形成し，酵素が基質に対して化学反応を加えるステップでみられる特性である．これは，そもそも論として酵素の存在意義に関するものである．「なぜ生物はわざわざ酵素なんてものをもっているのか？」ということだ．酵素はタンパク質なので，各生物のゲノムのなかに遺伝子としてコードされており，適材適所で遺伝子発現し，さらに次世代へと受け継がれていくのである．つまり，それだけ重要なものであると解釈できる．

　すでに述べた通り，生物の体内では多様な化学反応が起きている．では，もしそれらの化学反応が，酵素の力なしで起きたらどうなるだろうか．**図4**をご覧いただきたい．ここでは，AA分子とBB分子からAB分子を2つ合成するという状況を想定しよう．この化学反応を完遂するためには，まずはAA分子とBB分子が互いに衝突しなくてはならない．4章-1-Cでも述べたが，「化学反応は物質同士の肉弾戦」だ．互いに衝突しなくてはならない．しかし，通常の状態（常温・常圧）にしておいたところで，分子はそうそう衝突しない．衝突させるには，高温・高圧という高エネルギーの条件を与え，これらの分子を激しく飛び回らせ，衝突する機会を増やしてやる必要が

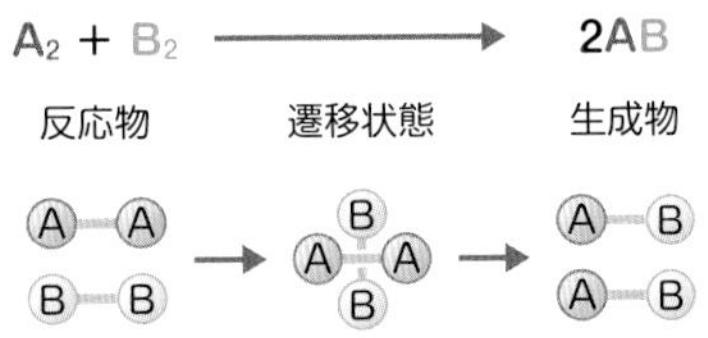

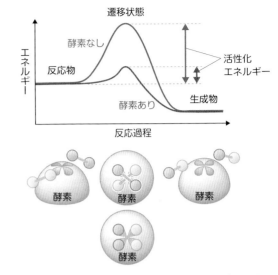

$$A_2 + B_2 \longrightarrow 2AB$$

反応物　　　遷移状態　　　生成物

図4　化学反応における遷移状態
参考図書13より引用.

図5　酵素反応における活性化エネルギーの低下
下の図は参考図書13より引用.

transition state：遷移状態

activation energy：活性化エネルギー

ある．これを遷移状態といい，そのために必要なエネルギーを活性化エネルギーという．その高温・高圧とは，化学反応の種類にもよるが，数百℃・数百気圧にも達する．ここで考えていただきたい．生きるために化学反応を起こしているというのに，その化学反応のために，こんな過激な条件を必要とするなど，本末転倒である．酵素の力を借りずに化学反応を起こせば，まさに「人間の自然発火」になってしまうのだ．

われわれは常温・常圧・中性という低エネルギーの穏和な条件下で生きている．したがって，化学反応を起こすには，エネルギーが不足している．そこで，酵素が化学反応を進めるための場所を提供し，その足りないエネルギーを補ってくれるのだ（**図5**）．要するに，触媒としての働きをもっているということである．

catalyst：触媒

C． 特性③　反応の前後で触媒としての性質は変化しない

こちらも**図1-②**に示す，酵素が基質に化学反応を加えるステップでの特性である．これは，酵素としてだけではなく，触媒としての特性でもある．そもそも触媒の定義が「化学反応の前後でそれ自身は変化しないが，反応の速度を変化させる物質」であり，酵素も同じ特性をもっている．しかし，その触媒速度は非常に速く，通常の化学触媒に比べて数桁も異なる場合もある．酵素自身は変化しないから，1分子の基質を変化させたら，次の基質にも化学反応を加えられる．"おかわり"が可能なのだ．

D. 特性④ タンパク質の立体構造が崩れる条件下では酵素活性を失う

こちらは，酵素に限らず，タンパク質の特性ともリンクする．図1に示す酵素反応の過程のすべてのステップでいえることである．タンパク質の立体構造は，温度や溶媒のpHなどで容易に崩れてしまう．これを変性という．立体構造が崩れると，酵素としての機能を失う．これを失活という．では，なぜ変性すると失活するのか？ 理由は簡単であろう．まず，基質と結合できなくなってしまう．これらの結合には2つのモデルを紹介したが，どちらも立体構造がピッタリ合うからこそ結合できる．この構造が崩れてしまえば，結合はできない．また，化学反応を施す際も，反応に必須なアミノ酸残基などの位置がずれれば，反応が起きなくなってしまう．

denaturation：変性

deactivation：失活

4
酵素

3. 酵素の分類

地球上には多種多様な生物由来の酵素が見つかっているが，そのすべてが国際生化学分子生物学連合（International Union of Biochemistry and Molecular Biology：IUBMB）によって大きく7種類に分類され，それぞれEC番号（酵素番号：Enzyme Commission numbers）が与えられている（表1）．IUBMBにより1961年に最初につくられた分類法では6種類であったが，2018年に新しく7種類目が追加された．ここから7種類の酵素を順に説明していくが，酵素の英語名も一緒に紹介する．日本語名が英語名のほぼ直訳であること，酵素の語尾には必ず「～ase（～アーゼ）」が付くことを意識していただきたい．

A. 分類① EC.1：酸化還元酵素

EC.1は，酸化還元酵素（オキシドレダクターゼ，oxidoreductase）である．「oxido」は酸化の意味をもつoxidation，「reduct」は還元の意味をもつreduction，これに酵素を意味する接尾語「ase」を付けて完成した単語である．この酵素は，化合物間で電子や水素原子（陽子）の授受がある反応である酸化還元反応の触媒として働く．酸化状態は電子や水素原子をもたない状態，還元状態は電子や水素原子をもっている状態をいう．表1のEC.1に示すように，この反応の前後において，酸化と還元は表裏で同時に起きている．図6Aでは，酵素の例としてアルコールデヒドロゲナーゼ（アルコール脱水素酵素）を挙げた．飲酒した際にエタノールを分解する酵素である．

dehydrogenase：デヒドロゲナーゼ
「de」は「脱」，「hydrogen」は「水素」．したがって，「脱水素酵素」の意味．

reductase：レダクターゼ
「reduct」は「還元」．したがって，「還元酵素」の意味．

oxidase：オキシダーゼ
「oxid」は「酸化」を表すoxidation．したがって，「酸化酵素」の意味．

表1 酵素の分類と反応様式の概略

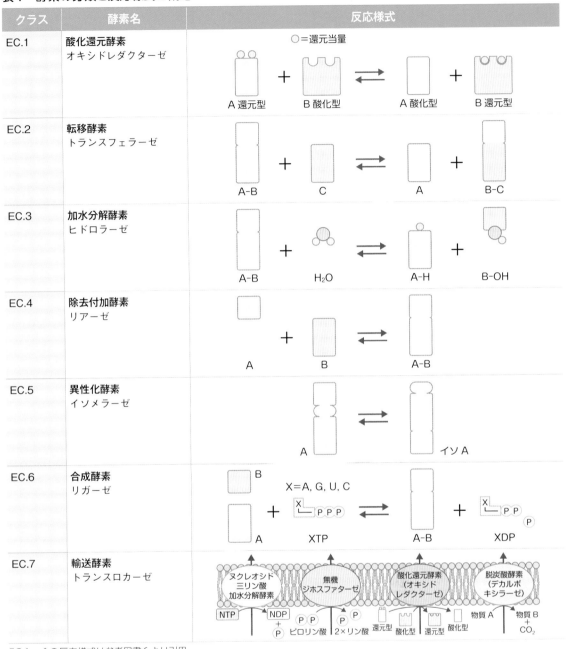

クラス	酵素名	反応様式
EC.1	酸化還元酵素 オキシドレダクターゼ	○=還元当量 A 還元型 + B 酸化型 ⇄ A 酸化型 + B 還元型
EC.2	転移酵素 トランスフェラーゼ	A-B + C ⇄ A + B-C
EC.3	加水分解酵素 ヒドロラーゼ	A-B + H_2O ⇄ A-H + B-OH
EC.4	除去付加酵素 リアーゼ	A + B ⇄ A-B
EC.5	異性化酵素 イソメラーゼ	A ⇄ イソ A
EC.6	合成酵素 リガーゼ	B ... A + XTP ⇄ A-B + XDP X=A, G, U, C
EC.7	輸送酵素 トランスロカーゼ	ヌクレオシド三リン酸加水分解酵素／無機ジホスファターゼ／酸化還元酵素（オキシドレダクターゼ）／脱炭酸酵素（デカルボキシラーゼ） NTP／NDP＋P／ピロリン酸／2×リン酸／還元型／酸化型／還元型／酸化型／物質A／物質B＋CO_2

EC.1～6の反応様式は参考図書6より引用.

oxygenase：オキシゲナーゼ
「oxygen」は「酸素」. したがって,「酸素添加酵素」の意味.

peroxidase：ペルオキシダーゼ, 過酸化酵素

transhydrogenase：トランスヒドロゲナーゼ
「trans」は「転移」,「hydrogen」は「水素」. したがって, 水素転移酵素の意味.

catalase：カタラーゼ

赤で示したエタノールの2個の水素原子を, 補酵素であるNAD^+に渡す反応を触媒する. その他の酸化還元酵素の名称としては, デヒドロゲナーゼ, レダクターゼ, オキシダーゼ, オキシゲナーゼ, ペルオキシダーゼ, トランスヒドロゲナーゼ, カタラーゼなどがある. 例えば, デヒドロゲナーゼは脱水素酵素で, レダクターゼは還元酵素であり, 酸化と還元のうち片方の反応

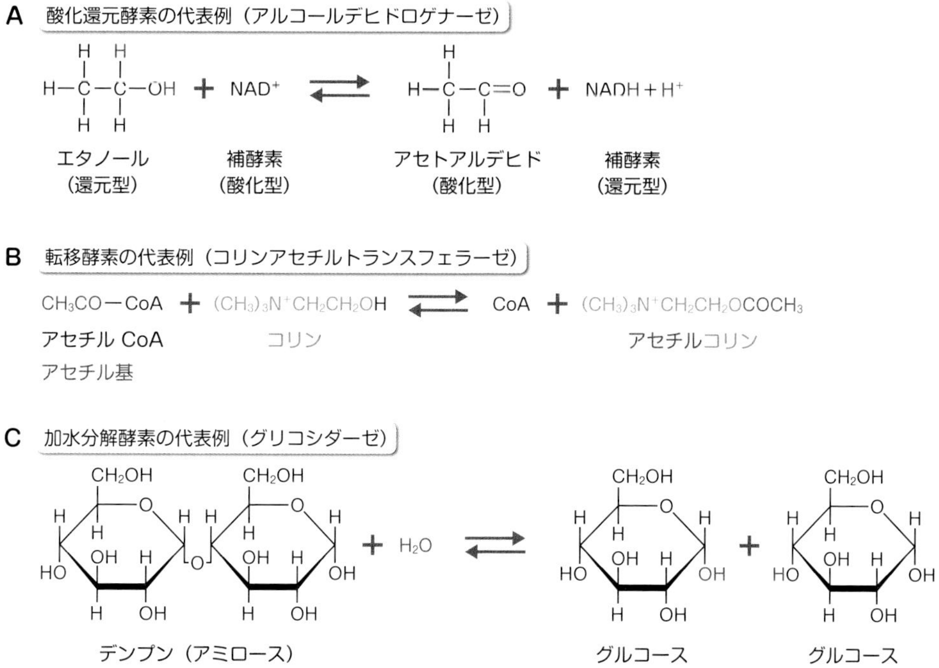

A 酸化還元酵素の代表例（アルコールデヒドロゲナーゼ）

エタノール（還元型）　＋　補酵素（酸化型）　⇌　アセトアルデヒド（酸化型）　＋　補酵素（還元型）

B 転移酵素の代表例（コリンアセチルトランスフェラーゼ）

$CH_3CO-CoA$ ＋ $(CH_3)_3N^+CH_2CH_2OH$ ⇌ CoA ＋ $(CH_3)_3N^+CH_2CH_2OCOCH_3$
アセチルCoA　　　　　コリン　　　　　　　　　　　　　　　　アセチルコリン
アセチル基

C 加水分解酵素の代表例（グリコシダーゼ）

デンプン（アミロース）　＋　H_2O　⇌　グルコース　＋　グルコース

図6　酸化還元反応，転移反応，加水分解反応の化学反応の一例

しか命名には使われていないが，その裏でもう一方の反応も必ず起きていることに留意していただきたい．

B. 分類②　EC.2：転移酵素

EC.2は，転移酵素（トランスフェラーゼ，transferase）である．運搬や転移の意味をもつ「transfer」に，「ase」を付けた単語である．この酵素は，一方の分子から他方の分子へと原子団（転移基）を移動させる転移反応を触媒する（**表1**，EC.2）．一般に「○○○トランスフェラーゼ」と表記され，「○○○」のところに転移させる官能基名が入る．例を挙げると，アミノ酸代謝で登場するアミノトランスフェラーゼ（またはトランスアミナーゼ）はアミノ基を転移させる．また，細胞内情報伝達などで非常に重要な働きを担うホスホトランスフェラーゼは，「ホスホ」つまりリン酸基（phosphate group）を転移させる酵素であり，キナーゼという名称が特別に与えられている．**図6B**では，神経伝達物質であるアセチルコリンを合成するコリンアセチルトランスフェラーゼを例に挙げた．アセチルCoAがもつアセチル基を，コリンに転移させる酵素である．

aminotransferase：アミノトランスフェラーゼ，アミノ基転移酵素

transaminase：トランスアミナーゼ，アミノ基転移酵素

phosphotransferase：ホスホトランスフェラーゼ，リン酸基転移酵素

kinase：キナーゼ

C. 分類③　EC.3：加水分解酵素

glycosidase：グリコシダーゼ

peptidase：ペプチダーゼ
esterase：エステラーゼ

amylase：アミラーゼ

amylose：アミロース，デンプン

EC.3は，加水分解酵素（ヒドロラーゼ，hydrolase）である．「hydrol」は加水分解を表すhydrolysisに由来する．ちなみに，「hydro」は「水」，「lysis」は「分解」の意味である．この酵素は，水をOH基と水素原子に分け，それぞれに付加することで分解する加水分解反応を触媒する（**表1**，EC.3）．例として，グリコシド結合を切断するグリコシダーゼ，ペプチド結合を切断するペプチダーゼ，エステル結合を切断するエステラーゼなどが挙げられる．グリコシダーゼとペプチダーゼはわれわれの消化液に含まれ，それぞれ炭水化物とタンパク質を消化する酵素である．また，リン酸基を外す脱リン酸化酵素（ホスファターゼ）は加水分解酵素に分類される．**図6C**では，グリコシダーゼの1つであり，われわれの唾液に含まれるアミラーゼが，デンプン（アミロース）のグルコース同士を結ぶα-グリコシド結合を切断する反応を示した．

D. 分類④　EC.4：除去付加酵素

synthase：シンターゼ

EC.4は，除去付加酵素（リアーゼ，lyase）である．脱離酵素ともよばれる．この酵素は，C–C，C–O，C–N，C–Sなどの開裂反応により二重結合を生成したり，またはその逆の付加反応により二重結合部位に置換基を導入したりする除去付加反応を触媒する（**表1**，EC.4）．このように，リアーゼは開裂反応による「分解」と付加反応による「合成」の両方を行っているが，反応の平衡が合成側に偏っている際には，特にシンターゼ（合成酵素）が用いられる．日本語名の「合成酵素」という言葉は後に紹介するEC.6の

Column

洗濯洗剤の酵素

　皆さんが日常的に使用しているであろう洗濯洗剤．この中には，「酵素」が含まれていることが多い．酵素洗剤は洗浄力が高いことで知られている．洗剤の主成分である界面活性剤だけでは落としきれない汚れも，酵素の力を借りて落としましょう！という発想だ．では，具体的にどのような酵素が含まれているかというと，油脂を分解するリパーゼ，タンパク質を分解するプロテアーゼ，デンプンを分解するアミラーゼ，繊維の表面組織を分解して繊維の奥深くに入り込んだ汚れを引き出すセルラーゼなどがある．また，これらの酵素による殺菌効果も見込まれている．洗剤成分としての条件を満たすには，①塩基性の界面活性剤によって酵素活性が阻害されないこと，②カルシウム依存性でないこと，③酸素系漂白剤に対して安定であること，④低温でも酵素活性を有することなどが挙げられる．

　洗浄力アップというメリットの裏側では，当然デメリットもある．酵素は分子量が大きいため，衣類に付着しやすく，水ですすいでも除去しきれない場合もある．そういった衣類に残留した酵素により，肌荒れを起こすリスクがある．また，ウールやシルクなど，動物由来の繊維はタンパク質が多いため，酵素によるダメージを受けることが懸念される．衣類や汚れの特性を見極めて，多様な洗剤を上手く活用したいものである．

シンテターゼと同じであるが，両者には大きな違いがある．酵素反応の際に
ATPのエネルギーを必要としないのがシンターゼ，必要とするのがシンテ
ターゼである．**図7A**では，C–Cリアーゼの例として脱炭酸酵素（デカルボ
キシラーゼまたはカルボキシリアーゼ）の反応を挙げた．ピルビン酸に含ま
れるカルボキシ基の炭素原子とその隣の2位の炭素原子との間を開裂させ，
二酸化炭素として脱離させている．

E. 分類⑤　EC.5：異性化酵素

EC.5は，異性化酵素（イソメラーゼ，isomerase）である．異性体の意
味である「isomer」に，「ase」を付けた単語である．異性体とは，分子式
は同じだが化学構造が違うために異なった性質を示す化合物をいう．これま
で紹介してきた酵素はすべて他の分子から水素原子や官能基をもってきて基
質に付加したり，あるいは基質から何かを取り外して他の分子に結合させた
りといった「基質以外の他の分子」が必要であった．しかし，イソメラーゼ
の場合は他の分子は一切関与せず，基質だけに反応してその構造を変える異
性化反応を触媒する（**表1**，EC.5）．例としては，エピメラーゼとラセマー
ゼが挙げられる．エピメラーゼは基質分子内に複数ある不斉点の1つを異性
化する酵素で，ラセマーゼは基質分子内の唯一の不斉点を異性化する酵素で
ある．**図7B**では，アラニンの唯一の不斉炭素に作用し，水素原子とアミノ
基の場所を入れ替えるアラニンラセマーゼの反応を挙げた．

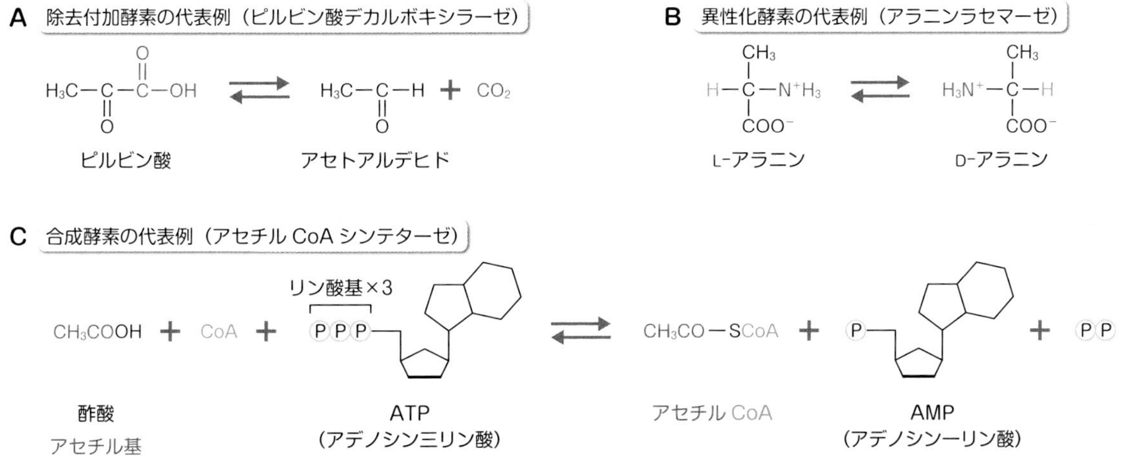

A 除去付加酵素の代表例（ピルビン酸デカルボキシラーゼ）

ピルビン酸　　　　　アセトアルデヒド

B 異性化酵素の代表例（アラニンラセマーゼ）

L-アラニン　　　　D-アラニン

C 合成酵素の代表例（アセチルCoAシンテターゼ）

リン酸基×3

CH_3COOH ＋ CoA ＋ ...

酢酸　　　　　　　　　　ATP　　　　　　　アセチルCoA　　　　　AMP
アセチル基　　　　（アデノシン三リン酸）　　　　　　　　（アデノシン一リン酸）

図7　除去付加反応，異性化反応，合成反応の化学反応の一例

F. 分類⑥　EC.6：合成酵素

　　EC.6は，合成酵素（リガーゼ，ligase）である．ATPなどの加水分解を
伴って発せられるエネルギーを用いて新しい化学結合を形成する反応を触媒
し，シンテターゼともいう（**表1**，EC.6）．前述のリアーゼのところでも触
れたが，リアーゼであるシンターゼはATPを必要としない．名称ともども，
似て非なるものなので，注意が必要である．**図7C**では，酢酸のアセチル基
を補酵素A（CoA）に付加させてアセチルCoAを合成するアセチルCoAシ
ンテターゼを挙げた．このとき，ATPが加水分解されて，AMPと二リン酸
とに分解される際に発生するエネルギーを利用している．

synthetase：シンテターゼ

acetic acidまたはacetate：酢酸

coenzyme：補酵素

G. 分類⑦　EC.7：輸送酵素

　　EC.7は，輸送酵素（トランスロカーゼ，translocase）である．「場所を
変える」という意味をもつ「translocate」に，「ase」を付けた単語である．
これまで，酸化還元反応や加水分解反応を利用して生体膜を超えて分子など
を移動させる膜輸送体も，それぞれ上記のEC.1やEC.3に分類されていた．
しかし，これらの主要な機能は酵素反応ではなく，膜を横切る輸送であると
いうことで，新設されたものである．あくまで加水分解酵素・酸化還元酵
素・脱炭酸酵素の酵素反応に依存した膜貫通輸送を指すものであり（**表1**），
濃度勾配や電位差を利用するイオン交換，受動輸送を行うチャネルやポリン
は含まれない．日本生化学会においても2020年に輸送酵素という和名が提
示された．**図8**には，例としてABC（ATP-binding cassette）トランス
ポーターを示した．トランスポートのサイクルは，2つの膜貫通ドメイン
（TMD）によって形成された高親和性ポケットに基質が結合することで開始
される（ステップ①）．ヌクレオチド結合ドメイン（NBD）はATPを介して
二量体を形成し，TMDを外側に向かって開かせることで基質を細胞外に放
出する（ステップ②）．ATPは加水分解されてNBDの二量体は解離する（ス

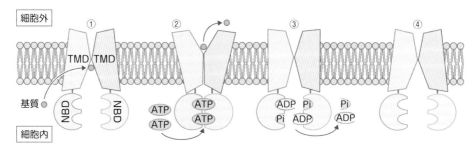

図8　トランスロカーゼの反応の一例
Dermauw W & Leeuwen TV：Insect Biochem Mol Biol, 45：89-110, 2014より引用.

テップ③）．最後にリン酸基と ADP が放出され，初めの状態に戻る（ステップ④）．

4. 補因子とビタミン

cofactor：補因子

prosthetic group：補欠分子族

酵素活性の化学反応における主要キャストは，酵素・基質・生成物の 3 つである．そして，ここに加わる新たなメンバーが，補因子である．補因子とは，酵素が働くために酵素の活性中心に結合するタンパク質以外の低分子化学物質であり，有機化合物や金属イオンなどがそれに当たる．そして，補因子にも性質の異なる 2 種類があり，それは補欠分子族と補酵素である．これらの違いを説明するにあたって非常に便利なのが，**図 9** に示したプロコラーゲン-プロリン ジオキシゲナーゼ（procollagen-proline dioxygenase）である．

A. 補欠分子族

apoenzyme：アポ酵素

holoenzyme：ホロ酵素

補欠分子族とは，共有結合などで酵素と常に強く結合するものをいう．非常に強固に結合するので解離することはなく，酵素タンパク質の一部になっている．ここで，酵素タンパク質だけの状態をアポ酵素，これに補欠分子族が結合した状態をホロ酵素とよぶ（**図 9**）．プロコラーゲン-プロリン ジオキシゲナーゼにおいては，活性中心の奥に結合する鉄イオンがこれに当たる（**図 9**）．ホロ酵素になると基質分子と結合して酵素活性を発現できるようになる．金属イオンが補欠分子族となる場合，そのアポ酵素は酸化還元酵素であることが多く，金属イオンは電子・水素イオンの供与体となったり，遊離基を安定化させたりして，その酵素活性の心臓部ともいえる働きをする．こ

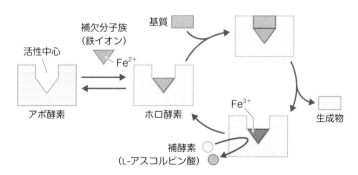

図 9　プロコラーゲン-プロリン ジオキシゲナーゼにおける補欠分子族と補酵素の違い

のように，金属イオンには必須微量元素として，体内に保持されている量が比較的少ないながらも，生命活動に不可欠なものが存在する．金属イオンを含む多様な補欠分子族とアポ酵素の組合わせを**下表**に示した．金属イオンを含む酵素は，金属酵素ともよばれる．

metalloenzyme：金属酵素

補欠分子族	酵素
鉄（Fe）	カタラーゼ オキシダーゼ デヒドロゲナーゼ（脱水素酵素） ヒドロゲナーゼ
亜鉛（Zn）	ペプチダーゼ デヒドラターゼ（脱水酵素） デヒドロゲナーゼ DNA/RNAポリメラーゼ
銅（Cu）	オキシダーゼ（脱水素酵素）
マンガン（Mn）	アルギナーゼ（加水分解酵素） カルボキシラーゼ キナーゼ（リン酸化酵素）
マグネシウム（Mg）	キナーゼ ホスファターゼ（脱リン酸化酵素）
モリブデン（Mo）	レダクターゼ（還元酵素）
ニッケル（Ni）	ウレアーゼ（加水分解酵素）
セレン（Se）	ペルオキシダーゼ（酸化還元酵素）
フラビン（FMN，FAD）	オキシドレダクターゼ（酸化還元酵素）
レチナール	オプシン（光受容タンパク質）

B. 補酵素

補酵素とは，酵素と緩く結合し，可逆的に解離して遊離型になるものをいう．プロコラーゲン-プロリン ジオキシゲナーゼにおいては$_L$-アスコルビン酸（ビタミンC）がこれに当たる（**図9**）．プロコラーゲン-プロリン ジオキシゲナーゼがホロ酵素となって酵素活性が起きると，鉄イオンの価数が2価から3価となるが，このままでは次の酵素活性を発現させることができない．そこで，$_L$-アスコルビン酸の作用により2価に戻す必要がある．$_L$-アスコルビン酸は作用後に遊離するため，補酵素であると定義される．

C. ビタミン

vitamin：ビタミン

ビタミンとは，体内で合成することができず，体内の含有量は微量で，エネルギーや体をつくるものではないが，人体の機能を正常に保つために欠かせない有機化合物を指す．栄養として摂取された後に体内で代謝され，さま

ざまな酵素に対する補酵素として機能するものが多い．ビタミンは脂溶性ビタミンと水溶性ビタミンに大別され，厚生労働省による食事摂取基準では，脂溶性ビタミンに4種類，水溶性ビタミンに9種類が策定されている．どのビタミンにも特有の欠乏症が存在する．また，脂溶性ビタミンは水に溶けないため，過剰に摂取すると尿などで排出することができずに体内に残り，疾患の原因となる場合もある．

① 脂溶性ビタミン

1）ビタミンA（図10）

① **主な供給源**：緑黄色野菜・乳製品・卵黄・レバーなど

carotene：カロテン

② **化合物名**：プロビタミンAは，上記の食品に含まれるα-カロテン，β-カロテンなどのカロテノイドである．β-カロテンが最も一般的なカロテンである．カロテンの名称はドイツ語に由来するカロチンと表記されることもある．肝臓や小腸において，β-カロテンからレチナールに代謝され，ここから酵素活性を経てレチノールとレチノイン酸へと変換される．レチナール，レチノール，レチノイン酸の3種をまとめてビタミンAとよばれる．

retinal：レチナール

opsin：オプシン

rhodopsin：ロドプシン

③ **生理活性**：オプシンというタンパク質に，レチナールが補欠分子族として結合したものをロドプシンという．ロドプシンに光が当たるとレチナールの構造が変化してオプシンから外れ，これが光が当たったことの信号となって視神経に伝えられる．血液中のほとんどのビタミンAがレチノールであり，必須栄養素の1つである．皮膚細胞の分化を促進することから，古い角質を除去するピーリング用の美容成分として用いられている．レチノイン酸は，その受容体が核内に存在し，細胞の増殖・分化に関与する遺伝子の発現調節を行っている．

④ **欠乏症**：レチナールが光受容に重要であることから，ロドプシンが減少して明暗順応不全となり，夜盲症を生じる．また，皮膚細胞の分化にかかわるため，欠乏により，皮膚乾燥症や細菌などの感染に対する抵抗力の低下が生じる．

⑤ **過剰症**：妊婦では胎児奇形の報告があるほか，頭蓋内圧亢進による頭痛や吐き気，皮膚の剥離が生じる．

2）ビタミンD（図10）

① **主な供給源**：魚の肝油・牛乳・卵黄・干しシイタケなど

ergosterol：エルゴステロール

cholesterol：コレステロール

② **化合物名**：プロビタミンは，キノコ類・菌類に特有のエルゴステロール（プロビタミンD_2）と，コレステロールやその合成の前駆体である7-デヒドロコレステロール（プロビタミンD_3）である．これらに紫外線照射，

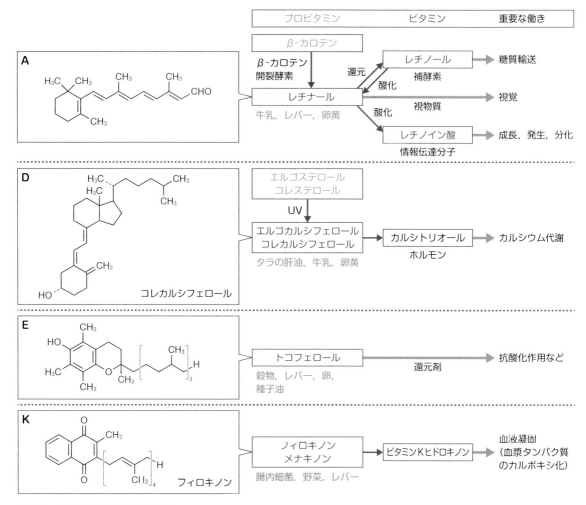

プロビタミン	ビタミン	重要な働き

A

β-カロテン

β-カロテン開裂酵素

レチナール
牛乳, レバー, 卵黄

還元 / 酸化

レチノール
補酵素 → 糖質輸送

視物質 → 視覚

酸化

レチノイン酸
情報伝達分子 → 成長, 発生, 分化

D

コレカルシフェロール

エルゴステロール
コレステロール

UV

エルゴカルシフェロール
コレカルシフェロール
タラの肝油, 牛乳, 卵黄

→ カルシトリオール
ホルモン → カルシウム代謝

E

トコフェロール
穀物, レバー, 卵, 種子油

還元剤 → 抗酸化作用など

K

フィロキノン

フィロキノン
メナキノン
腸内細菌, 野菜, レバー

→ ビタミンKヒドロキノン → 血液凝固
（血漿タンパク質のカルボキシ化）

図10 4種の脂溶性ビタミン
参考図書7をもとに作成.

ergocalciferol：エルゴカルシフェロール

cholecalciferol：コレカルシフェロール

calcitriol：カルシトリオール

自発的異性化, 酵素活性などが加わり, それぞれ**エルゴカルシフェロール**（ビタミンD₂）と**コレカルシフェロール**（ビタミンD₃）に変換される. 最終的に腎臓の尿細管に送られ, 活性型ビタミンDの**カルシトリオール**となる.

③ **生理活性**：カルシトリオールはホルモンとして血中を巡る. 物質名に「カルシ」という言葉が入っている通り, カルシウム代謝調節を行う. 消化管や腎臓尿細管からのカルシウム吸収を促進し, 血中のカルシウム濃度を増加させる. また, 破骨細胞を刺激し, 骨からのカルシウムの放出も促進させる.

osteoclast：破骨細胞
「osteo」はギリシャ語の「骨」に由来する.「clast」は「破片」などの意味.

④ **欠乏症**：このビタミンはカルシウム代謝にかかわり, ヒトの体で最もカルシウムを保有しているのは骨である. したがって, ビタミンDが不足

すると，小児では骨が湾曲する**くる病**，成人では**骨軟化症**が生じる．昨今は強い紫外線や高い気温が問題であるが，筆者が幼少の頃は「外で遊べ」と言われたものである．これには，外で紫外線を浴びることでビタミンDを生成し，身体に物理的な負荷を加えることで骨を強くする意味合いがある．

⑤ **過剰症**：カルシウムの吸収が過剰になるため，高カルシウム血症，腎障害，軟組織の石灰化が起こる．

3）ビタミンE（図10）

① **主な供給源**：穀物・レバー・卵・種子油など

tocopherol：トコフェロール

② **化合物名**：全部で8種類の分子が含まれるが，そのなかでも**α-トコフェロール**が最も強い活性をもつ．

③ **生理活性**：体内に生じた活性酸素を除去するための**抗酸化剤**としての働きをもつ．自らが身代わりとなって活性酸素からの攻撃を受けることで，特に脂質の連鎖的酸化を阻止する．

④ **欠乏症**：赤血球を構成する生体膜に過酸化脂質が増えると，膜が脆くなって赤血球が破裂して溶血を起こしてしまい，それに起因する溶血性貧血が生じる．また，小児では，深部感覚の低下，小脳性運動失調，腱反射消失などの神経系の異常のほか，筋力の低下もみられる．成人では，脂肪組織にビタミンEが貯蔵されているため，欠乏症が起こることは稀である．

⑤ **過剰症**：成人では，過剰症の報告はされていない．

4）ビタミンK（図10）

① **主な供給源**：納豆・腸内細菌・野菜・レバー・腸内細菌など

phylloquinone：フィロキノン

phytomenadione：ファイトメナジオン

menaquinone：メナキノン

② **化合物名**：K_1からK_5の5種類が知られている．代表的なものは，多様な植物や藻類などが光合成の電子伝達体として用いている**フィロキノン**（ファイトメナジオン，ビタミンK_1）と，精巣・膵臓・血管壁などにおいてビタミンK_1から変換される**メナキノン**（ビタミンK_2）である．これらが還元されたビタミンKヒドロキノンが活性分子である．

③ **生理活性**：ビタミンK依存性カルボキシラーゼ（γ-グルタミルカルボキシラーゼ，Gla）を活性化させ，Glaタンパク質と総称されるビタミンK依存性タンパク質のグルタミン酸残基をカルボキシ化する．Glaタンパク質としては，これまでに16種類が発見されている．その主要なものとして，血液凝固因子である**プロトロンビン**，組織の石灰化を促進する骨芽細胞由来の**オステオカルシン**などがあり，ビタミンKの生理活性は血液凝固や骨代謝の促進である．

prothrombin：プロトロンビン

osteocalcin：オステオカルシン

④ **欠乏症**：成人では通常欠乏症は起こらないが，腸内細菌叢が未成熟な乳児・新生児，抗生物質の長期間の服用により腸内細菌叢が減衰している患者，および胆道閉鎖・肝不全などによりビタミンKの吸収に必要な胆汁が減少している患者などでは，欠乏症が生じることがある．血液凝固不全から出血傾向となり，特に新生児・乳児では，新生児メレナ（消化管出血）や頭蓋内出血を引き起こす．一方で，腸内細菌に由来するビタミンKだけでは不十分であるとの研究報告もある．

⑤ **過剰症**：過剰症は報告されていない．しかし，心筋梗塞・脳梗塞などの血栓塞栓症の治療および予防としてワルファリンを服用している場合，血液凝固を促すビタミンKを含む納豆の摂取は禁忌である．

warfarin：ワルファリン

② 水溶性ビタミン

1）ビタミンB$_1$（図11）

① **主な供給源**：穀物・豆類・緑黄色野菜・酵母食品・乳製品・肉類など

② **化合物名**：チアミン．1910年に鈴木梅太郎が米糠から抽出することに成功した．チアミンにリン酸基が2個付加されたチアミン二リン酸（TPP）が活性型の補酵素である．

thiamine：チアミン

thiamine pyrophosphate：チアミン二リン酸

③ **生理活性**：TPPはアルデヒド基の運搬体として機能する．主にクエン酸回路やペントースリン酸経路など，主要な糖代謝に関与する酵素群の補酵素として機能し，ATPのほか，さまざまな酸化還元酵素の補酵素として働くNADPH，核酸の一部となるリボースの合成に深く関与する（5章-4にて後述）．

④ **欠乏症**：特に有名なものが脚気である．上記の鈴木梅太郎や高木兼寛といった先人たちの尽力により，このビタミンの不足が原因であることが明らかにされた．心不全による足の浮腫，神経障害による足の痺れといった症状がみられることから付いた病名である．神経障害はウェルニッケ脳症やコルサコフ症候群といわれ，運動障害・意識障害・記憶障害が引き起こされる．

beriberi：脚気

Wernicke's encephalopathy：ウェルニッケ脳症
Korsakoff's syndrome：コルサコフ症候群

⑤ **過剰症**：水溶性であるため，大量に摂取しても尿中に排泄され，過剰症は報告されていない．

2）ビタミンB$_2$（図11，12A）

① **主な供給源**：鶏卵・乳製品・肉類・シイタケなど

② **化合物名**：リボフラビン．ここから2つの酵素活性を経てフラビンモノヌクレオチド（FMN），もう1つの酵素活性によりフラビンアデニンジヌクレオチド（FAD）へと変換され，この2つが活性型となる．リボフラビンの構造は，ヘテロ環状イソアロキサジン環のフラビンに，五炭糖

riboflavin：リボフラビン

flavin mononucleotide：フラビンモノヌクレオチド（FMN）

flavin adenine dinucleotide：フラビンアデニンジヌクレオチド（FAD）

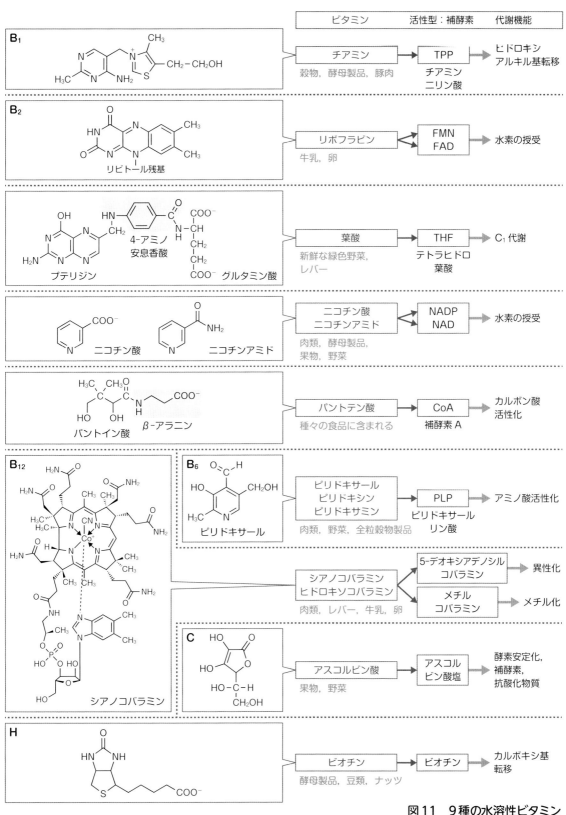

ビタミン	活性型：補酵素	代謝機能

B₁

チアミン
穀物，酵母製品，豚肉

TPP
チアミン
二リン酸

ヒドロキシ
アルキル基転移

B₂

リビトール残基

リボフラビン
牛乳，卵

FMN
FAD

水素の授受

4-アミノ
安息香酸

プテリジン　グルタミン酸

葉酸
新鮮な緑色野菜，
レバー

THF
テトラヒドロ
葉酸

C₁代謝

ニコチン酸　ニコチンアミド

ニコチン酸
ニコチンアミド
肉類，酵母製品，
果物，野菜

NADP
NAD

水素の授受

β-アラニン
パントイン酸

パントテン酸
種々の食品に含まれる

CoA
補酵素A

カルボン酸
活性化

B₁₂

シアノコバラミン

B₆

ピリドキサール

ピリドキサール
ピリドキシン
ピリドキサミン
肉類，野菜，全粒穀物製品

PLP
ピリドキサール
リン酸

アミノ酸活性化

シアノコバラミン
ヒドロキソコバラミン
肉類，レバー，牛乳，卵

5-デオキシアデノシル
コバラミン

異性化

メチル
コバラミン

メチル化

C

アスコルビン酸
果物，野菜

アスコル
ビン酸塩

酵素安定化，
補酵素，
抗酸化物質

H

ビオチン
酵母製品，豆類，ナッツ

ビオチン

カルボキシ基
転移

図11　9種の水溶性ビタミン
参考図書7をもとに作成.

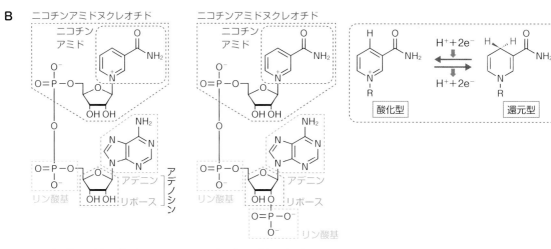

図12 主要な酸化還元酵素の補酵素

の糖アルコールであるリビトールが結合している．したがって，窒素を
含むフラビンを塩基，リビトールを糖とし，これにリン酸基が結合して
いるため，FMNはモノヌクレオチドと見なされる．FADは，FMNに
AMPが結合しているため，ジヌクレオチドとなる．

③ **生理活性**：FMN，FADともに補酵素に分類されることが多いが，実際に
は上記のように酵素タンパク質と強固に共有結合する補欠分子族である．
これらと結合するフラビン酵素は酸化還元酵素であり，クエン酸回路・
β酸化・電子伝達系といったATP産生のための好気的呼吸の中枢を担う
非常に重要なものが多い．その酸化還元反応のなかで，FMNとFADは
フラビンの部分を用いて基質分子からの電子・水素原子の授受を担って
いる．

④ **欠乏症**：角膜炎・脂漏性皮膚炎・口内炎・咽頭痛・胃腸障害などを生じる．

⑤ **過剰症**：過剰分は尿中に排泄される．過剰症は報告されていない．

3) 葉酸（図11）

folic acid：葉酸

① **主な供給源**：緑黄色野菜・果物・レバーなど．ただし，酸化によって壊れやすいため，新鮮なものがよい．

② **化合物名**：プテリジン–4-アミノ安息香酸–グルタミン酸が連続して結合しており，プテロイルグルタミン酸ともよばれる．体内で還元されたテトラヒドロ葉酸（THF）が，活性型の補酵素として働く．葉酸という名前は，乳酸菌の増殖因子としてホウレンソウの葉から発見されたことに由来する．

tetrahydrofolic acid：テトラヒドロ葉酸（THF）

③ **生理活性**：DNAやRNAに含まれる核酸塩基のピリミジンやプリンを合成する酵素の補酵素として働く．また，グリシン・セリン・メチオニン・ヒスチジンなどのアミノ酸を合成する過程でも，補酵素として用いられる．したがって，細胞の分裂・増殖や，機能を保つために重要である．

④ **欠乏症**：DNAの生合成に支障が生じる．そのため，活発な分裂が必要な血球の産生に障害が起こり，巨赤芽球貧血や免疫機能の減衰が起こる．また，胎児は細胞が活発に増殖するため葉酸を必要とする．欠乏すると，胎児に神経管閉鎖障害が起こる．

⑤ **過剰症**：食事による葉酸の過剰摂取による健康障害は報告されていない．しかし，投薬などによる過剰摂取により，紅斑・発熱・蕁麻疹・呼吸障害などを起こすことが報告されている．

4) ナイアシン（図11, 12B）

① **主な供給源**：肉類・青魚・酵母製品・果実・野菜・豆類・コーヒーなど．また，腸内細菌によりトリプトファンから合成される．

niacin：ナイアシン

nicotinamide adenine dinucle-otide：ニコチンアミドアデニンジヌクレオチド（NAD）
nicotinamide adenine dinucle-otide phosphate：ニコチンアミドアデニンジヌクレオチドリン酸（NADP）

② **化合物名**：ナイアシンという名はニコチン酸およびニコチンアミドの総称である．最終的には，ニコチンアミドアデニンジヌクレオチド（NAD），ニコチンアミドアデニンジヌクレオチドリン酸（NADP）となる．2つのヌクレオチドが結合した構造をとり，それぞれ塩基にニコチンアミドとアデニンを有するため，ニコチンアミドアデニンジヌクレオチドと命名されている．そして，アデノシンのリボースにリン酸基を結合させると，NADPとなる．

③ **生理活性**：約500種類にも及ぶ酸化還元酵素の補酵素となり，その多くはさまざまな代謝系の中心的な役割を果たす．ニコチンアミドの部分を用いて電子や水素原子の授受の役割を担っている．

pellagra：ペラグラ

④ **欠乏症**：最も有名な疾患としてはペラグラがある．イタリア語で「皮膚の痛み」を意味する．皮膚の剥離，胃腸障害，精神異常をきたす．

⑤ **過剰症**：皮膚の紅潮・痒み，肝機能障害などを生じる．

5）パントイン酸（図11, 13）

① **主な供給源**：ギリシャ語で「どこにでもある酸」という意味であり，大抵の食品に含まれる．特に多く含まれている食品は，卵・乳製品・レバー・納豆・干し椎茸・魚など．

pantoic acid：パントイン酸

② **化合物名**：パントイン酸にβ-アラニンが結合したものがパントテン酸である．これをもとに数段階の化学反応を経て，3′-ホスホアデノシン二リン酸と3-スルファニルエチルアミン残基が付加され，補酵素A（CoA）が合成される．これをアセチル化したものがアセチルCoAである．

③ **生理活性**：CoAにアセチル基・アシル基・スクシニル基などが付加され，ATPを合成するための糖代謝や脂質代謝において，転移反応・加水分解反応など，生体内での多くの主要な化学反応に関与している．

④ **欠乏症**：成長障害・皮膚炎と脱毛・頭痛・末梢神経障害・副腎障害などが報告されている．

⑤ **過剰症**：特に報告されていない．

6）ビタミンB₆（図11）

① **主な供給源**：肉類・野菜・牛乳・豆・魚・果物など，通常の食物に含まれる．

pyridoxal：ピリドキサール
pyridoxine：ピリドキシン
pyridoxamine：ピリドキサミン

pyridoxal phosphate：ピリドキサールリン酸（PLP）

② **化合物名**：アルデヒド型のピリドキサール，アルコール型のピリドキシン，アミン型のピリドキサミンがある．特にピリドキサールにリン酸基が付加されたピリドキサールリン酸（PLP）が活性型である．

③ **生理活性**：PLPは多くの反応の補酵素として機能するが，特に重要なのがアミノ酸の異化反応におけるアミノトランスフェラーゼのアミノ基転

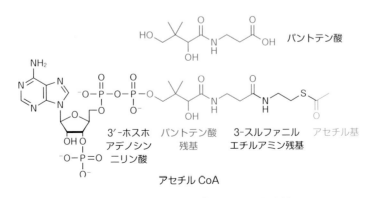

図13　アセチルCoAに含まれるパントテン酸残基

移反応での補酵素としての役割である（→7章-3-A）．他には，アミノ酸の脱カルボキシル化による生理活性アミンの生成，グリコーゲンホスホリラーゼによるグリコーゲン分解，スフィンゴ脂質の生合成においても補酵素として働く．

④ **欠乏症**：欠乏症は稀であるが，ペラグラ・脂漏性皮膚炎・口内炎・リンパ球減少症・脳波異常・痙攣発作などが報告されている．

⑤ **過剰症**：ビタミン補給療法時に，進行性感覚性失調・重度の位置感覚障害などがみられる．

7）ビタミンB_{12}（図11）

① **主な供給源**：魚・貝類・海藻などの海産物，肉類・卵・牛乳など

② **化合物名**：コリン環とヌクレオチドの構造をもち，コバルト原子を中心に据えた錯体構造を有する．広義ではコバラミン，狭義ではシアノコバラミンを指す．これに，コバルト原子と相互作用するシアノ基が水酸基に変換されたヒドロキソコバラミンを含めてビタミンB_{12}と総称される．シアノ基や水酸基がメチル基に変換されたメチルコバラミン，5-デオキシアデノシル基に変換されたアデノシルコバラミンが，活性型補酵素として働く．

③ **生理活性**：主な機能としては，脂肪酸代謝における異性化反応（アデノシルコバラミン）・アミノ酸におけるメチル基転移反応（メチルコバラミン）・葉酸の再生産などがある．

④ **欠乏症**：コバラミンは葉酸の再利用で用いられる．したがって，コバラミンが欠乏すると葉酸の再生産が阻害され，DNA合成に異常が起こる．そのため，活発な細胞分裂を必要とする血球・上皮・精子の増殖異常が生じる．血球の増殖異常は悪性貧血に発展する．他には，側索・後索の髄鞘形成阻害，精神疾患，記憶障害などの脳神経系の障害が起こる場合もある．

⑤ **過剰症**：水溶性であるため過剰症に関する報告はないが，がん発症リスクが高まるというコホート調査結果も報告されている．

8）ビタミンC（図11）

① **主な供給源**：柑橘系の果実・野菜・緑茶など

② **化合物名**：L-アスコルビン酸

③ **生理活性**：非常に多様な機能を有する．主要なものとしては，コラーゲンの分子同士を水素結合させ，三重らせん構造を形成する酵素の補酵素として働く．また，強い還元能力を有するため，活性酸素類を消去する抗酸化剤としても機能する．その他，ビタミンEの再生・異物代謝に働

くシトクロムＰ４５０の活性化・鉄吸収の促進・胆汁酸の合成などの役割を担っている.

④ **欠乏症**：コラーゲンは皮膚・歯・骨などの形成に欠かせないタンパク質である. したがって, ビタミンＣの不足は, 皮膚や粘膜などからの出血（壊血<ruby>病<rt>かいけつびょう</rt></ruby>）・歯の脱落・感染症に対する抵抗力の低下などが起こる.

scurvy：壊血病

⑤ **過剰症**：水溶性であるため, 一般的な過剰症は報告されていないが, 腹痛・下痢などを呈する消化器官の不調が生じることがある.

9) ビタミンＨ（図11）

① **主な供給源**：豆類・ナッツ・レバー・卵黄・レバーなど

biotin：ビオチン

② **化合物名**：ビオチン

③ **生理活性**：炭酸固定反応を担うカルボキシ基転移酵素の補酵素として働く. この酵素の代表例としては, ピルビン酸カルボキシラーゼ（糖代謝）, アセチルCoAカルボキシラーゼ（脂質代謝）が挙げられる.

④ **欠乏症**：腸内細菌が産生するため, 欠乏症は稀である. 生卵白を大量摂取すると, 卵白中のアビジンがビオチンと強く結合する※ため, ビオチンの吸収が阻害され, 欠乏症が起こる場合がある. しかし, 卵白10個分を数日連続して食べ続けなければこうはならないため, 現実的ではない. また, 抗てんかん薬の長期投与や, 血液透析も欠乏症の原因となる. 症状としては, 剥離性皮膚炎と脱毛・結膜炎などが報告されている.

※アビジンとビオチンの結合は ABC 法（avidin-biotin conjugation）といわれ, さまざまな生化学的実験に応用されている.

⑤ **過剰症**：水溶性であるため, 過剰症は報告されていない.

③ ATP産生経路における各種ビタミンの役割

ATP産生経路に関する詳細は後述するが, これらのビタミンの多くがATP産生に深くかかわっている（**図14**）.

① アラニンやアスパラギン酸などのアミノ酸と, α-ケト酸との間でアミノ基を転移させるアミノトランスフェラーゼの活性には, 水溶性のビタミンB$_6$（PLP）が欠かせない（→7章）. 転移させるアミノ基を一時的に預かる役割を果たしている.

② 解糖系やアラニンからのアミノ基転移反応で生じたピルビン酸をアセチルCoAに変換するピルビン酸デヒドロゲナーゼ複合体, およびクエン酸回路においてα-ケトグルタル酸からスクシニルCoAを生成するα-ケトグルタル酸デヒドロゲナーゼの酵素活性には, 水溶性のビタミンB$_1$（TPP）が重要である（→5章）.

③ アセチルCoAやスクシニルCoA（→5章）のCoA（補酵素A）は, パントイン酸から生成されたものである.

④ 解糖系・クエン酸回路・β酸化などで生じるNADH＋H$^+$やFADH$_2$は,

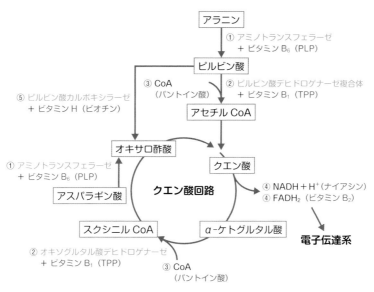

図14 ATP産生経路における各種ビタミンの役割

それぞれナイアシンとビタミンB₂から生成される．これらの還元型補酵素は，その後，電子伝達系に用いられ，大量のATPを合成するための「電源」として用いられる（→5・6・8章）．

⑤ ピルビン酸から，クエン酸回路を経ずに直接オキサロ酢酸を生成するためのピルビン酸カルボキシラーゼの酵素活性には，ビタミンH（ビオチン）が補酵素として働く．

5. 酵素反応速度論

研究レベルで新しい酵素を発見したとき，その反応速度を測定する必要がある．酵素による化学反応の速度を研究することで，酵素反応のメカニズム・活性調節のしくみ・薬物や毒による酵素反応阻害のメカニズムなどを解明することができる．しかし，これらを正確に解析するには，至適温度・至適pH・十分量の基質などの条件を適切なものに合わせる必要がある．

A. ミカエリス＝メンテンの式

Michaelis-Menten equation：
ミカエリス＝メンテンの式

では，実験的にどう測るのか．一般的には，酵素濃度を一定に保ったうえで，基質濃度を徐々に増加させていき，それに伴う「生成物の増加量」を「反応速度」としてプロットしていく．生成物の量の測定には，紫外光・可

視光などに対する吸光度や，取り込まれた放射性同位体の放射線強度などを定量する．x軸に基質濃度として$[S]$，y軸に反応速度Vをとる（**図15**）．

　基質濃度が酵素濃度より低く（**図15A**），それが酵素濃度と同等になるまで（**図15B**），すべての基質が一様に酵素タンパク質と結合することができ，反応速度のグラフは基質濃度に対して比例的に増加する．基質濃度が酵素濃度より高くなると（**図15C**），決められた濃度の酵素では，一度に処理することのできる基質量には上限がある．したがって，どれだけ基質を多くしても，これ以上スピードを上げることはできずに一定となり，そこが酵素反応の最大速度V_{max}となる．また，V_{max}の半分の値$V_{max}/2$に達するための基質濃度をK_m値（ミカエリス定数）という（**図15D**）．ミカエリス定数は，酵素と基質の解離定数，つまり酵素と基質の親和性を示す指標であり，その本性は「基質の濃度」である．K_m値が小さければ，「低濃度でも結合できる」ことから，酵素と基質との親和性は高いことを示す．また，この値が大きければ，「高濃度でなければ結合できない」ことから，酵素と基質との親和性は低いことを示している．この値は，「その酵素の基質との結合しやすさ」という酵素固有の特性を示すものであり，酵素濃度とは無関係である．

　図15Dに示したグラフは，ミカエリス＝メンテンのグラフといい，その

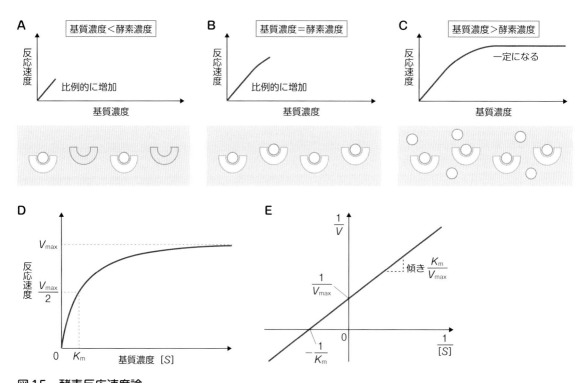

図15　酵素反応速度論
A〜Cは参考図書13より引用．

式をミカエリス＝メンテンの式という.

$$V = \frac{V_{\max}[S]}{K_{\mathrm{m}} + [S]}$$

「ミカエリス」と「メンテン」は，ともに酵素反応速度論に大きな業績を残した生化学者のミカエリス（Leonor Michaelis）とメンテン（Maud Leonora Menten）に因んだものである.

B. ラインウィーバー＝バークの式

Lineweaver-Burk equation：
ラインウィーバー＝バークの式

上記のミカエリス＝メンテンのグラフには欠点がある. それは，$V_{\max}$ はあくまで近似値であり，明確な数値として表すことができないということである. さらに，これを実験的に行うには，基質濃度を徐々に上げて測定をくり返していくわけだが，基質濃度をどこまで上げていけば $V_{\max}$ に達するのかも定かではない.

そこで，アメリカのラインウィーバー（Hans Lineweaver）とバーク（Dean Burk）が考案したのが，ミカエリス＝メンテンの式の両辺を逆数にした二重逆数プロットである（**図15E**）.

$$\frac{1}{V} = \frac{K_{\mathrm{m}} + [S]}{V_{\max}[S]} = \frac{K_{\mathrm{m}}}{V_{\max}} \frac{1}{[S]} = \frac{1}{V_{\max}}$$

この式において，右辺の $K_{\mathrm{m}}/V_{\max}$ と $1/V_{\max}$ が定数，左辺の $1/V$ と右辺の $1/[S]$ が変数となることから，$1/V$ と $1/[S]$ をそれぞれ x および y に置き換えれば，

$$y = \frac{K_{\mathrm{m}}}{V_{\max}} x + \frac{1}{V_{\max}}$$

となり，一次関数のグラフとなる. このとき，x 切片が $-1/K_{\mathrm{m}}$，y 切片が $1/V_{\max}$ となるため，K_{m} と $V_{\max}$ の値を容易に算出することができる.

6. 酵素活性の阻害

生体内で起きている数多の酵素反応は，生物が生きていくうえで欠かすことのできないものである. そして，われわれの生活に溢れている「薬」や

inhibitor：阻害剤

「毒」の多くは，酵素活性を抑制する阻害剤である. 薬と毒の定義や違いも非常に興味深いが，ここでは酵素活性阻害のメカニズムにスポットを当てる.

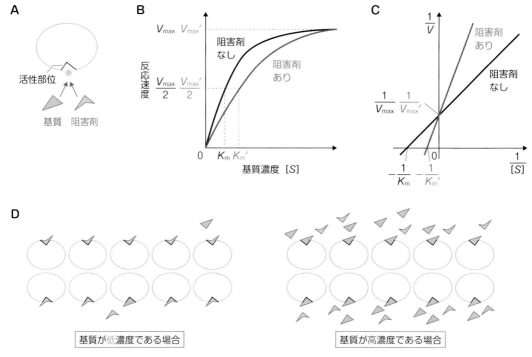

図16 拮抗阻害のメカニズム

A. 拮抗阻害 (図16)

competitive inhibition：拮抗阻害

競合阻害ともよばれる．ここでは，基質と阻害剤が酵素の活性部位の場を取り合うことをいう（**図16A**）．酵素と基質の結合には，互いの構造が「鍵と鍵穴」の関係に例えられるくらいピッタリ一致することが大事であるが，阻害剤も酵素の活性部位に結合できるということは，阻害剤の構造が基質と非常によく似ているということである．そして，拮抗阻害により，V_{max}値は変化しないが，K_m値が増大する（**図16B, C**）．V_{max}値が変化しない理由は，基質濃度が低い状態では阻害剤の邪魔を受けるが，基質濃度を上昇させていけば，いずれは基質が阻害剤に勝り，すべての酵素分子を基質だけで独占できるようになって，もともとのV_{max}に達することができるからである（**図16D**）．また，K_m値が増大する理由だが，そもそもK_m値とは「酵素と基質との親和性」を表す指標であり，その値が大きいほど結合しにくい．拮抗阻害では，阻害剤によって邪魔をされ，基質が結合しにくくなっているのだから，K_m値が増大する．

B. 非拮抗阻害 (図17)

noncompetitive inhibition：非拮抗阻害

非競合阻害ともよばれる．阻害剤の結合部位が活性部位以外のところにあるため，基質と競り合うことなく酵素と結合する（**図17A**）．したがって，

132 身近な生化学

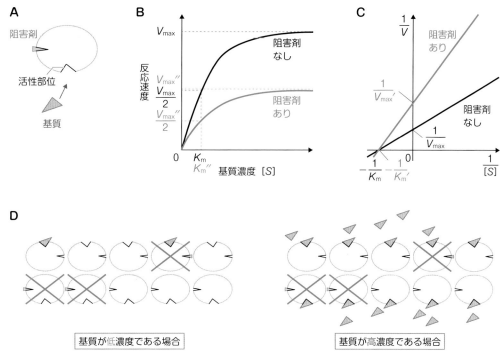

図17　非拮抗阻害のメカニズム

阻害剤の構造は基質とは似ていない．酵素の立体構造を変えることで，基質が生成物に変換することを阻害する．阻害剤は遊離の酵素にも，酵素基質複合体にも結合する．非拮抗阻害により，V_{max}値は減少するが，K_m値は変化しない（**図17B, C**）．V_{max}値が減少する理由は，阻害剤が結合した酵素はすでに機能していないため，酵素の濃度が減少したことと同義と考えることができるからである．基質濃度を上げても，阻害された酵素は元には戻らず，元のV_{max}値には到達できない（**図17D**）．また，K_m値が変化しない理由だが，阻害剤が結合していない酵素は通常の酵素活性を生み出すため，酵素固有の値であるK_m値はそのまま維持される．

C. 不拮抗阻害 （**図18**）

uncompetitive inhibition：不拮抗阻害

不競合阻害ともよばれる．この様式をもつ阻害剤は酵素基質複合体にのみ結合し，その構造は基質と似ている必要はない（**図18A**）．不拮抗阻害ではV_{max}値およびK_m値は減少する（**図18B**）．しかも，これらの値は同時に，かつ同じ速度で減少するため，ラインウィーバー＝バークのプロットの傾き（K_m/V_{max}）は変化しない．そのため，阻害剤があるときの直線と，ないときの直線は互いに平行になるのが特徴である．

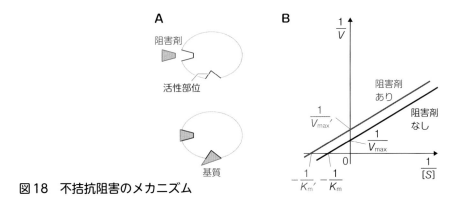

図18　不拮抗阻害のメカニズム

7. 酵素の多様性

酵素活性による化学反応は，タイミングや場所など，緻密にコントロールされなくてはならない．ここでは，その多様な調節機構を紹介する．

A. アロステリック酵素

アロステリックとは，基質以外の化学物質により活性が調節されることを指し，基質が結合する活性部位とは別に，調節因子が結合する部位（アロステリック部位）をもつ．調節因子によって酵素活性が促進されれば「正の調節因子」，抑制されれば「負の調節因子」とよばれる．アロステリック酵素には，サブユニット構造（四次構造）をもつものが多い．その最たる例が，3章-3-Aで紹介したヘモグロビンである．ヘモグロビンは厳密には酵素ではないが，酸素分子がアロステリック因子となり，その結合によりヘモグロビン全体の構造が変化し，より多くの酸素分子と結合できるようになる．また，一連の代謝系の中間もしくは最終産物が，代謝系の上流に位置する酵素に対して調節を加えることをフィードバック調節という．酵素活性が促進されれば「正のフィードバック」，抑制されれば「負のフィードバック」とよばれる．

アスパラギン酸カルバモイルトランスフェラーゼ（ATCase）がフィードバックの好例となる．この酵素は，カルバモイルリン酸とアスパラギン酸から*N*-カルバモイルアスパラギン酸を生成する．この代謝系の生成物の1つがシチジン三リン酸（CTP）であり，このCTPが「負のアロステリック因子」として機能し，ATCaseの酵素活性を阻害する（**図19A**）．これが「負のフィードバック」である．一方，アデノシン三リン酸（ATP）は「正のアロステリック因子」として働く．CTPおよびATP存在下でのATCaseの酵素活性をグラフに表したのが**図19B**である．サブユニット構造をもつアロ

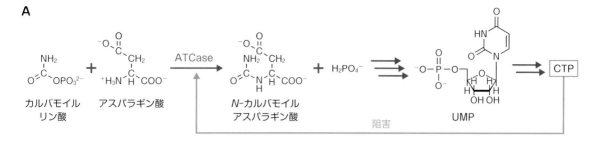

A

カルバモイル
リン酸　　アスパラギン酸　　　　　N-カルバモイル
アスパラギン酸　　　　　　　　　UMP　　　　CTP

阻害

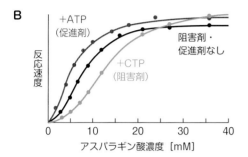

B

反応速度

+ATP
（促進剤）

阻害剤・
促進剤なし

+CTP
（阻害剤）

0　　　10　　　20　　　30　　　40
アスパラギン酸濃度［mM］

図19　アロステリック酵素の一例,
**　　　　アスパラギン酸カルバモイルトランスフェラーゼ**
Aは参考図書14, BはKantrowitz ER, et al：Trends Biochem Sci, 5：
124-128, 1980より引用.

ステリック酵素は，基質との結合に伴い複数のサブユニットが互いに調節し
合うため，グラフはS字（シグモイド）曲線となる.

B. 共有結合性修飾による調節

posttranslational modifica-
tion：翻訳後修飾

phosphorylation：リン酸化

　　酵素を含むさまざまな種類のタンパク質が，共有結合性の官能基の修飾を
受ける. これを翻訳後修飾という. さまざまな種類の翻訳後修飾が見つかっ
ているが，最も代表的なものはリン酸化である. リン酸基は，リン酸化酵素
（キナーゼ）によって付加され，脱リン酸化酵素（ホスファターゼ）によっ
て外される. リン酸化の標的になるアミノ酸は，セリン・トレオニン・チロ
シンの3種類で，これらはどれも側鎖に水酸基をもつヒドロキシアミノ酸で
ある（→2章-1-B）. リン酸基は強い負電荷をもつため，これの有無でタン
パク質の構造に大きな変化をもたらす. リン酸化は，ホルモン・サイトカイ
ン・成長因子・神経伝達物質などによる細胞間情報伝達に深く関与している.

C. 酵素前駆体，チモーゲンまたはプロエンザイム

　　ある種の酵素は，生合成された直後の酵素前駆体の状態では酵素活性をも
たないが，加水分解や構造変化などの生化学的変化によって機能できるよう
になる. 酵素前駆体はチモーゲン（zymogen）またはプロエンザイム
（proenzyme）ともよばれる. zymogenの「zymo」は酵素を表す
「enzyme」に由来し，「gen」はまさしく「元」「源」であり，「酵素の元・
源」を意味する. proenzymeも直訳すれば「前酵素」である. 酵素前駆体

は，消化酵素や血液凝固系の酵素などでみられる．ここでは，消化酵素の1つであるトリプシンとキモトリプシン（→7章-1-A）を例に挙げて解説する．これらの酵素の酵素前駆体であるトリプシノゲンおよびキモトリプシノゲンの状態では酵素活性は発現しないが，何かもう一手間として特定のアミノ酸部位が限定的に加水分解されることで，酵素活性が発現する（図20）．

　トリプシンの酵素前駆体であるトリプシノゲンは，全部で233個のアミノ酸で構成される．このうち，エンテロペプチダーゼの活性によって6番目のリジンと7番目のイソロイシンとの間が切断され，N末端側がなくなることで，トリプシンとして完成する．キモトリプシノゲンの場合は，トリプシンの働きによって，15番目のアルギニンと16番目のイソロイシンとの間が切断される．しかし，2つの断片はS-S結合でつながれているため，互いに離れることはなく，活性型のπ-キモトリプシンとなる．さらに，キモトリプシンの働きにより，14番目のセリン-15番目のアルギニン，147番目のトレオニン-148番目のアスパラギンの部分が切り取られ，3つの断片に分かれるが，すべてS-S結合でつながれている．これが完成型のα-キモトリ

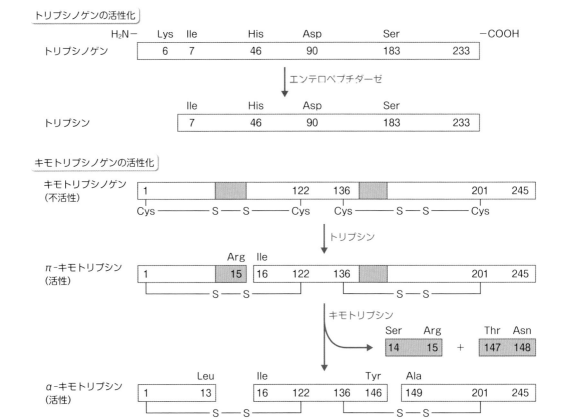

図20　酵素前駆体の一例（トリプシンとキモトリプシン）

プシンとなる.

D. アイソザイム

アイソザイムのスペルはisozymeで，このうち「iso」は「同一」などの意味である．直訳すれば「同一の酵素」となるが，ほぼ同じ反応を触媒するが，タンパク質分子としてはアミノ酸配列が異なる別種の酵素であるものを指す．好例が乳酸デヒドロゲナーゼ（LDH）である．LDHには心筋型（H型）と骨格筋型（M型）の2種類のサブユニットがあり，互いにアミノ酸配列が異なる（図21A）．そして，LDHは四量体であるため，H型とM型の組合わせによりLDH1からLDH5までの5種類が存在する（図21B）．5種類のLDHは各組織・臓器によって局在が異なるため，事故などが起きた際，血液中に漏出したLDHのパターンによって，どの内臓が損傷したのかを判断することができる．

E. リボザイム（図22）

ここまでは酵素としてタンパク質にスポットを当ててきたが，RNAにも酵素のような働きをするものがある．これを，「ribonucleic acid」と「enzyme」を合わせて「ribozyme（リボザイム）」という．リボザイムは特定の配列をもつRNA鎖で，RNA自身の切断・貼り付け・挿入・移動などにより自己編集を行っている．これまでに発見されているリボザイムは，RNA切断活性をもつRNAと，タンパク質への翻訳の際にペプチド結合形成にかかわるリボソームRNAの2つである．

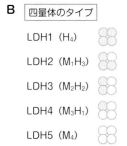

A 乳酸デヒドロゲナーゼ M

RYLMGERLGVHPLSCHGWVLGEHGDSSVPVWSGMNVAGCSLKTLHPDLGTD..

遺伝子

RYLMAEKLGIHPSSCHGWILGEHGDSSVAVWSGVNVAGVSLQELNPEMGTD..

乳酸デヒドロゲナーゼ H

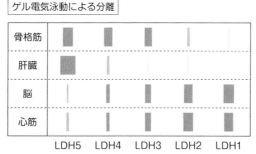

B

四量体のタイプ		ゲル電気泳動による分離				
LDH1 （H₄）		骨格筋				
LDH2 （M₁H₃）		肝臓				
LDH3 （M₂H₂）		脳				
LDH4 （M₃H₁）		心筋				
LDH5 （M₄）			LDH5	LDH4	LDH3	LDH2 LDH1

図21 アイソザイムの一例（乳酸デヒドロゲナーゼ）
参考図書6より引用.

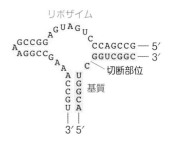

図22 リボザイムの一例

毒と薬との類似点と相違点

　「毒」この言葉には何か不思議と魅力を感じてしまう．サイエンスとしての恐いもの見たさなのかもしれない．そして，その毒と表裏の関係にあるのが「薬」だ．酵素の章にこのコラムをもってきた理由は，毒と薬には酵素に対する阻害剤や促進剤が多いからである．以下にその例を示す．

	効果	薬や毒の例（[　]内は商品名）	作用機構	応用
薬	抗菌作用	ガチフロキサシン［ガチフロ］など（ニューキノロン系抗菌剤）	細菌のDNA複製にかかわるDNAジャイレースの阻害	肺炎球菌，レジオネラなどの細菌の増殖抑制
	ノイラミニダーゼ阻害	オセルタミビル［タミフル］，ザナミビル［リレンザ］など	インフルエンザウイルスが宿主細胞から離脱する酵素の阻害	インフルエンザウイルスの増殖抑制
	エンドヌクレアーゼ阻害	バロキサビル マルボキシル［ゾフルーザ］	インフルエンザウイルスのRNA合成にかかわる酵素の阻害	インフルエンザウイルスの増殖抑制
	インテグラーゼ阻害	ドルテグラビル［テビケイ］など	HIVのDNAを宿主細胞のゲノムDNAに取り込ませる酵素の阻害	HIVの増殖抑制
	HMG-CoAレダクターゼ阻害	プラバスタチン［メバロチン］など	ヒトのコレステロール合成にかかわる酵素の阻害	高コレステロール血症の治療
	シクロオキシゲナーゼ阻害	アセチルサリチル酸［アスピリン，バファリン］，イブプロフェン，ロキソプロフェン［ロキソニン］，ジクロフェナク［ボルタレン］	炎症・発熱作用があるプロスタグランジンを合成する酵素の阻害	非ステロイド性抗炎症薬
	α-グルコシダーゼ阻害	アカルボース，ボグリボース，ミグリトール	糖質分解酵素と強く結合して阻害する糖質類似物質	グルコース（ブドウ糖）吸収阻害
	プロトンポンプ阻害	オメプラゾール［オメプラール・オメプラゾン］，ランソプラゾール［タケプロン］など	胃酸を分泌する胃壁細胞のプロトンポンプの抑制	消化性潰瘍，逆流性食道炎の治療
薬かつ毒	アセチルコリンエステラーゼ阻害	ドネペジル［アリセプト］，サリン，アルジカルブなど	神経末端のアセチルコリンの濃度を上昇させることで副交感神経を興奮させる．または，受容体からのアセチルコリン離脱を抑制し，神経伝達を遮断する．	アルツハイマー病などの神経疾患の治療，農薬など
	SNAREタンパク質群の分解	ボツリヌストキシン［ボトックス］	神経終末での神経伝達物質放出の阻害による神経伝達の遮断	痙攣・斜頸・多汗症の治療，皺の除去
	電位依存性ナトリウムチャネル阻害	テトロドトキシン（フグ・イモリ・ヒョウモンダコなどに由来）	ニューロンや筋肉における活動電位の発生と伝導の抑制	鎮痛剤
	電位依存性ナトリウムチャネル促進	アコニチン（トリカブトに由来）	ナトリウムイオンチャネルの活性化による脱分極の誘発	強心剤
	カルシウムチャネル阻害	コノトキシン類（イモガイに由来）	ニューロンや筋肉における活動電位の発生と伝導の抑制	鎮痛剤
毒	ヘモグロビン阻害シトクロムオキシダーゼ阻害	シアン化合物	ヘモグロビンの鉄イオンに結合して酸素分子との結合を阻害する．また，シトクロムオキシダーゼを阻害して電子伝達系を遮断する．	
	シトクロムオキシダーゼ阻害	硫化水素	シトクロムオキシダーゼを阻害して電子伝達系を遮断する．	
	翻訳阻害	リシン（トウゴマに由来）	リボソームを構成するrRNAを切断し，タンパク質合成を遮断する．	
	アスパラギン酸およびGABA受容体の刺激	イボテン酸とその代謝物のムシモール（ベニテングダケに由来）	イボテン酸は興奮性神経伝達物質，ムシモールは抑制性神経伝達物質の作動薬として機能し，脳の働きを狂わせる．	

　ここで，そもそも薬と毒の定義は何なのか．これは，まさしくユーザーとしての人間側の勝手な都合にほかならない．われわれに望ましい作用をもたらすものを「薬」，望ましくない作用をもたらすものを「毒」とよんでいるだけのことである．そして，昔から「毒と薬は匙加減」や「毒と薬は紙一重」などといわれている通り，その用量・用法によって「薬」にも「毒」にもなりうる．「すべてのものは毒であり，毒でないものなど存在しない．その服用量こそが毒であるか，そうでないかを決める」という16世紀の医師かつ錬金術師のパラケルススの格言は，その本質を突くものである．

　したがって，上の表では教科書的な理解しやすさ・イメージしやすさを求めて「薬」「薬かつ毒」「毒」に分けたが，薬でも用量・用法を間違えれば，その副作用により毒に早変わりする．また，現時点で毒と見なされているものも，今後の研究次第で薬としての新たな使い方が見つかるかもしれない．

章·末·問·題

解答➡

❶ 酵素としての機能を果たす分子は，そのほとんどが（＿＿＿＿）である．

❷ 酵素反応においては，酵素と基質が結合して，（＿＿＿＿）を形成する．この結合は，（＿＿＿＿）結合・（＿＿＿＿）相互作用・（＿＿＿＿）相互作用などの（＿＿＿＿）ものである．

❸ 酵素の4つの特性を列挙せよ．

❹ 基質と結合するための酵素の穴は，同時に酵素反応を施す場でもあり，ここを（＿＿＿＿）や（＿＿＿＿）などとよぶ．

❺ 酸化還元反応は，化合物間で（＿＿＿＿）や（＿＿＿＿）の授受がある反応である．

❻ 転移反応は，一方の分子から他方の分子へと（＿＿＿＿）を移動させる反応である．

❼ 加水分解反応は，水を（＿＿＿＿）と（＿＿＿＿）に分け，それぞれに付加することで分解する反応である．

❽ 除去付加反応は，C-C，C-O，C-N，C-Sなどの（＿＿＿＿）により（＿＿＿＿）結合を生成したり，またはその逆の（＿＿＿＿）により二重結合部位に置換基を導入したりする反応である．

❾ リアーゼの一種である「合成酵素」は，ATPのエネルギーを必要としない（＿＿＿＿）である．

❿ 異性化反応は，他の分子は一切関与せず，基質だけに反応してその（＿＿＿＿）を変える反応である．

⓫ 異性化酵素の例として，エピメラーゼとラセマーゼが挙げられる．（＿＿＿＿）は基質分子内に複数ある不斉点の1つを異性化する酵素で，（＿＿＿＿）は基質分子内の唯一の不斉点を異性化する酵素である．

⓬ リガーゼによる合成反応は，（＿＿＿＿）などの加水分解を伴って発せられるエネルギーを用いて新しい化学結合を形成する反応であり，リガーゼは（＿＿＿＿）ともよばれる．

⓭ 輸送酵素は，酵素反応に依存した（＿＿＿＿）輸送を担う酵素である．

⓮ 補因子とは，酵素の活性中心に結合する（＿＿＿＿）以外の低分子化学物質である．酵素タンパク質との結合の強さなどから，（＿＿＿＿）と（＿＿＿＿）の2種類がある．

⓯ 補欠分子族とは，（＿＿＿＿）結合などで酵素と常に（強く or 弱く）結合するものをいう．

⓰ 酵素タンパク質だけの状態を（＿＿＿＿）酵素，これに補欠分子族が結合した状態を（＿＿＿＿）酵素とよぶ．

⓱ 補酵素とは，酵素と（強く or 弱く）結合し，可逆的に解離して遊離型になるものをいう．

⓲ ビタミンは，（＿＿＿＿）ビタミンと（＿＿＿＿）ビタミンに大別される．

⓳ ビタミンAのプロビタミンは，（＿＿＿＿）などである．肝臓や小腸において（＿＿＿＿）に代謝され，ここから（＿＿＿＿）と（＿＿＿＿）へと変換される．

⓴ （＿＿＿＿）というタンパク質に，（＿＿＿＿）が補欠分子族として結合したものを（＿＿＿＿）という．ビタミンAは視覚・光受容に深く関与する．

㉑ ビタミンAが不足すると，ロドプシンが減少して（＿＿＿＿）や（＿＿＿＿）を生じる．過剰になると，妊婦では（＿＿＿＿）の報告がある．

㉒ ビタミンDは（＿＿＿＿）照射などを経て，活性型ビタミンDの（＿＿＿＿）となる．消化管・腎臓尿細管・破骨細胞などに作用し，血中の（＿＿＿＿）濃度を増加させる．

㉓ ビタミンD不足により，小児では骨が湾曲する（＿＿＿＿），成人では（＿＿＿＿）が生じる．

㉔ ビタミンKの代表的なものは，多様な植物や藻類などが光合成の電子伝達体として用いている（＿＿＿＿）である．ビタミンKによって活性化される主要なタンパク質として，血液凝固因子である（＿＿＿＿）が挙げられる．

㉕ ビタミンB$_1$の化合物名は（＿＿＿＿）であり，これにリン酸基が2個付加された（＿＿＿＿）が活性型の補酵素である．

㉖ ビタミンB₁の欠乏症として，特に有名なものが（＿＿＿＿＿＿＿）である.

㉗ ビタミンB₂の化合物名は（＿＿＿＿＿＿＿）である．ここから酵素活性を経て（＿＿＿＿＿＿＿）や（＿＿＿＿＿＿＿）といった酸化還元酵素の補酵素へと変換される.

㉘ 葉酸の化合物名は（＿＿＿＿＿＿＿）である．核酸塩基の（＿＿＿＿＿＿＿）や（＿＿＿＿＿＿＿）を合成する酵素の補酵素として働く．欠乏症としては，（＿＿＿＿＿＿＿）や免疫機能の減衰が起こる.

㉙ ナイアシンの名は，（＿＿＿＿＿＿＿）および（＿＿＿＿＿＿＿）の総称であり，最終的には（＿＿＿＿＿＿＿）や（＿＿＿＿＿＿＿）に代謝される．これらは，（＿＿＿＿＿＿＿）酵素の補酵素として働く.

㉚ パントイン酸にβ-アラニンが結合することで（＿＿＿＿＿＿＿）に変換される．その後，数段階の化学反応を経て（＿＿＿＿＿＿＿）が合成される.

㉛ ビタミンB₆は，アルデヒド型の（＿＿＿＿＿＿＿），アルコール型の（＿＿＿＿＿＿＿），アミン型の（＿＿＿＿＿＿＿）がある．特にピリドキサールにリン酸基が付加された（＿＿＿＿＿＿＿）が活性型である．特に重要な生理活性としては，（＿＿＿＿＿＿＿）による（＿＿＿＿＿＿＿）反応での補酵素としての役割がある.

㉜ ビタミンB₁₂の化合物名は，（＿＿＿＿＿＿＿）である.

㉝ ビタミンCの化合物名は，（＿＿＿＿＿＿＿）である．活性酸素類を消去する（＿＿＿＿＿＿＿）として機能する．欠乏すると，皮膚や粘膜などから出血する（＿＿＿＿＿＿＿）などを発症する.

㉞ ビタミンHの化合物名は，（＿＿＿＿＿＿＿）である．生理活性としては（＿＿＿＿＿＿＿）反応を担う（＿＿＿＿＿＿＿）酵素の補酵素として働く.

㉟ ミカエリス＝メンテンの式とグラフを示せ．また，ミカエリス＝メンテンの式からラインウィーバー＝バークの式を算出し，そのグラフを示せ.

㊱ 酵素の拮抗阻害と非拮抗阻害の違いについて，以下の言葉を用いて説明せよ．また，それぞれの阻害によるV_{max}値とK_m値の変化を，ミカエリス＝メンテンとラインウィーバー＝バークのグラフの両方を描いて説明せよ．[阻害剤，基質，構造的類似性，活性中心部位]

㊲ アロステリックとフィードバックについて，以下の言葉を用いて説明せよ．[基質以外の化学物質，調節，代謝系，生産物]

㊳ リン酸化において，リン酸基は（＿＿＿＿＿＿＿）によって付加され，（＿＿＿＿＿＿＿）によって外される．リン酸化の標的になるアミノ酸は，（＿＿＿＿＿＿＿）・（＿＿＿＿＿＿＿）・（＿＿＿＿＿＿＿）の3種類で，これらはどれも側鎖に（＿＿＿＿＿＿＿）をもつ．リン酸基は強い（＿＿＿＿＿＿＿）電荷をもつため，タンパク質の構造に大きな変化をもたらす.

㊴ チモーゲンもしくはプロエンザイムは（＿＿＿＿＿＿＿）の意味である．例として，消化酵素である（＿＿＿＿＿＿＿）や（＿＿＿＿＿＿＿）が挙げられる.

㊵ アイソザイムとは，ほぼ同じ（＿＿＿＿＿＿＿）を触媒するが，タンパク質分子としては（＿＿＿＿＿＿＿）配列が異なる別種の酵素であるものを指す.

㊶ リボザイムは特定の配列をもつ（＿＿＿＿＿＿＿）鎖で，（＿＿＿＿＿＿＿）自身の切断・貼り付け・挿入・移動などにより自己編集を行っている.

第Ⅱ部

生体分子の代謝

はじめに：代謝の全体像

　第Ⅰ部（1章〜4章）では，細胞の構造や生体を構成する多様な分子について説明してきた．第Ⅱ部では，いよいよ生化学の最大の売りでもある代謝にスポットを当てる．代謝とは，まさしく生体内で起きている一連の化学反応である．糖質・脂質・アミノ酸・核酸といった分子はどのような化学反応を受け，生体の維持にどのように役立っているのかを，しっかり理解していただきたい．そして，各分子の代謝について細かく学ぶ前に，まずは代謝の全体像をザックリと掴んでいただきたい．

1. 三大栄養素の分解

　生体にとっての三大栄養素は，最終的にエネルギー分子であるATPに変換される「糖質・脂質・タンパク質」である．これらの栄養素は，それぞれの構成単位にまで分解されて吸収される．糖質は炭水化物ともよばれるが，多数のグルコースがグリコシド結合で直鎖上に連結したものである．グリコシド結合が加水分解されてグルコースまで分解される（図1）．栄養としての脂質は中性脂肪のことを指し，主に皮下脂肪として保存されている．構造的には脂肪酸とグリセロールがエステル結合でつながったものであり，これが切断されて，脂肪酸とグリセロールにまで分解される（図1）．タンパク質はアミノ酸がペプチド結合で連結したものであるから，これが切断されてアミノ酸にまで分解される（図1）．

　これらの分解産物は小腸にて吸収され，全身の細胞に分配された後，それぞれの代謝系に乗る．分解産物は共通してアセチルCoAへと変換され（図2），最終的に生体のエネルギー分子であるATPを合成するための材料となる．

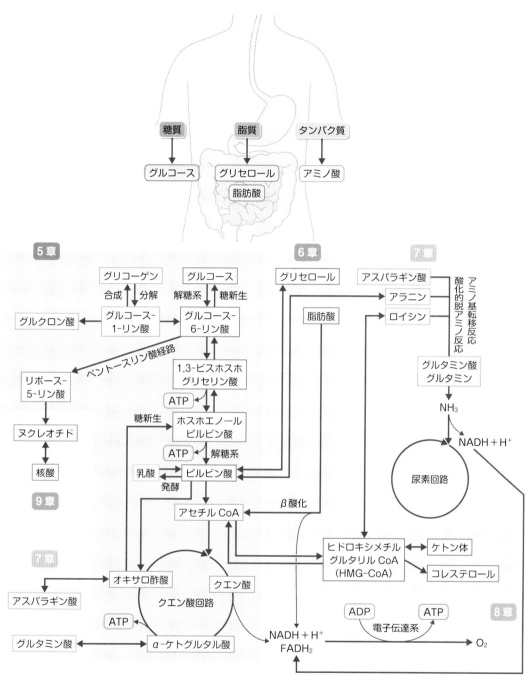

図1　糖質・脂質・アミノ酸・核酸の代謝の全体像

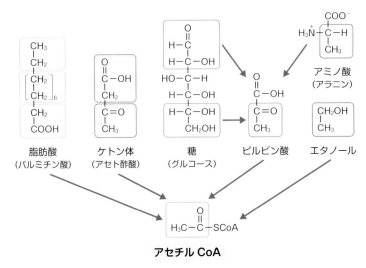

図2　各分子のアセチル基はアセチル CoA 生成に用いられる
参考図書15より引用.

2. 三大栄養素の代謝系のクロストーク

　前の段落で「それぞれの代謝系」と書いたが，この後は「糖質代謝」「脂質代謝」「アミノ酸代謝」のように各栄養素ごとに章を分けて代謝を説明していく．そのため，これらの栄養素の代謝系が互いに独立して動いているかのような印象をもつかもしれないが，決してそうではない．それぞれの代謝系は非常に密接につながっているのである（**図1**）．その一例として，すでに紹介したアセチル CoA や，グルコースが解糖系により分解されて生成するピルビン酸は，生体内代謝の「ハブ分子」ともよべるもので，糖質・脂質（脂肪酸やコレステロール）・アミノ酸のすべてへと変換されうることがおわかりいただけるかと思う．

　図1は体内での主要な代謝系を大まかに表したものであり，詳細な部分は割愛したので，各章で説明する．とりあえずは，体内で起きている代謝経路が互いに交差しているのだ！ということを，この図から感じ取っていただければありがたい．また，それぞれの代謝系がどの章に対応しているかも図中に記したので，活用していただければと思う．

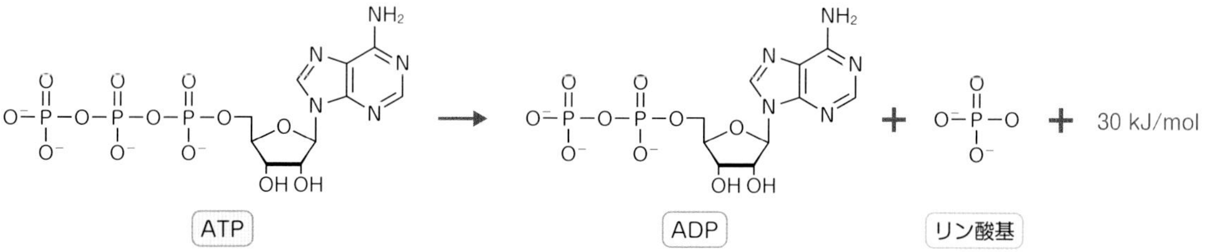

図3　ATPの分解によるエネルギー産生

3.　エネルギー源としてのATP

　生物はさまざまな代謝系を有しているが，最も重要なミッションは「いかにATPをつくり出すか？」ということである．ATPは3個のリン酸基をもつが，リン酸基同士の高エネルギーリン酸結合が切れ，ADPと1個のリン酸基に分解されると同時に，約30 kJ/molのエネルギーが発せられる（**図3**）．このエネルギーを用いることで，生体維持に欠かせない遺伝子発現や情報伝達などを行うことができるようになるのである．したがって，ATPをつくり出すことができなくなったら，それはすなわち死を意味する．地球上に生きるすべての生物は，ATPをつくるために必死になって他の生物を食べたり，光合成をしたりしていると言っても過言ではない．もちろん，ATP産生が最終的な目的ではない代謝系も存在するが，それにも重要な意味があるから，その意味は随時説明していく．

　では，まずは5章「糖質代謝」から始めよう．

糖質代謝

5章

みんな大好き「甘いもの」，食べ過ぎるとなぜ太る?

　第Ⅱ部「生体分子の代謝」の先頭を飾るのは糖質である．それに相応しく，生体にとって糖質はエネルギー産生のファースト・チョイスである．アスリートが競技前にバナナやおにぎりなどの糖質を食べるのは，皆さんもご存じであろう．飽食の現代においては，筆者のように大して運動するわけでもない非アスリートな人は，必要以上に糖質を摂取してしまいがちである．しかし，進化の歴史のなかで栄養分を十分に摂取できなかった頃の記憶が残る生命は，せっかく摂取した糖質をむざむざ手放したりはしない．それをグリコーゲンや脂質に変えて体内に貯蔵し，次に来るかもしれない飢餓に備えるための機構が細胞に組込まれている．これが，「なぜ甘いものを食べ過ぎると太るのか?」という問いに対する答えだ．今では飢餓の苦難はほぼなくなり，貯蔵するばかりになった結果が，肥満や糖尿病などの生活習慣病である．このように，糖質はエネルギー産生にとって重要な材料であるが，そのすべてがエネルギー産生に用いられるわけではない．脂質や核酸の合成の原料になるほか，その水溶性の高さにさらに磨きをかけて，水に難溶・不溶な脂溶性物質の運搬に欠かせない分子にも変換される．やはり，糖質は重要なのだ．「ロカボ」が流行る昨今だが，やはり筆者は「甘いもの」はやめられない．

この章で学べること

● 解糖系とは，どのような代謝系なのか？

● 発酵の意義は何なのか？

● クエン酸回路とは，どのような代謝系なのか？

● 糖新生とは，どのような代謝系なのか？

● グリコーゲンの構造と機能とは？

● 血糖値を調節するホルモンのメカニズムは？

● ペントースリン酸経路とは，どのような代謝系なのか？

● グルクロン酸経路とは，どのような代謝系なのか？

1. 消化と吸収

amylase：アミラーゼ
dextrin：デキストリン

われわれが食餌として摂取する糖質の多くは，デンプンである（**図1**）．化学物質名としてはアミロースという．ヒトがこれを摂取すると，まず唾液中に含まれる消化酵素アミラーゼによって大雑把に分解され，デキストリンになる．デキストリンとは，デンプンやグリコーゲンの加水分解によって得られる低分子の糖質を指す．デキストリンはさらに消化管を下り，十二指腸および小腸にて膵液に含まれるアミラーゼによって，α-限界デキストリン，マルトトリオース（三糖），マルトースやイソマルトース（二糖）へと分解される（**図1A**）．最後は，小腸の微絨毛膜に存在するスクラーゼやイソマル

Column

希少糖と甘味料

グルコースを筆頭に，フルクトース・ガラクトース・リボースといった，エネルギーに代謝される糖や核酸の中核となる糖が生体内に豊富に存在する一方，自然界にごくわずかしか存在しない糖もある．これを希少糖（レアシュガー）という．例えば，生体内にはATPへと代謝されるD-グルコースが大量に含まれるが，この鏡像体であるL-グルコースは立派な希少糖である．また，香川大学の何森健教授らが先駆けとなって研究を進め，発見した酵素によって希少糖の大量生産系を確立するに至ったが，こうして得られたのが，D-グルコースの3位のエピマーであるD-アロース，D-フルクトースの3位のエピマーであるD-プシコースである．これらの希少糖は甘味料として用いられ，筆者の自宅近くのドラッグストアな

どにはアロースやプシコースを含むシロップが販売されている．

希少糖以外に甘味料として高頻度に用いられるのが，キシリトール・ソルビトール・アスパルテーム・アセスルファムカリウムなどであるが，これらを含む食品を摂取し過ぎると下痢を起こす．甘味料が舌の味覚受容体に結合し，甘みを感じられる反面，腸内で消化・吸収されずに残留するため，浸透圧による腸管上皮細胞からの水分放出が促される．牛乳の飲み過ぎによる下痢と同じメカニズムである．消化・吸収されないがゆえの「ノンカロリー」であり，「下痢の誘発」でもある．まさしく諸刃の剣である．

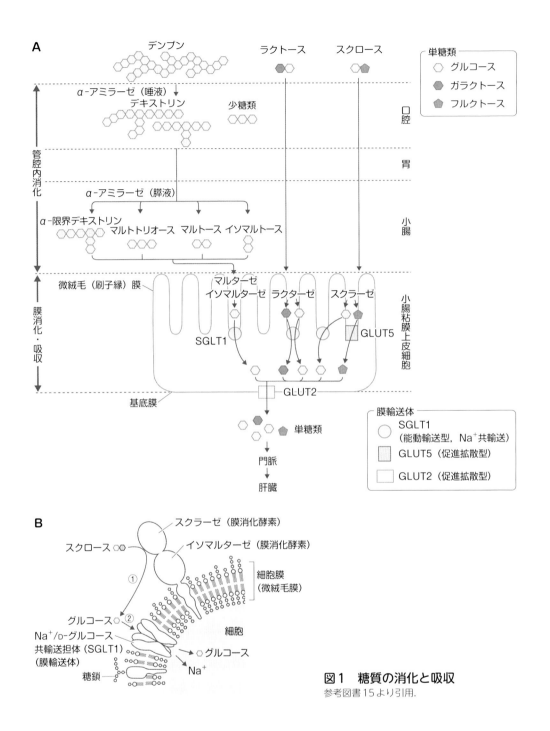

図1　糖質の消化と吸収
参考図書15より引用.

ターゼなどの消化酵素によってグルコース・ガラクトース・フルクトースなどの単糖のレベルにまで分解され，最終的にはNa^+/D-グルコース共輸送担体（SGLT1）などの膜輸送体によって小腸上皮細胞に吸収される（**図1B**）.

sodium/glucose transporter :
Na^+/D-グルコース共輸送担体

2. 解糖系

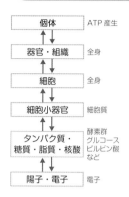

glycosylation：解糖系

pyruvic acid：ピルビン酸

小腸上皮細胞に吸収されたグルコースは全身の細胞に運搬され，各細胞にてATP合成のために代謝される．その初めの代謝経路が解糖系である．解糖系を端的に説明するならば，1分子のグルコースが2分子のピルビン酸に変換される経路である．グルコースは6個の炭素原子，ピルビン酸は3個の炭素原子で構成されることから，グルコースを真っ二つに割ったイメージである．そして，その過程で差し引き2分子のATPと，NAD$^+$が還元されたNADH＋H$^+$が2分子産生される．グルコースからピルビン酸にたどり着くまで，10段階の酵素反応が必要となる．このうち，7つの酵素反応は可逆的であるが，3つの酵素反応は不可逆的である．そのため，全体で見れば解糖系は一方通行である．それでは，各10段階の酵素反応を順に解説する（図2）．酵素の名前と反応，基質と生成物の構造変化を並列に考えながら，正確に追跡していっていただきたい．

反応❶：グルコースに対するリン酸化反応

hexokinase：ヘキソキナーゼ

glucose 6-phosphate：グルコース6-リン酸

glucokinase：グルコキナーゼ

筋肉などにおいてはヘキソキナーゼによってグルコースの6位がリン酸化され，グルコース6-リン酸が生じる．強い負電荷をもつリン酸基の付加により，グルコースが細胞外に排出されにくくなる効果がある．リン酸基はATPから供給され，ADPへと分解されるため，グルコース1分子の処理につき1分子のATPを消費する．肝臓においてはグルコキナーゼがこの反応を触媒する．ヘキソキナーゼとグルコキナーゼは互いにアイソザイム（→4章-7-D）の関係にある．グルコースに対する親和性は，ヘキソキナーゼで高く，グルコキナーゼで低い．そのため，ヘキソキナーゼは積極的にグルコースを分解してATP産生に寄与する一方，グルコキナーゼの活性はグルコース濃度によって大きく変動するため，グルコースのセンサーとして機能することで糖質の代謝調節に重要な役割を果たしている．ヘキソキナーゼおよびグルコキナーゼの酵素活性はマグネシウムイオンに依存的であり，また3つの不可逆的反応のうちの1つである．

反応❷：グルコース6-リン酸に対する異性化反応

マグネシウムイオン要求性のグルコース6-リン酸イソメラーゼの働きにより，グルコースの六員環構造を五員環構造に異性化してフルクトース6-リン酸を生じる．六員環を開き，アルドースからケトースへと変換する．可逆的反応であるが，生成物であるフルクトース6-リン酸は次の反応❸で次々に不可逆的に消費されるため，逆反応は起こりにくい．

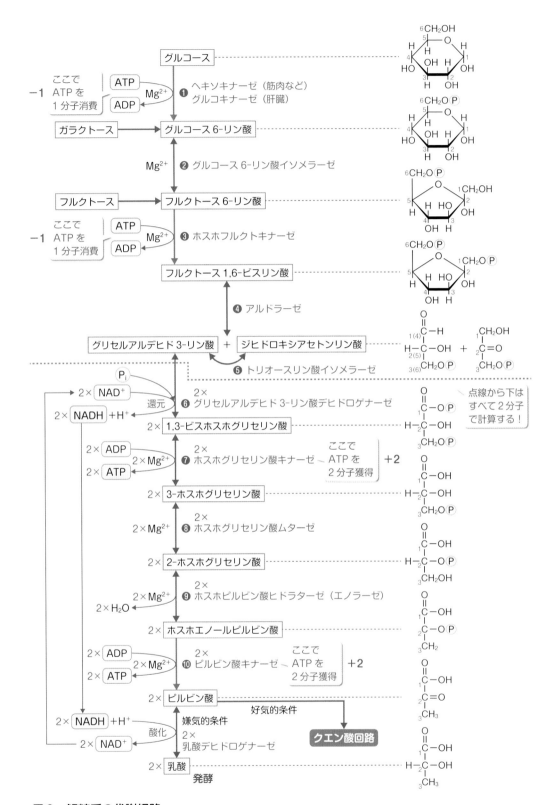

図2　解糖系の代謝経路
茶色の矢印（❶・❸・❿）は不可逆的反応を表す．参考図書5をもとに作成．

反応❸：フルクトース6-リン酸に対するリン酸化反応

マグネシウムイオンに依存的なホスホフルクトキナーゼによって，フルクトース6-リン酸の1位の水酸基にもう1つリン酸基を付加し，フルクトース1,6-ビスリン酸を生じる．反応❶と同様に，リン酸基はATPから供給され，ADPへと分解されるため，グルコース1分子の処理につき1分子のATPを消費する．この酵素は解糖系における3つの不可逆的反応のうちの1つである．

反応❹：フルクトース1,6-ビスリン酸に対する開裂反応

アルドラーゼ（フルクトース1,6-ビスリン酸アルドラーゼ）による脱離反応によってフルクトース1,6-ビスリン酸のC3とC4との間を切断し，2分子のトリオースリン酸が生じる．C1～C3からはジヒドロキシアセトンリン酸，C4～C6からはD型のグリセルアルデヒド3-リン酸が1分子ずつ生成される．

反応❺：トリオースリン酸に対する異性化反応

互いにトリオースリン酸の異性体の関係にあるジヒドロキシアセトンリン酸とグリセルアルデヒド3-リン酸の間の相互変換を行う．酵素反応としてはジヒドロキシアセトンリン酸へ向かいやすいが，次の反応❻によりグリセルアルデヒド3-リン酸が選択的にかつ急速に消費されるため，グリセルアルデヒド3-リン酸への変換が止まることはない．このステップでグリセルアルデヒド3-リン酸が2分子となるため，これ以降の分子の計算はすべて2倍になる．

反応❻：グリセルアルデヒド3-リン酸に対する酸化反応とリン酸化反応

グリセルアルデヒド3-リン酸デヒドロゲナーゼの働きにより，グリセルアルデヒド3-リン酸のC1のアルデヒド基に含まれる水素が奪われてNAD^+に預けられるため，NAD^+は還元されて$NADH + H^+$となる．また，脱水素された後には，遊離の無機リン酸がカルボキシ基にエステル結合され，1,3-ビスホスホグリセリン酸が生じる．生体内においては，リン酸化のためのリン酸基の多くはATPから供給されるが，この場合は遊離の無機リン酸を用いる珍しいパターンである．

反応❼：1,3-ビスホスホグリセリン酸に対する脱リン酸化反応

マグネシウムイオン要求性のホスホグリセリン酸キナーゼの働きにより，1,3-ビスホスホグリセリン酸のC1に結合したリン酸基がADPへと転移し，ATPと3-ホスホグリセリン酸が生じる．1分子のグルコースから2分子のグリセルアルデヒド3-リン酸が生成されるため，ATPも2分子生成され，

反応❶と❸で消費した ATP を取り戻すことができる.

反応❽：3-ホスホグリセリン酸に対する異性化反応

ここで働く酵素はマグネシウムイオン要求性の**ホスホグリセリン酸ムター**
ゼである. ムターゼとは, 同一分子内で, ある官能基をある場所から別の場
所に移動させるイソメラーゼの一種である. この反応は 2 段階で行われる
が, 最終的には 3-ホスホグリセリン酸の 3 位の炭素に結合しているリン酸
基が, 3 位の炭素の水酸基に転移することで**2-ホスホグリセリン酸**が生成
する.

mutase：ムターゼ

反応❾：2-ホスホグリセリン酸に対する脱水反応

ここで働く酵素はマグネシウムイオンを必要とする**ホスホピルビン酸ヒド**
ラターゼであり, **エノラーゼ**ともよばれる. この酵素の触媒により, 2-ホ
スホグリセリン酸の 2 位と 3 位の炭素から可逆的に脱水され, **ホスホエノー**
ルピルビン酸が生じる.

enolase：エノラーゼ

反応❿：ホスホエノールピルビン酸に対する脱リン酸化反応

これが解糖系における最後の反応である. **ピルビン酸キナーゼ**の触媒によ
りホスホエノールピルビン酸から ADP へリン酸基が転移し, **ピルビン酸**と
ATP が生成する. この酵素もマグネシウムイオンもしくはマンガンイオン
を必要とし, 解糖系における 3 つの**不可逆的反応**のうちの 1 つである. この
反応によって, 1 分子のグルコースから 2 分子の ATP が生成されるため, 解
糖系全体では差し引き 2 分子の ATP が得られることになる.

＊ ＊ ＊ ＊ ＊

われわれが食餌で摂取する単糖はグルコースだけではない. 二糖であるラ
クトース（乳糖）はガラクトースとグルコースから構成され, β-ガラクト
シダーゼによって各単糖へと加水分解される. このうち, ガラクトースはウ
リジン二リン酸と結合した誘導体を経由してグルコース 6-リン酸へと変換
され, 解糖系で代謝される. また, 一般的な砂糖の主成分であるスクロース
（ショ糖）はグルコースとフルクトースから構成されるが, スクラーゼやサッ
カラーゼによって各単糖に加水分解された後, フルクトースはヘキソキナー
ゼの触媒によってフルクトース 6-リン酸に変換され, 同様に解糖系に乗る.

sucrase：スクラーゼ
saccharase：サッカラーゼ

解糖系の反応はすべての生物において細胞質基質で起こる. この事実は,
解糖系という代謝経路が, 細胞小器官が発生する以前の原核細胞のときから
存在する非常に原始的なものであると考えられる根拠である. 現代において
も, 原核生物である細菌では, 解糖系が主要な ATP 合成のための代謝系で
ある. そして, 酸素を利用できるように進化した細胞小器官としてミトコン
ドリアを保持するに至った真核細胞は, クエン酸回路や電子伝達系を進化さ

152 身近な生化学

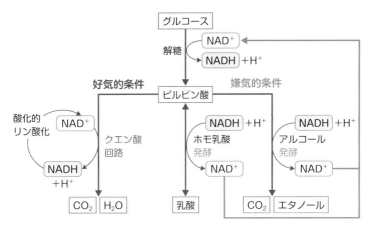

図3 ピルビン酸の代謝経路

せ，効率よくATPを産生できるようになった．そのカギとなる分子は，解糖系の最終産物である**ピルビン酸**と，反応❻で生じる還元型補酵素の**NADH + H⁺**である（**図3**）．これらをどのように利用するか，それがこの次のテーマとなる．ピルビン酸の利用はこの後に，またNADH + H⁺の利用に関しては8章の「電子伝達系」にて詳しく解説する．

3. 嫌気的条件下での糖質代謝：発酵

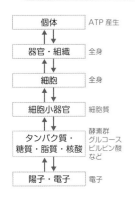

lactic acid fermentation：乳酸発酵

alcohol fermentation：アルコール発酵

　酸素分子がない嫌気的条件下では，解糖系は生物がATPをつくり出すことのできる唯一の手段である．しかし，解糖系を回し続けていれば，それもいつかは止まってしまう．その理由は，反応❻の酸化還元反応で用いられる酸化型のNAD⁺がすべてNADH + H⁺へと還元され，枯渇してしまうからだ．それでも解糖系を回すためには，NADH + H⁺を酸化してNAD⁺へと再生させる必要がある．その役割を担っているのが，**発酵**である．われわれの周囲には多くの発酵食品がある．多様な種類の発酵が存在するが，菌たちはわれわれに美味しい有益な食品を提供してくれるために発酵を行っているのではない．菌たちが生きるために必死に行っているものであり，われわれはその恩恵にあずかっているのだ．発酵には多くの種類があるが，そのうち特に重要なのが**乳酸発酵**と**アルコール発酵**である（**図4**）．

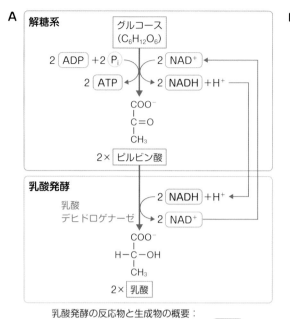

図4 乳酸発酵とアルコール発酵

アルコール発酵の反応物と生成物の概要：
$C_6H_{12}O_6 + 2\ ADP + 2\ P_i \rightarrow 2\ エタノール + 2\ CO_2 + 2\ \boxed{ATP}$

A. 乳酸発酵

lactate dehydrogenase：乳酸
デヒドロゲナーゼ

　乳酸発酵は，乳酸デヒドロゲナーゼの触媒による，ピルビン酸に対する還元反応である．ピルビン酸は還元されて乳酸になる一方，$NADH + H^+$はNAD^+へと酸化され，解糖系の反応❻の進行のために再利用されることで，解糖系を活性化・維持させることができるようになる．乳酸発酵は菌だけでなく，われわれの筋肉でも起きている反応である．乳酸が蓄積することが筋肉痛の原因であると長く考えられてきた．しかし現在では，速筋線維で生成された乳酸が遅筋線維のミトコンドリアに取り込まれ，ATP産生に再利用されることが明らかとなり，乳酸は疲労物質ではないと認識されている．ま

acidosis：アシドーシス
酸性物質が過剰に蓄積することで血
液のpHが低下する酸血症．

た，乳酸が大量に生成されると，筋肉における乳酸アシドーシスを引き起こしてしまう．そこで，乳酸は血流に乗って肝臓に運搬され，乳酸デヒドロゲナーゼの作用によってピルビン酸に変換される．その後，後述する糖新生によってグルコースの再生に用いられる．このように，筋肉などにおいて解糖系によってグルコースから乳酸を生成し，肝臓において乳酸からグルコース

Cori cycle：コリ回路

を再生させるまでの経路をコリ回路とよぶ（図5）．この名は，発見者であるカール・コリ（Carl Cori）とゲルティー・コリ（Gerty Cori）の夫妻に

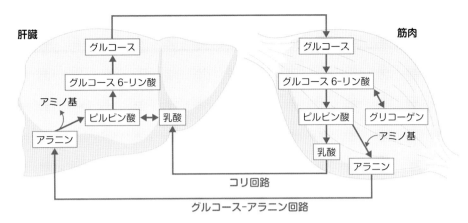

図5　コリ回路とグルコース-アラニン回路
グルコース-アラニン回路については7章-3-Bで解説する.

ちなんだものである．この発見により，コリ夫妻は1947年にノーベル生理学・医学賞を受賞している．

B. アルコール発酵

pyruvate decarboxylase：ピルビン酸デカルボキシラーゼ

acetaldehyde：アセトアルデヒド
alcohol dehydrogenase：アルコールデヒドロゲナーゼ

アルコール発酵は主に酵母でみられる発酵の経路である．ここで，酵母は核をもつ真核生物であることに改めて注意していただきたい．アルコール発酵は2つの反応からなる．まず，ピルビン酸デカルボキシラーゼによりピルビン酸に対する脱炭酸反応が起き，ピルビン酸からカルボキシ基が脱離してアセトアルデヒドが生成される．次に，アルコールデヒドロゲナーゼによりアセトアルデヒドに対する還元反応が触媒されてエタノールが生じると同時に，$NADH + H^+$はNAD^+へと酸化される．アルコール発酵は酒類やパンなどさまざまな発酵食品の製造に利用される．自然界のアルコール発酵としては，酵母以外にはカボチャなどの果実やフナなどの一部の淡水棲硬骨魚でもみられる．また，ヒトにおいては，消化管内の寄生酵母によってエタノールが生成され，飲酒せずとも日常的に急性アルコール中毒を起こす自然醸造症候群が報告されている．

4. 好気的条件下での糖質代謝：クエン酸回路

酸素分子が存在する好気的条件下では，ピルビン酸はミトコンドリアに運搬され，クエン酸回路とそれに続く電子伝達系および酸化的リン酸化によって，より効率よくATPを産生することができる．名称に含まれるクエン酸

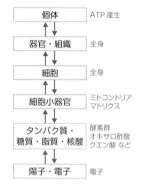

カルボン酸
(carboxylic acid)

クエン酸 （citric acid）
tricarboxylic acid
3つのカルボン酸

図6　クエン酸の構造

は，この代謝回路の入り口の分子である（後述）．クエン酸回路には2つの別名が存在する．1つはTCA回路である．TCAとはtricarboxylic acidの頭文字をとったものであり，これは3つのカルボン酸（carboxylic acid）をもつクエン酸の構造式に基づくものである（**図6**）．もう1つの名称はクレブス回路である．これは，この回路の発見者であるクレブス（Hans Adolf Krebs）にちなんだものであり，この発見によりクレブスは1953年にノーベル生理学・医学賞を受賞した．

個体　ATP 産生
器官・組織　全身
細胞　全身
細胞小器官　ミトコンドリア マトリクス
タンパク質・糖質・脂質・核酸　酵素群 オキサロ酢酸 クエン酸 など
陽子・電子　電子

Krebs cycle：クレブス回路

A.　ピルビン酸に対する脱炭酸反応によるアセチルCoAの生成

好気的代謝では，まずピルビン酸はミトコンドリアのマトリクスに移行する．したがって，アセチルCoAから電子伝達系に至るまで，すべての化学反応はミトコンドリアのマトリクスで進行する．ピルビン酸の輸送に関与するのがミトコンドリアの内膜に存在するピルビン酸輸送体であり，膜間腔内に大量に存在する水素イオンとの共輸送であることが報告されている．次に，ピルビン酸に含まれるアセチル基を補酵素A（CoA）に乗せ換えてアセチルCoAを産生する（**図7**）．この反応を触媒するのがピルビン酸デヒドロゲナーゼ複合体である．この複合体は3種の酵素からなる．

ピルビン酸デヒドロゲナーゼ（E_1）：この酵素は，ビタミンB_1（チアミン）の活性型であるチアミンピロリン酸（TPP，チアミン二リン酸ともよばれる）を補因子とする．ピルビン酸のカルボキシ基から二酸化炭素を脱離させ，残ったアセチル基を還元すると同時にTPPを結合させる．これによりヒドロキシエチル誘導体が生じる．この酵素活性はピルビン酸デヒドロゲナーゼ複合体の律速過程となっている．

thiamine pyrophosphate：チアミンピロリン酸（TPP）
thiamine diphosphate：チアミン二リン酸

ジヒドロリポアミド_S_-アセチルトランスフェラーゼ（E_2）：ジヒドロリポイルリジン残基アセチルトランスフェラーゼまたはジヒドロリポイルトランスアセチラーゼともよばれる．リポ酸分子内のジスルフィド結合が切れ，2個の硫黄原子のうちの1個にアセチル基が結合する．その後，アセチル基はCoAのチオールに置換され，アセチルCoAを生じる．ピルビン

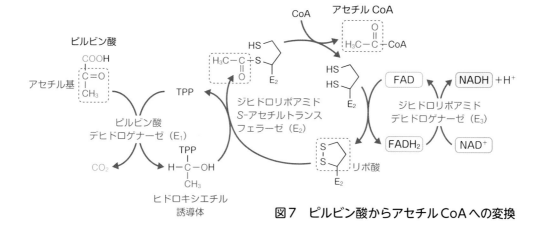

図7　ピルビン酸からアセチルCoAへの変換

酸デヒドロゲナーゼ複合体のなかでもアセチルCoAの生成という最も中心的な触媒作用を有している.

ジヒドロリポアミドデヒドロゲナーゼ（E₃）：ジヒドロリポイルデヒドロゲナーゼともよばれる．アセチルCoA生成に伴ってリポ酸はジスルフィド結合が切断されており，ジヒドロリポ酸の状態になっている．これをリポ酸の形に戻すのがこの酵素活性の役割である．この活性によってジヒドロリポ酸は酸化され，ジスルフィド結合が再構築されることでリポ酸が再生される．それと同時にFADは還元されてFADH₂となり，さらにFADH₂によってNAD⁺はNADH + H⁺に還元され，このNADH + H⁺は後に電子伝達系によるATP産生に利用される.

B. クエン酸回路

citric acid：クエン酸
oxaloacetic acid：オキサロ酢酸

　クエン酸回路の全容を端的にまとめると，アセチルCoAとオキサロ酢酸とを縮合してクエン酸を生じ，最終的にオキサロ酢酸に戻ってくる回路である．ちなみに，アセチルCoAは次の6章で扱う脂質代謝系からも供給されるため，糖質代謝に限定したものではない．しかし，ATP産生のメインであるグルコースの代謝を一連で捕捉していただきたいがゆえに，糖質代謝の章で解説することにした.

guanosine triphosphate：グアノシン三リン酸（GTP）

　クエン酸回路を一周することで1分子のGTPが産生される．しかし，GTPとATPは塩基が異なるだけで，エネルギーを蓄えている3つのリン酸基の部分は同等であり，エネルギー的には互いに等価であるため，ATPが産生されることと同義である．また，酸化還元酵素の補酵素が還元され，3分子のNADH + H⁺と1分子のFADH₂が生じる．クエン酸回路は全部で8段階の反応から構成されるが，そのうち3つの反応は不可逆的であるため，回路

全体で見れば一方向である. それでは, 解糖系と同様に各8段階の酵素反応を順に解説する (図8).

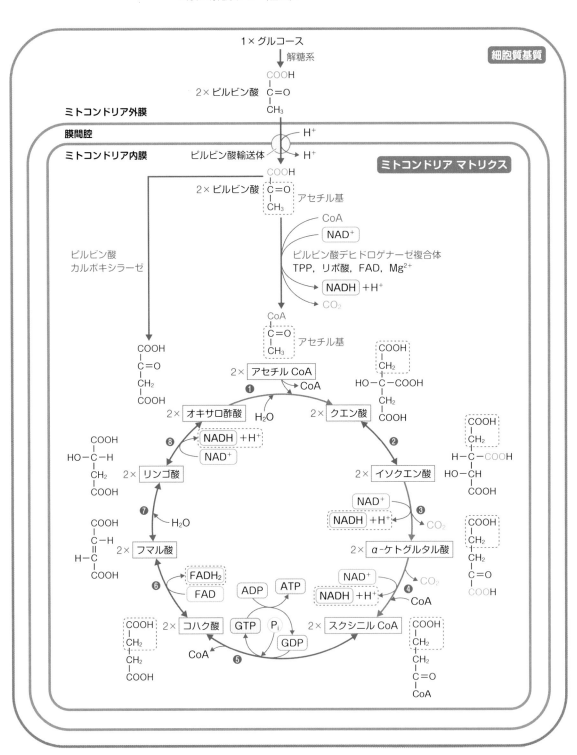

図8　クエン酸回路の代謝経路
茶色の矢印 (❶・❸・❹) は不可逆的反応を表す.

反応❶：アセチルCoAとオキサロ酢酸の縮合反応

　　　　　ピルビン酸に対する脱炭酸反応によって生じたアセチルCoAと，回路の最終産物であるオキサロ酢酸との縮合反応である．上述した通り，この反応によって生じたクエン酸がこの回路の命名の由来である．この反応を触媒するのはクエン酸シンターゼであり，不可逆的反応である．アセチルCoAのアセチル基を，オキサロ酢酸のケトン基を構成する炭素原子に付加し，クエン酸を生じる．この酵素の活性は，ATP・アセチルCoA・NADH＋H$^+$の濃度が上昇すると阻害される．また，この反応の生成物であるクエン酸や，より下流の中間代謝物であるスクシニルCoAによっても阻害され，ATPの過剰な産生を防いでいる．

反応❷：クエン酸に対する異性化反応

　　　　　この反応を触媒するのはアコニターゼという酵素であり，アコニット酸水添加酵素またはアコニット酸ヒドラターゼともよばれる．この反応は同一の酵素によって2段階で行われ，*cis*-アコニット酸を経てイソクエン酸に異性化される．

反応❸：イソクエン酸に対する酸化的脱炭酸反応

　　　　　この反応を触媒するのはイソクエン酸デヒドロゲナーゼである．この酵素反応によりイソクエン酸が酸化されてケトン基が生成されると同時に，中央のカルボキシ基から二酸化炭素が脱離し，α-ケトグルタル酸が生じる．この分子は2-オキソグルタル酸ともよばれる（**図9**）．さらに，NAD$^+$が還元されてNADH＋H$^+$が生じる．この反応は不可逆的反応である．また，ATPの分解産物であるADPによって活性化され，ATPやNADH＋H$^+$によって阻害されることで，ATP産生を調節する律速酵素である．

反応❹：α-ケトグルタル酸に対する脱炭酸反応とCoAの付加

　　　　　この反応を触媒するのはα-ケトグルタル酸デヒドロゲナーゼである．α-ケトグルタル酸からの脱炭酸と脱水素によりカルボキシ基を脱離させ，そこ

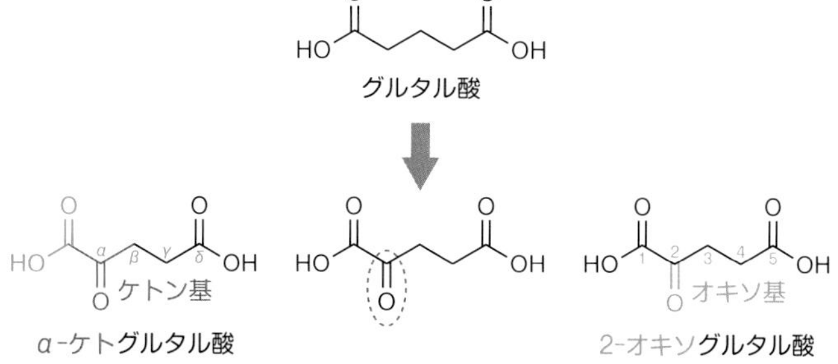

図9　α-ケトグルタル酸＝2-オキソグルタル酸

にCoAを付加する．最終的にスクシニルCoAが生じるとともに，NAD^+が
還元されて$NADH + H^+$が生じる．この反応も不可逆的反応である．また，
7章-4-Dでも後述するが，基質であるα-ケトグルタル酸と，ピルビン酸の
構造式を比べてみると，ピルビン酸のメチル基の先にアセチル基を付加した
ものがα-ケトグルタル酸である．互いによく似た構造をもち，どちらもケ
ト酸に分類される．したがって，酵素反応も同様で，α-ケトグルタル酸デ
ヒドロゲナーゼは，前述のピルビン酸デヒドロゲナーゼと同様に酵素複合体
を形成し，TPP・リポ酸・FAD・NAD^+・CoAを補酵素として必要とする．
また，ATP・GTP・$NADH + H^+$・スクシニルCoAによって阻害を受け，
ATP産生を調節する段階の1つである．

反応❺：スクシニルCoAに対する開裂反応とGDPに対するリン酸化反応

この反応を触媒するのはスクシニルCoAシンテターゼである．スクシニ
ルCoAのチオエステル結合を切断してCoAを脱離させ，ケトン基をカルボ
キシ基に変換する．その結果，2つのアセチル基が連結したコハク酸が生じ
る．また，同時にGDPに遊離の無機リン酸基を縮合させ，GTPを産生する．
GTPはヌクレオシド二リン酸キナーゼによってATPに変換され，エネルギー
分子として利用される．コハク酸の名は初めに琥珀から発見されたことに由
来する．

反応❻：コハク酸に対する酸化反応

この反応を触媒するのはコハク酸デヒドロゲナーゼである．コハク酸を酸
化してフマル酸を生成すると同時に，FADが還元されて$FADH_2$を生じる．
コハク酸デヒドロゲナーゼは，8章で紹介する電子伝達系において「複合体
Ⅱ」ともよばれる非常に重要な酵素である．

反応❼：フマル酸に対する加水反応

この反応を触媒するのはフマル酸ヒドラターゼ（またはフマラーゼ）であ
る．水分子をHとOHに分けてフマル酸に添加し，リンゴ酸を生じる．ちな
みに，リンゴ酸の日本語名はリンゴから発見されたことに由来する．

反応❽：リンゴ酸に対する酸化反応

この反応を触媒するのはリンゴ酸デヒドロゲナーゼである．リンゴ酸を酸
化してケトン基を生成し，オキサロ酢酸に変換すると同時に，NAD^+が還元
されて$NADH + H^+$が生じる．これで回路が一周したことになり，生成され
たオキサロ酢酸は次のアセチルCoAと縮合してクエン酸を生じる．

＊ ＊ ＊ ＊ ＊

クエン酸回路を一周することで，最終的に3分子の$NADH + H^+$，1分子

のFADH$_2$，1分子のGTPが生じることになる．また，1分子のグルコースをスタートと見ると，解糖系により2分子のピルビン酸に変換されるため，上記の分子数はすべて2倍計算となることに注意してほしい．また，反応❸と❹では二酸化炭素が生成されるが，われわれが呼気で排出する二酸化炭素の大部分はクエン酸回路に由来するものである．

C. クエン酸回路の代謝中間体の利用

クエン酸回路の中間体物質は，以下のように多様な生体内分子に変換される（**図10**）．

クエン酸：ミトコンドリアのマトリクス内で合成されたクエン酸は細胞質に輸送された後，ATP-クエン酸リアーゼという酵素の働きにより，オキサロ酢酸とアセチルCoAに分解される．要するに，クエン酸回路の反応❶の逆方向への反応である．得られたアセチルCoAは脂肪酸やコレステロールを合成するための材料となる（→6章）．オキサロ酢酸は糖新生でグルコースに変換される（後述，**図11**）．

α-ケトグルタル酸：アミノ基転移反応によりグルタミン酸に代謝され，そこから他のアミノ酸や核酸の塩基に変換される（→7章・9章）．

スクシニルCoA：グリシンとの縮合反応を皮切りに，最終的にヘムを合成するための材料となる．ヘムは鉄原子を含む錯体で，ヘモグロビンやミオグロビン，カタラーゼなどのヘムタンパク質の補欠分子族として機能する．

リンゴ酸：糖新生によりグルコース合成の材料となる．

オキサロ酢酸：クエン酸の分解で生成されたオキサロ酢酸同様，糖新生でグルコースに代謝される．また，アミノ基転移反応によりアスパラギン酸に代謝され，そこから核酸の塩基に変換される（→7章・9章）．

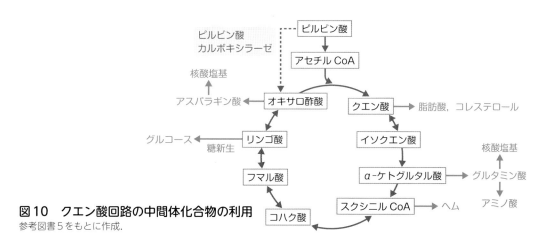

図10　クエン酸回路の中間体化合物の利用
参考図書5をもとに作成.

＊ ＊ ＊ ＊ ＊

　このように，中間体物質は多様な生体内分子の合成に利用されるため，次のクエン酸回路の反応を回すのに必要なオキサロ酢酸が生成されない可能性がある．そこで，クエン酸回路を止めないようにするために，十分なオキサロ酢酸を補充するための経路が準備されている．それが，ピルビン酸からオキサロ酢酸への直接的な変換であり，これを触媒するのがピルビン酸カルボキシラーゼである（図8）．この酵素の反応により，ピルビン酸のメチル基に新たにカルボキシ基が加えられ，オキサロ酢酸が生じる．

5. 糖新生

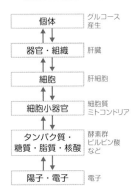

個体	グルコース産生
器官・組織	肝臓
細胞	肝細胞
細胞小器官	細胞質ミトコンドリア
タンパク質・糖質・脂質・核酸	酵素群ピルビン酸など
陽子・電子	電子

　ここまではグルコースを分解してATPを産生する代謝経路を解説してきた．地球上においてグルコースの合成を行っているのは主に植物細胞の光合成であるが，実はわれわれヒトをはじめとする動物の細胞内においても合成することができる．それが糖新生である．糖新生とは，文字通りわれわれの細胞内でアミノ酸や脂質などの糖以外の物質からグルコースを産生する代謝経路である．しかし，植物の光合成ほど大量のグルコースを合成することはできない．主に食餌にて大量のグルコースを摂取している動物がわざわざ糖新生でグルコースを合成する理由は，飢餓状態のときや，肝臓に貯蔵したグリコーゲンを使い切ったときに，必要な血糖値を維持するためである．特に，脳はグルコースをメインの栄養源としているため，血糖値の維持は非常に重要である．糖新生は主に肝臓で行われ，腎臓においても一部行われている．

A. 糖新生に特有の反応

　糖新生の経路を端的に説明するならば，解糖系の逆進行である（図11）．解糖系は全部で10段階の酵素反応で成り立っているが，そのうち7つが可逆的反応であるので同じ酵素で事足りる．問題は，3つの不可逆的反応（解糖系の反応❶❸❿）をどうカバーするのかということであり，それこそが糖新生特有の反応である．解糖系の反応❶と❸の逆反応は非常にシンプルである一方，反応❿の逆反応はミトコンドリアを介する複雑なものである．

解糖系反応❿の逆反応

　ここは，ミトコンドリアを介した複雑なバイパス経路をとる．（a）解糖系によって細胞質基質に生じたピルビン酸は，5章-4-Aにも記した通りピル

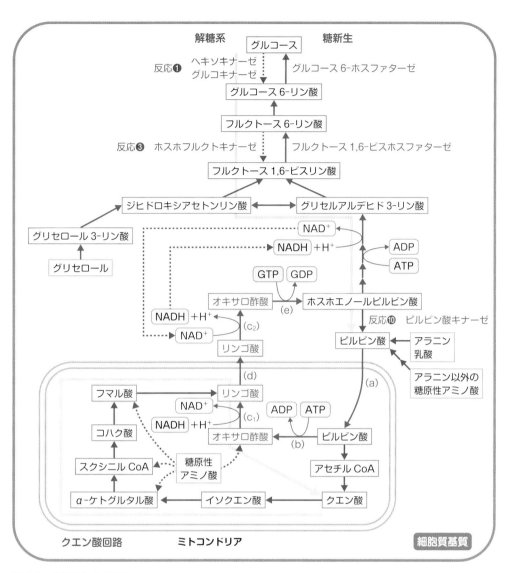

図11　糖新生の経路
参考図書5をもとに作成.

ビン酸輸送体によってミトコンドリアのマトリクスに輸送される．(b) 次に，
5章-4-Cで述べたように**ピルビン酸カルボキシラーゼ**によってオキサロ酢
酸に変換される．(c_1) オキサロ酢酸はクエン酸回路の反応❽の逆反応（リン
ゴ酸デヒドロゲナーゼ）によりリンゴ酸に変換され，(d) リンゴ酸はジカル
ボン酸輸送体によってミトコンドリアから細胞質基質に輸送される．(c_2) リ
ンゴ酸は細胞質基質にてリンゴ酸デヒドロゲナーゼによって再びオキサロ酢
酸に変換される．(e) 最後に**ホスホエノールピルビン酸カルボキシキナーゼ**
の触媒により，GTPのリン酸基を用いて脱炭酸され，ホスホエノールピル
ビン酸に変換される．

解糖系反応❸の逆反応

解糖系の反応❸はフルクトース6-リン酸をリン酸化し，フルクトース1,6-ビスリン酸を生じる反応である．基質にリン酸基を付加させたのだから，逆反応はそのリン酸基を外せばよい．そのための酵素は別に用意されており，フルクトース1,6-ビスホスファターゼである．この酵素は多くの異なる代謝経路に関与しており，Mg^{2+}やMn^{2+}などの金属イオンを必要とする．

解糖系反応❶の逆反応

解糖系の反応❶はヘキソキナーゼまたはグルコキナーゼによるグルコースのリン酸化である．したがって，ここも逆反応は付加したリン酸基を外せばよい．そのための酵素はグルコース6-ホスファターゼである．生成されたグルコースは細胞膜内のグルコーストランスポーターを介して細胞外に放出される．グルコース6-ホスファターゼは肝臓と腎臓にのみ存在する酵素である．

B. 糖新生に用いられる基質化合物

糖新生は「糖以外の物質」から糖を合成する経路である．では，糖以外の物質とはどのようなものなのか．多くのアミノ酸がその材料となっており，代表的なものがアラニンとアスパラギン酸である．アミノ基転移反応により，アラニンはピルビン酸に，アスパラギン酸はオキサロ酢酸に変換される（→7章-3-A）．他にも多くのアミノ酸がピルビン酸に変換されるが，このように最終的にグルコースに変換されうるアミノ酸を，糖原性アミノ酸という．また，乳酸は，乳酸発酵の項（5章-3-A）で記したように，コリ回路によって肝臓でピルビン酸に変換され，糖新生の経路に乗る．脂質の一種であるグリセロールは，グリセロールキナーゼによってリン酸化されてグリセロール3-リン酸を生じた後，グリセロール3-リン酸デヒドロゲナーゼの作用によって解糖系の中間代謝物であるジヒドロキシアセトンリン酸に変換される．こうして，グリセロールも糖新生の回路に組込まれていく．

C. 解糖系と糖新生の調節

解糖系と糖新生は互いに相反する関係にあることは述べたが，グルコースの合成と分解は厳密に調節されている（図12）．まず，ATPがエネルギーとして消費されてAMPが生じるが，AMPの濃度上昇がシグナルとなって，生体はATPを再生しようとする．つまり，正のフィードバックである．AMP濃度が上昇すると，解糖系のホスホフルクトキナーゼを促進させると同時に，糖新生のフルクトース1,6-ビスホスファターゼを抑制して，グルコー

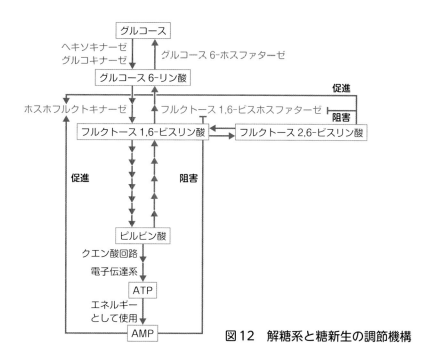

図12　解糖系と糖新生の調節機構

スの分解を活性化させる．また，フルクトース1,6-ビスリン酸からはフルクトース2,6-ビスリン酸が生じるが，これがAMPと同様の効果をもたらす．

6. グリコーゲン代謝と血糖調節機構

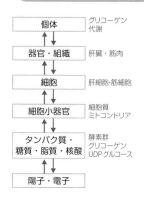

「スタミナ」という言葉は皆さんもよくご存じかと思う．持久力などの言葉に置き換えられるが，サッカーや長距離走などでよく用いられる言葉である．長く走り続けられるような人を「スタミナがある」と表現するが，そのためには筋肉を動かし続けなければならない．では，そのためのエネルギー（ATP）はどこから供給されるのか？ それは，筋肉中に含まれるグリコーゲンである．

A. グリコーゲンの構造と機能

glycogen：グリコーゲン

glycogenin：グリコゲニン

グリコーゲンは糖原質ともよばれ，多数のD-グルコースが重合した多糖である．グリコゲニンというタンパク質を起点とし，まずα-1,4グリコシド結合によって8〜12個のグルコースが直鎖状に結合する．そして，そこからα-1,6グリコシド結合によって枝分かれし，直鎖状に結合し，また枝

分かれし‥‥というのをくり返していく（**図13**）．グリコーゲンの機能は，余剰となったグルコースを一時的に保存しておく貯蔵多糖である．貯蔵される箇所は上記の筋肉のほかには肝臓であり，その利用方法は異なる．筋肉のグリコーゲンはエネルギー産生に用いられる．グリコーゲンをグルコースへと分解した後，解糖系によってATPが生じ，これを使って筋肉を収縮させ

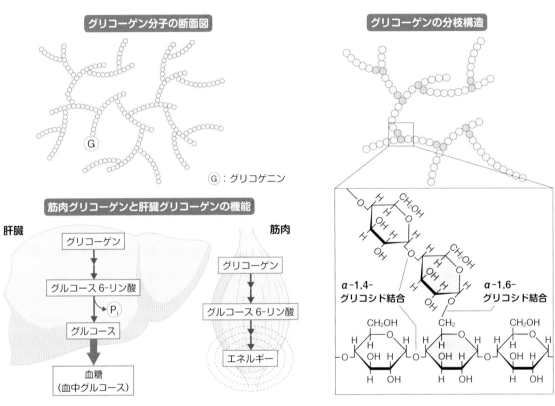

図13　グリコーゲンの構造と機能
参考図書20をもとに作成．

Column

糖質代謝に関連する血液検査の検査項目

　本章のほか，6章・7章・9章では，われわれが健康診断などで受けている血液検査の検査項目について，一部をコラムにて解説したい．代謝をしっかり理解すれば，各項目の意味もよく理解できるはずである．まずは，糖代謝系の検査項目である．

　糖代謝系の検査項目としては，「血糖」と「ヘモグロビンA₁c」がある．血糖は今さら説明の必要もないと思うが，ヘモグロビンA₁cも血糖に関する項目である．グルコースの分子中のアルデヒド基は反応性が高いため，ヘモグロビンを含むさまざまなタンパク質と一定の速度で非酵素的に結合する特徴がある．これを糖化という．そして，ヘモグロビンA₁cは，ヘモグロビンのβ鎖のN末端にグルコースが結合した糖化タンパク質である．上記の通り，ヘモグロビンに対する糖化反応は非酵素的に起こるため，ヘモグロビンに対するヘモグロビンA₁cの割合は血糖値に依存する．また，赤血球の寿命である約120日は安定するため，過去1〜2カ月の長期間の平均血糖値がわかる．そのため，糖尿病発症の検出や，糖尿病治療における血糖コントロールの指標として用いられる．

る．一方，肝臓のグリコーゲンの用途は血糖値の調節である．食後に血糖値が上がれば，肝臓はグルコースを取り込んでグリコーゲンを合成して，血糖値を下げる．食事を摂れずに血糖値が下がれば，グリコーゲンを分解してグルコースにして血中に放出し，血糖値を上げる．

B．グリコーゲン合成と血糖値低下のメカニズム

pancreas：膵臓
islets of Langerhans：ランゲルハンス島
insulin：インスリン
hormone：ホルモン

上述の通り，血糖値が上がれば，肝臓はグルコースを取り込んでグリコーゲンを合成して，血糖値を下げる．このときに膵臓のランゲルハンス島 β 細胞（または B 細胞）から放出されるのがインスリン（→ 3 章 -1-D）である．グルコースを細胞に取り込ませて血糖値を下げる作用のあるホルモンは，生体内ではインスリンが唯一である．

グリコーゲンが合成される際には，既存のグリコーゲン鎖の先端にグルコース分子が付加されていく（**図14A**）．摂取されたグルコースは，解糖系の反応❶により，まずグルコース 6-リン酸になる．ここで，解糖系の先の反応に使われなかった余剰のグルコース 6-リン酸は，イソメラーゼの一種であるホスホグルコムターゼの作用によりリン酸基の位置が変えられ，グルコース 1-リン酸へと変換される．グルコース 1-リン酸は UDP グルコースホスホリラーゼの作用により，ウリジン三リン酸（UTP）と反応して UDP

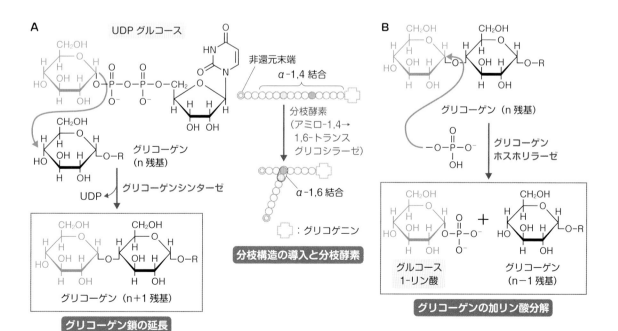

図14　グリコーゲンの合成と分解の機構
参考図書 5 をもとに作成．

グルコースとなる．最後にグリコーゲンシンターゼの働きにより，UDPグルコースのグリコシル基からUDPを外し，グリコーゲンの非還元末端グルコースの4位の炭素原子に結合した水酸基とα-1,4結合を形成して，新しいグルコースが加えられる．グリコーゲンの枝分かれを形成する酵素はアミロ-1,4→1,6-トランスグリコシラーゼである．この酵素は直鎖状に連結したグルコース分子の数が11個以上になると，その非還元末端から約7個のグルコースを切断し，グルコースの6位の炭素原子に結合した水酸基に移動させる．以上を踏まえて，グリコーゲン合成に至るまでの調節機構を順に見ていこう（**図15**）．

　血糖値の上昇は，膵臓のランゲルハンス島β細胞が直接感知する（**図15 ❶**）．β細胞の膜表面には，促進拡散型輸送を行うグルコーストランスポーター（**GLUT2**）が存在している．GLUT2はインスリンには依存しておらず，血糖値が上昇すれば濃度依存的な受動輸送によってグルコースを取り込む．β細胞の内部では，このグルコースを利用してATPが生成され，ATPの濃度依存的なカルシウムチャネルが開いて細胞内にカルシウムイオンが流入する．これが刺激となってインスリンを含む顆粒がエキソサイトーシスを起こし，インスリンが放出される．

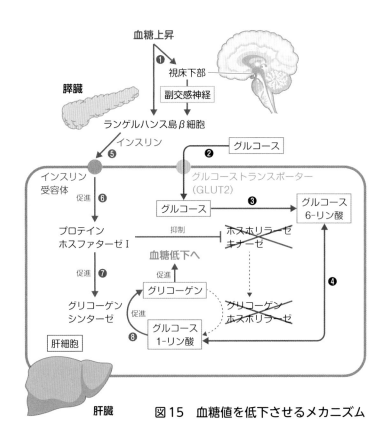

図15　血糖値を低下させるメカニズム

血糖値上昇は自律神経系の視床下部でも感知される（図15❶）．副交感神経が興奮するとアセチルコリンが放出され，β細胞のアセチルコリン受容体がこれを受ける．すると，やはりカルシウムイオン濃度が上昇し，プロテインキナーゼCのカスケードが駆動することでインスリンが分泌される．そして，肝細胞の細胞膜にも上記のβ細胞同様にGLUT2が発現しており，血糖値が上昇すれば濃度依存的にグルコースを取り込んでいる（図15❷）．取り込まれたグルコースはグルコキナーゼの働きによってリン酸化され，グルコース6-リン酸となる（図15❸）．さらに，ホスホグルコムターゼの触媒によってリン酸基の位置が変えられ，グルコース1-リン酸が生じる（図15❹）．そこに，インスリンが血流に乗って肝細胞に届くと，細胞膜表面に存在する受容体に結合する（図15❺）．インスリン受容体はチロシンキナーゼ共役型で，インスリンとの結合により内在するチロシンキナーゼが活性化されて自己リン酸化される．これにより，プロテインホスファターゼⅠが活性化され（図15❻），さらにグリコーゲンシンターゼは脱リン酸化されて活性化し（図15❼），グルコース1-リン酸をグリコーゲンへと取り込む（図15❽）．プロテインホスファターゼⅠは同時にホスホリラーゼキナーゼの働きを抑制し，結果的にグリコーゲンの分解を抑制している．

インスリン刺激によってグルコースを取り込むのは肝臓だけではない．上記のGLUT2と異なり，インスリン刺激に依存してグルコースを取り込むGLUT4が脂肪細胞や横紋筋に発現している．脂肪細胞が取り込めばアセチルCoAへと代謝して，脂肪酸を合成して脂肪細胞内に蓄えられる．筋肉が取り込めば，これを材料にATPを合成し，筋収縮のエネルギーに用いる．インスリンは一般には「血糖値を下げるホルモン」といわれることが多いが，「細胞にグルコースを取り込ませてグリコーゲン合成を促したり，脂肪酸合

発展学習

糖尿病

糖尿病は，細胞にグルコースを取り込ませるインスリンの分泌不足・異常が生じることで発症し，血糖値やヘモグロビンA_{1c}値が高い状態が慢性的に続く疾患である．発症の原因により数種の糖尿病が存在するが，臨床の現場でよくみられるのが1型糖尿病と2型糖尿病の2種類である．1型は，生活習慣とは無関係の自己免疫疾患やウイルス感染などにより膵臓ランゲルハンス島のβ細胞が死滅し，インスリンの分泌が極度に低下するか，ほとんど分泌されなくなるのが原因である．一方，2型は，不摂生な食生活や食べ過ぎによりインスリン抵抗性やインスリン不足がみられる長期的な代謝異常であり，糖尿病の約9割を占める．

糖尿病の症状としては，血管内皮タンパク質に対する糖化により毛細血管が徐々に破壊され，それに起因する3つの合併症（神経障害・網膜症・腎症）がある．また，アルツハイマー型認知症のリスクも増す．6章-4-Dで取り上げるケトアシドーシスも参照していただきたい．

成やエネルギー産生を行ったりするためのホルモンであり，結果的に血糖値が下がる」と理解する方が正確である．こう理解しておくことで，糖尿病の発症メカニズムをすんなり理解できるはずである．

C. グリコーゲン分解と血糖値上昇のメカニズム

ヒトの脳の主なエネルギー源はグルコースである．したがって，空腹で血糖値が低下すると，勉強などのパフォーマンスが落ちるのは皆さんも体験したことがあるだろう．低血糖が極度に進行すると痙攣を起こしたり，昏睡状態に陥ったりして，対応が遅れると命にかかわる場合もある．このように，正常値付近での血糖値の維持は生命維持において，非常に重要な反応である．このように，低血糖は死に直結する．したがって，血糖値を下げる効果のあるホルモンはインスリンしかない一方で，血糖値を上げる効果のあるホルモンは多数存在する．グルカゴン・アドレナリン・成長ホルモン・チロキシン・糖質コルチコイドなどがあり，どれか1つが分泌不能になったとしても補完できるようになっている．ここでは，血糖値上昇作用のあるホルモンとして，特に膵臓から分泌されるグルカゴンについて解説する．

運動や飢餓などにより血糖値が低下すると，それをランゲルハンス島α細胞（またはA細胞）が直接感知し，グルカゴンを分泌する（図16❶）．もしくは，視床下部が血糖値低下を感知し，交感神経を介してランゲルハンス島α細胞にグルカゴンを分泌するよう刺激を与える（図16❶）．グルカゴンは，29個のアミノ酸残基からなるペプチドホルモンの一種である（→3章-1-D）．グルカゴンは血液に乗って肝細胞に達すると，肝細胞の膜表面上に存在するグルカゴン受容体に結合する（図16❷）．グルカゴン受容体は7回膜貫通型のGタンパク質共役型受容体である．グルカゴンとの結合により，最終的にプロテインキナーゼA（PKA）が活性化される（図16❸）．PKAはプロテインホスファターゼの活性を抑制し，結果的にグリコーゲンの合成を抑制すると同時に，ホスホリラーゼキナーゼ（図16❹），グリコーゲンホスホリラーゼ（図16❺）を活性化させ，グリコーゲンの分解を促進させる（図16❻）．グリコーゲンからはグルコース1-リン酸が生成され（図14B），グルコース1-リン酸はホスホグルコムターゼの触媒によってグルコース6-リン酸に変換される（図16❼）．グルコース6-リン酸はグルコース6-リン酸トランスポーター（G6PT）の働きによって小胞体内に輸送され（図16❽），小胞体内でグルコース6-ホスファターゼの触媒により脱リン酸化を受け，グルコースが生じる（図16❾）．生じたグルコースは小胞体膜状のグルコーストランスポーター7（GLUT7）を介して肝細胞の細胞質基質に輸送され（図

glucagon：グルカゴン
adrenaline：アドレナリン
growth hormone：成長ホルモン
thyroxine：チロキシン
glucocorticoid：糖質コルチコイド

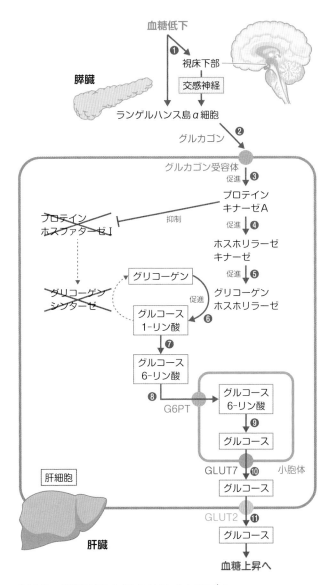

図16　血糖値を上昇させるメカニズム

16**⑩**)，さらに細胞膜上のグルコーストランスポーター2（GLUT2）の働きによって細胞外に放出され（**図16⑪**），血糖値を上昇させる．

7. ペントースリン酸経路

　　ここまではATP合成にかかわるグルコースの代謝について紹介してきたが，グルコースの用途はそれだけではなく，ATP以外の重要な分子の原料にもなる．そこで，ATP産生に関与しないグルコース代謝系も紹介する．

1つ目が，ペントースリン酸経路である．

　ペントースリン酸経路によって生成される分子は2種類ある．1つ目は，この経路の名前にもなっているペントース，つまり五炭糖であり，具体的にはリボースである．リボースはATPなどの核酸の中央に位置する糖であり，核酸の骨格ともいうべき分子である．2つ目は，NADP$^+$の還元型であるNADPH＋H$^+$である．ここで勘違いしないでいただきたいのは，NADP$^+$を合成するのではなく，すでに細胞内にストックされているNADP$^+$を還元してNADPH＋H$^+$にするという点である．NADPH＋H$^+$は，次の6章「脂質代謝」で詳細に解説する脂肪酸やコレステロールの代謝過程での酸化還元反応に用いられる．ペントースリン酸経路は，精巣・肝臓・脂肪細胞・授乳期の乳腺細胞・副腎などで活性が高い（後述）．精巣ではさかんに細胞分裂が行われるため，核酸のもとになるリボースが必要とされる．肝臓・脂肪細胞・授乳期の乳腺細胞では脂肪酸合成がさかんに行われる．副腎は多様なステロイドホルモンを分泌するが，その原料としてコレステロールを必要とする．

A. ペントースリン酸経路の各反応 （図17）

反応❶：グルコース6-リン酸とNADP$^+$に対する酸化還元反応

　グルコースは，解糖系の最初の反応であるヘキソキナーゼもしくはグルコキナーゼの反応によってリン酸化され，グルコース6-リン酸となる．グルコース6-リン酸はグルコース6-リン酸デヒドロゲナーゼによって酸化を受け，6-ホスホグルコノラクトンに変換される．このときNADP$^+$が還元され，NADPH＋H$^+$が生じる．また，グルコース6-リン酸デヒドロゲナーゼはこの経路の律速酵素であり，NADPH＋H$^+$の濃度が高まるとNADPH＋H$^+$による負のフィードバックを受けて抑制される．

反応❷：6-ホスホグルコノラクトンに対する加水分解反応

　6-ホスホグルコノラクトンは，6-ホスホグルコノラクトナーゼによってピラン体を構成する酸素原子とC5との間のエーテル結合が加水分解され，環状構造から直鎖状構造に変換される．その生成物は6-ホスホグルコン酸である．

反応❸：6-ホスホグルコン酸に対する酸化的脱炭酸反応とNADP$^+$に対する還元反応

　6-ホスホグルコン酸はホスホグルコン酸デヒドロゲナーゼの触媒を受け，C1を形成するカルボキシ基が除去され，五炭糖（ペントース）のリブロース5-リン酸が生じる．このとき，反応❶と同様にNADP$^+$が還元され，

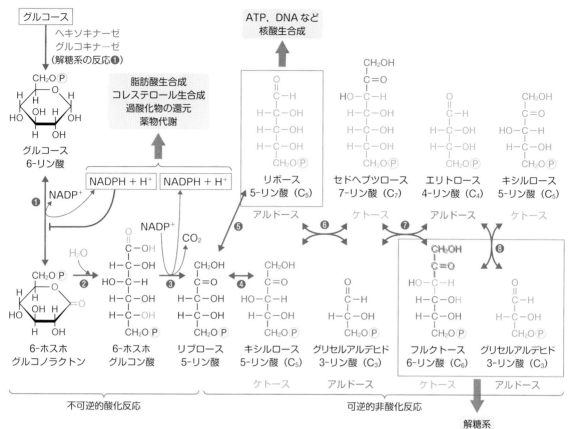

図17 ペントースリン酸経路の代謝経路

NADPH + H⁺が生じる．リブロース5-リン酸はここから2つの反応の基質となる．反応❶から❸までは不可逆的な酸化反応が連続する．

反応❹：リブロース5-リン酸に対する異性化反応A

リブロース5-リン酸に対する1つ目の反応である．リブロース5-リン酸3-エピメラーゼの触媒を受けてキシルロース5-リン酸が生じる．この酵素は，基質分子内に複数ある不斉点の1つを異性化するため，エピメラーゼに分類される．

反応❺：リブロース5-リン酸に対する異性化反応B

リブロース5-リン酸に対するもう1つの反応である．リボース5-リン酸イソメラーゼの触媒を受けてリボース5-リン酸が生じる．この後，リボース5-リン酸は環状化し，核酸合成に利用される（→9章）．

反応❻～❽：各糖に対する可逆的なC–C結合の生成と開裂

transketolase：トランスケトラーゼ

transaldolase：トランスアルドラーゼ

この部分は，トランスケトラーゼ（反応❻❽）とトランスアルドラーゼ（反応❼）が働くことによって，ケトースとアルドースを互いに変換し合う反応が連続する．反応❻では，ケトース（キシルロース5-リン酸）のケト

第Ⅱ部 生体分子の代謝 **173**

ン基を含む2個の炭素原子を切り取り，残りの部分はアルデヒド基に変換されてアルドース（グリセルアルデヒド3-リン酸）となる．切り取られた2個の炭素原子はアルドース（リボース5-リン酸）のアルデヒド基に添加され，ケトース（セドヘプツロース7-リン酸）となる．反応❼❽も，置換される炭素原子に違いはあるが，同様の反応が起こる．この過程で生成されるグリセルアルデヒド3-リン酸とフルクトース6-リン酸は解糖系の中間代謝物であり，ここがペントースリン酸経路と解糖系との重要な接点となっている．

B. ペントースリン酸経路の意義と調節機構

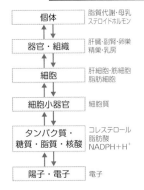

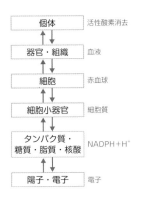

　ペントースリン酸経路の活性が高い組織と，それぞれの組織における主な機能を**下表**に示す．

組織	機能
副腎	コレステロールの合成 ⇒ステロイドホルモンの合成と分泌
精巣	
卵巣	
肝臓	脂肪酸とコレステロールの合成
脂肪組織	脂肪酸の合成 ⇒脂質の貯蔵・母乳の生産
乳腺	
赤血球	活性酸素の消去

　先にも述べたように，ペントースリン酸経路と解糖系との間には共通する中間代謝物があり，これらの代謝系は互いに密接に関連している．そして，組織の機能や状況に応じて，どの代謝系を優先的に進めるのか緻密にコントロールされている（**図18**）．

　さかんに増殖している細胞においては，ゲノムDNA合成のためにリボースが必要となる．そのためフルクトース6-リン酸やグリセルアルデヒド3-リン酸をペントースリン酸経路の可逆的非酸化反応に乗せ，リボース5-リン酸の合成が活発になる（**図18A**）．

　脂肪酸を合成する肝臓のほか，コレステロールを原料に多様なステロイドホルモンを合成・分泌するような副腎・精巣・卵巣は，多くのNADPH＋H^+を必要とする．脂肪酸やコレステロールの生合成の酸化還元反応のための補酵素が，NADPH＋H^+だからである．そういった組織では，**図18B**に示すように，グルコース6-リン酸からリブロース5-リン酸への不可逆的酸化反応が優勢になる．さらに，合成をより活性化させるために，これに続く

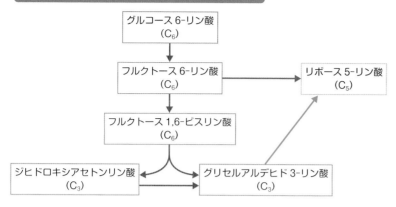

A NADPH よりリボース 5-リン酸が必要とされるとき

B リボース 5-リン酸より NADPH が必要とされるとき

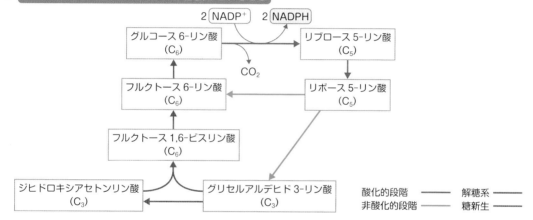

| 酸化的段階 | ——— | 解糖系 | ——— |
| 非酸化的段階 | ——— | 糖新生 | ——— |

図18　ペントースリン酸経路・解糖系・糖新生の相互調節機構
参考図書11をもとに作成.

　可逆的非酸化反応も活発に進行させ，フルクトース 6-リン酸やグリセルア
ルデヒド 3-リン酸を生じ，さらに糖新生を回すことでグルコース 6-リン酸
を得て不可逆的酸化反応を活性化させていく.

8. グルクロン酸経路

glucuronic acid cycle：グルクロ
ン酸経路

　もう 1 つの，ATP 産生に関与しない重要なグルコース代謝系が**グルクロン
酸経路**である．グルクロン酸とは，グルコースの C6 を形成するヒドロキシ
メチル基（-CH$_2$OH）がカルボキシ基（-COOH）に変換されたウロン酸の
構造をとる（**図19**）．この構造変化により可溶度が向上する．

glucuronidation：グルクロン酸
抱合

　図20A には，グルクロン酸の合成からグルクロン酸抱合までの流れを示

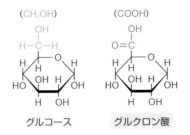

図19　グルコースとグルクロン酸の
　　　　構造比較

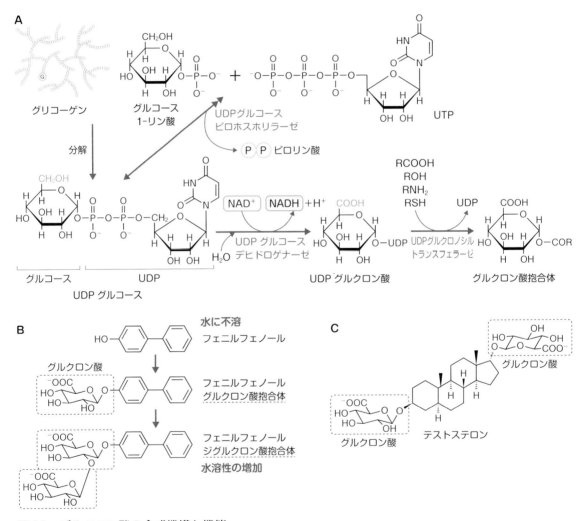

図20　グルクロン酸の合成機構と機能

した．グルクロン酸の合成には，グルコースにUDPが結合したUDPグルコースが用いられる．UDPグルコースは，①UDPグルコースピロホスホリラーゼの活性によるグルコース1-リン酸とUTPとの反応，および②グリコーゲン分解によって供給される．その後，UDPグルコースに対してUDPグルコースデヒドロゲナーゼが作用し，グルコースのヒドロキシメチル基をカルボキシ基に変換して，UDPグルクロン酸となる．次に，UDPグルクロノシルトランスフェラーゼの触媒によって，基質分子に含まれるカルボキシ基の炭素原子，水酸基の酸素原子，アミノ基の窒素原子，チオール基の硫黄原子などにグルクロン酸部分が転移され，UDP部分が遊離する．

図20B, Cには，グルクロン酸抱合の機能の例を示した．*p*-フェニルフェノールは環境ホルモンに該当し，生体にとっては毒物となる．したがって，生体はこれを体外に排出したいのだが，水に難溶であるため，そのまま汗や尿などの水に溶かし込んで排出することが不可能である．そこで，グルクロン酸を結合させ，フェニルフェノールグルクロン酸抱合体，フェニルフェノールジグルクロン酸抱合体として水溶性を高めることで，体外に排出する（**図20B**）．また，同様の現象はステロイドホルモンに対しても起きる．そもそもホルモンとは血液に乗って体中を巡る情報伝達物質であるため，血液に溶解させなくてはならない．そのため，水に難溶なステロイドホルモンをグルクロン酸抱合させて水溶性を高めている（**図20C**）．

章·末·問·題

解答➡

❶ デンプンの化学物質名は（＿＿＿＿＿＿）である．まず唾液中に含まれる消化酵素（＿＿＿＿＿＿）によって大雑把に分解され，（＿＿＿＿＿＿）になる．

❷ グルコースの初めの代謝経路が（＿＿＿＿＿＿）である．（＿＿＿＿＿＿）分子のグルコースが（＿＿＿＿＿＿）分子の（＿＿＿＿＿＿）に変換される経路である．

❸ ❷の過程で差し引き（＿＿＿＿＿＿）分子のATPと，（＿＿＿＿＿＿）が還元された（＿＿＿＿＿＿）が2分子合成される．

❹ 解糖系の最初の反応であるグルコースに対するリン酸化反応は，筋肉などにおいては（＿＿＿＿＿＿），肝臓においては（＿＿＿＿＿＿）がこの反応を触媒する．

❺ 解糖系の第一反応は，肝臓と筋肉では異なる酵素によって触媒される．臓器の機能と関連させて，なぜ異なる酵素を使い分けているのか説明せよ．

❻ 解糖系における3つの不可逆的反応について説明せよ．

❼ 解糖系の反応はすべての生物において（＿＿＿＿＿＿）で起こる．

❽ 酸素分子がない嫌気的条件下で解糖系を回し続けていれば，いつかは止まってしまう．その理由を説明せよ．

❾ 生物は何のために発酵を行っているのか説明せよ．

❿ 乳酸発酵は，（＿＿＿＿＿＿）の触媒による，（＿＿＿＿＿＿）に対する（＿＿＿＿＿＿）反応である．

⓫ 乳酸発酵では（＿＿＿＿＿＿）が還元されて（＿＿＿＿＿＿）になる一方，（＿＿＿＿＿＿）は（＿＿＿＿＿＿）へと酸化され，再利用される．

⓬ （＿＿＿＿＿＿）などにおいて解糖系によってグルコースから（＿＿＿＿＿＿）を生成し，肝臓において（＿＿＿＿＿＿）からグルコースを再生させるまでの経路を（＿＿＿＿＿＿）とよぶ．

⓭ 酸素分子が存在する好気的条件下では，ピルビン酸はミトコンドリアに運搬され，（＿＿＿＿＿＿）とそれに続く（＿＿＿＿＿＿）および酸化的リン酸化によって，効率よくATPを産生することができる．

⓮ クエン酸回路には，（＿＿＿＿＿＿）回路と（＿＿＿＿＿＿）回路の2つの別名がある．

⓯ 好気的代謝では，アセチルCoA生成から電子伝達系に至るまで，すべての化学反応は（＿＿＿＿＿＿）の（＿＿＿＿＿＿）で進行する．

⓰ アセチルCoAは，ピルビン酸に含まれる（＿＿＿＿＿＿）を（＿＿＿＿＿＿）に転移させることで生成される．この反応を触媒する酵素は（＿＿＿＿＿＿）である．

⓱ クエン酸回路は，（＿＿＿＿＿＿）と（＿＿＿＿＿＿）とを縮合して（＿＿＿＿＿＿）を生じ，最終的に（＿＿＿＿＿＿）に戻ってくる回路である．

⓲ クエン酸回路における3つの不可逆的反応について説明せよ．

⓳ 十分なオキサロ酢酸を補充するため，ピルビン酸からオキサロ酢酸へ直接的に変換される．これを触媒するのが（＿＿＿＿＿＿）である．

⓴ 糖新生とは，細胞内で（＿＿＿＿＿＿）や（＿＿＿＿＿＿）などの糖以外の物質から（＿＿＿＿＿＿）を産生する代謝経路である．

㉑ 糖新生に独特な3つの反応について説明せよ．

㉒ グリコーゲンは，多数の（＿＿＿＿＿＿）が重合した（＿＿＿＿＿＿）である．（＿＿＿＿＿＿）というタンパク質を起点とし，まず（＿＿＿＿＿＿）結合によって8〜12個のグルコースが直鎖状に結合する．そして，そこから（＿＿＿＿＿＿）結合によって枝分かれし，直鎖状に結合する．

㉓ グリコーゲンが貯蔵される箇所は（＿＿＿＿＿＿）と（＿＿＿＿＿＿）である．筋肉のグリコーゲンは（＿＿＿＿＿＿）に用いられる．一方，肝臓のグリコーゲンの用途は（＿＿＿＿＿＿）である．

㉔ 血糖値を下げるために，膵臓の（＿＿＿＿＿＿）細胞から放出されるのが（＿＿＿＿＿＿）である．グルコースを細胞に取り込ませて血糖値を下げる作用がある．

㉕ 血糖値が低下すると，それを（＿＿＿＿）が感知し，（＿＿＿＿）を分泌する.

㉖ ペントースリン酸経路によって生成される2種類の分子は，（＿＿＿＿）と，（＿＿＿＿）の還元型である（＿＿＿＿）である.

㉗ グルクロン酸は，グルコースのC6を形成する（＿＿＿＿）基が（＿＿＿＿）に変換されたウロン酸の構造をとり，この構造変化により（＿＿＿＿）が向上する.

㉘ グルクロン酸の合成には，グルコースに（＿＿＿＿）が結合した（＿＿＿＿）が用いられる.

㉙ グルクロン酸の機能を簡潔に説明せよ.

脂質代謝

6章

脂は「旨い肉」, 敵ではありません

　ダイエットや健康志向が声高に叫ばれる昨今, 脂質は人類にとってまるで「永遠の宿敵」であるかのような言われ方をされているとさえ感じることがある. しかし, 生物の定義の1つが「外界と膜で仕切られていること」であり, その仕切りとなる膜を構成するのは脂質である. つまり, 脂質は生物を生物たらしめている重要な要素の1つなのである. 原始の地球から脈々と生き続けている細菌が, 何十億年もの間, 脂質による細胞膜を頑なに保持し続け, 高等生物にも受け継がれている. これは, 脂質でできた細胞膜が, 生物にとって絶対に放棄することのできない重要なものであるということの証左に他ならない. もちろん, 脂質の過剰な摂取は, 動脈硬化や脂肪肝など重大な疾患の原因となることは言うまでもない. ただ, 何事も「過ぎたるは及ばざるがごとし」なだけである. 本章では, 皮下脂肪や贅肉だけにとどまらない脂質の多様な役割を解説する. この章を読み終えた頃には, 脂質が決して敵ではないどころか, 生体にとって絶対に欠くことのできない大切な存在であることに気づいてもらえるだろう.

この章で学べること

- 界面活性剤の構造上の特徴は？
- ヒトの消化管内で界面活性剤の役割を果たしているのは？
- 5種類のリポタンパク質の構造と機能の違いは？
- β酸化とは，どのような代謝系なのか？
- 糖尿病を発症するメカニズムとは？
- 脂肪酸合成とは，どのような代謝系なのか？
- エイコサノイドの構造と機能とは？
- リン脂質とコレステロールの代謝は，どのように調節されるのか？

1. 「水と油」

lipid：脂質

まずは脂質がどのように消化され，吸収されていくのかを理解することから始めよう．口から摂取した脂質は，最終的に小腸で吸収される．つまり，口から小腸まで消化管内を運搬しなくてはならない．では，われわれの消化管内は水環境なのか，油環境なのか．消化液はすべて水溶液であるから，消化管内は明らかに水環境である．その中を，食べた脂質が通っていくことになる．

「水と油」という諺がある．性質が合わず，調和しないことを指すものである．水と油を同じ容器に入れても，決して混ざることはない．脂質とは，水に対して難溶または不溶な生物由来化合物の総称である．脂質を消化管の中を通すには，何とかして水に溶かすか，最低限，水になじませなければならない．そうでなければ，消化管の表面に油脂がべったりとこびり付いてしまう．では，どうすれば食べた脂質を水になじませることができるのか．

A. 両親媒性物質

油脂を水になじませるという行為は，われわれは日常的に行っている．例えば，焼き肉やカレーを食べた後，皿や鍋に付いた脂を水で洗い流す．その際には，必ずキッチン洗剤を用いているはずである．極性がある水と，極性がない油脂は，徹底的に相性が悪い．「水と油」という諺は仲の悪い人間関係の表現にも用いられるが，相性が悪い者同士を何とか互いになじませるには，両者の関係を取りもってくれる仲介者が必要になる．その仲介者の役割を果たすのが，洗剤である．

一般的な家庭用洗剤に含まれている「仲介者」は，ラウリル硫酸ナトリウ

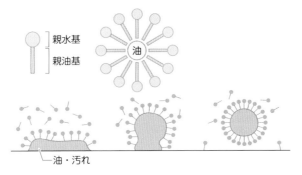

図1　両親媒性物質によるミセルの形成

sodium lauryl sulfate：ラウリル
硫酸ナトリウム
sodium dodecyl sulfate：ドデ
シル硫酸ナトリウム（SDS）
amphipathic：両親媒性
detergent：界面活性剤
micelle：ミセル
emulsification：乳化
乳状液はemulsionという．ごく身
近な乳化した食品としては，マヨネー
ズやドレッシングなどが挙げられる．
そして，文具にもエマルジョン・イ
ンクのボールペンがある．滑らかな
食感・書き味がエマルジョンの特徴
である．

ム〔ドデシル硫酸ナトリウム（SDS）ともよばれる〕である．商品の成分表には必ず記載されているので，興味があればぜひ確認してみてほしい．SDSは油になじむ親油性（疎水性）の部位と，水になじむ親水性の部位の両方をもち，どちらにもなじむことができる（図1）．このような性質を両親媒性といい，この性質をもつ分子を総じて界面活性剤という．SDSが油汚れを落とすときには，親水基を水がある外側に，親油基を内側の油に向けて，油を取り囲んだミセルを形成し，本来混ざり合わないものが均一に混ざり合った乳化（エマルジョン）という現象が起きている．

B.　消化管内で起きている乳化現象

　　消化管内の水環境に脂肪をなじませるには，やはりSDSのような界面活性剤が必要となる．では，われわれは脂っぽい食事をした後に，洗剤を飲んでいるだろうか．いや，せいぜいウーロン茶くらいのものであろう．われわれの消化管内には，洗剤と同じ働きをしてくれる分子が存在している．それ

bile acid：胆汁酸
cholic acid：コール酸

が胆汁酸である．胆汁酸の一種であるコール酸は，コレステロールから14段階もの反応を経て合成される（図2A）．コレステロールにはもともと水酸基が1つ付いており，ここが唯一の親水基の部分である．そして，コール酸には新たに2つの水酸基と1つのカルボキシ基が付加され，水溶性が増す．平面の構造式では，これらの親水基は四方八方に散らばっている．しかし，立体構造上ではすべての親水基が片方に偏り，親水性表面を形成するのだ（図2A）．そして，その反対側は疎水性表面を形成する．この立体構造により，SDSと同様に疎水性表面を脂質のある内側に向け，親水性表面を外側に向けたミセルを形成して，摂取した脂質を水環境の消化管内になじませている（図2B）．

　　胆汁酸は肝臓で合成され，胆嚢に貯蔵された後，十二指腸に分泌される．

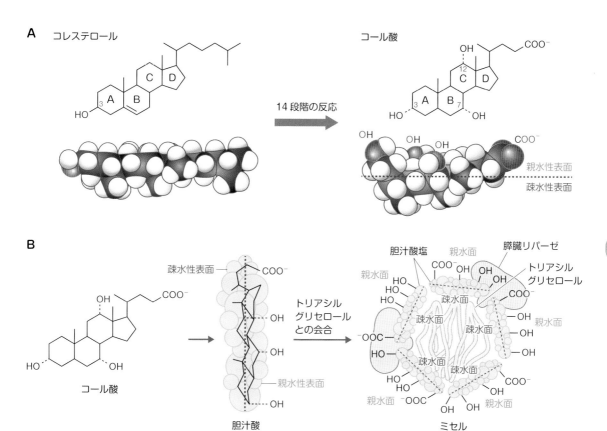

図2 胆汁酸によるミセルの形成

A）胆汁酸はコレステロールから合成される，立体構造では，3つの水酸基とカルボキシ基は片側の面に集中し，親水性表面を形成する．反対側は疎水性表面となる．B）胆汁酸によるミセルの形成．参考図書18をもとに作成．

chenodeoxycholic acid：ケノデオキシコール酸

taurine：タウリン

glycocholic acid：グリココール酸

taurocholic acid：タウロコール酸

deoxycholic acid：デオキシコール酸

lithocholic acid：リトコール酸

肝臓で合成された直後の胆汁酸を一次胆汁酸とよび，コール酸とケノデオキシコール酸がこれに当たる（**図3A**）．胆汁酸は通常グリシンやタウリンといったアミノ酸が付加された胆汁酸塩となっており，それぞれグリココール酸，タウロコール酸とよぶ．また，これらを併せて抱合胆汁酸とよぶが，分類としては一次胆汁酸に含まれる（**図3A**）．十二指腸に分泌された一次胆汁酸は腸管へと進み，腸内細菌の作用によって代謝され，二次胆汁酸となる（**図3A**）．二次胆汁酸には，脱水酸化されたデオキシコール酸やリトコール酸などが含まれる．胆汁酸の98〜99％は腸管で再吸収されて肝臓に戻り，再利用される．これを腸肝循環とよぶ（**図3B**）．残りの1〜2％は糞便として排泄される．

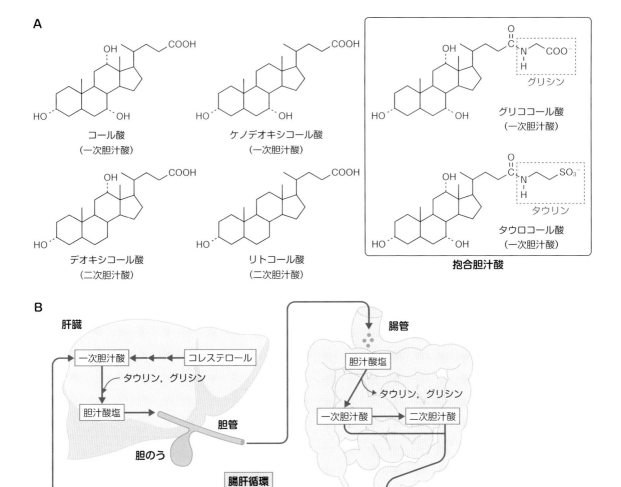

A

コール酸
（一次胆汁酸）

ケノデオキシコール酸
（一次胆汁酸）

グリココール酸
（一次胆汁酸）

グリシン

デオキシコール酸
（二次胆汁酸）

リトコール酸
（二次胆汁酸）

タウロコール酸
（一次胆汁酸）

タウリン

抱合胆汁酸

B

肝臓

一次胆汁酸 ← コレステロール

タウリン，グリシン

胆汁酸塩 →

胆管

胆のう

腸肝循環

腸管

胆汁酸塩

タウリン，グリシン

一次胆汁酸 → 二次胆汁酸

回腸

再吸収
98〜99%

排泄
1〜2%

糞便

図3　胆汁酸の代謝
Bは参考図書19より引用.

2. 消化と吸収

A. トリアシルグリセロールの分解 （図4）

lipase：リパーゼ
triacylglycerol：トリアシルグリ
セロール

　摂取した脂質は胆汁酸に取り囲まれてミセルを形成し，そのミセルに含まれる膵臓リパーゼがミセル内のトリアシルグリセロールを分解する（図2B）. トリアシルグリセロールには3個の炭素原子それぞれに脂肪酸がエステル結合しているが，端の炭素から脂肪酸が切り離され，順に1,2-ジアシルグリセロール，2-モノアシルグリセロールとなる（図4）. 2-モノアシルグリセロールでは中央の炭素に脂肪酸が残っているが，この膵臓リパーゼは両端の炭素原子からしか脂肪酸を切り出すことができない. しかし，2-モノアシ

diacylglycerol：ジアシルグリセ
ロール
monoacylglycerol．モノアシル
グリセロール

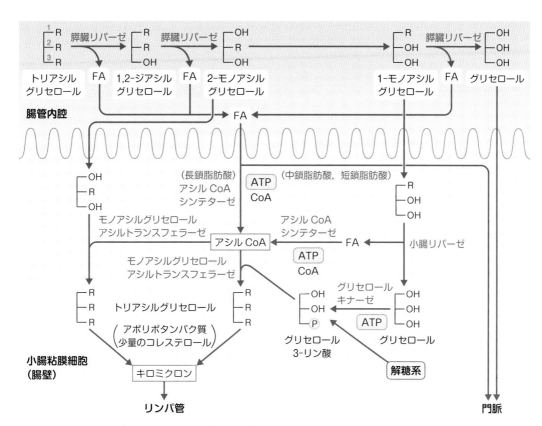

図4　トリアシルグリセロールの分解と吸収
R：長鎖脂肪酸のアルキル鎖，FA：脂肪酸.

ルグリセロールは熱力学的に不安定であり，脂肪酸は酵素活性によらず自発的に両端の炭素原子へと移動し，1-モノアシルグリセロールに変換される．その後，再び膵臓リパーゼの活性を受けて脂肪酸が切り取られ，グリセロールとなる．このように，分子として大きなトリアシルグリセロールは，脂肪酸・モノアシルグリセロール・グリセロールといった小さな部品に分解され，小腸粘膜細胞に吸収される．

B.　トリアシルグリセロールの再合成 (図4)

　　吸収された各部品は，小腸粘膜細胞内においてトリアシルグリセロールに再構築される．切り出された脂肪酸のうち，炭素数が12個以上の長鎖脂肪酸に対してはアシルCoAシンテターゼが作用し，CoAが付加されてアシルCoAとなる．そして，モノアシルグリセロールアシルトランスフェラーゼ（MGAT）の触媒を受けて，2-モノアシルグリセロールに脂肪酸が転移し，トリアシルグリセロールが生じる．また，1-モノアシルグリセロールは小腸のリパーゼによって脂肪酸を切り離されてグリセロールとなる．グリセ

monoacylglycerol acyltransferase：モノアシルグリセロールアシルトランスフェラーゼ(MGAT)

ロールはグリセロールキナーゼの触媒によってグリセロール3-リン酸となり，2-モノアシルグリセロールと同様に脂肪酸の転移を受けてトリアシルグリセロールとなる．こうして再構築されたトリアシルグリセロールは，キロミクロンという血清リポタンパク質に取り込まれてリンパ管に入り，全身に脂質が運搬される．炭素数が10個以下の中鎖および短鎖脂肪酸は，そのまま門脈に移行し，全身に運ばれる．

chylomicron：キロミクロン
カイロミクロンとよばれることもある．
lipoprotein：リポタンパク質

3. 体内運搬

　血清リポタンパク質とは，両親媒性のリン脂質とアポリポタンパク質によって形成される脂質運搬用のミセルで，その中央にはトリアシルグリセロール・コレステロール・コレステロールエステルが収納されている（**図5A**）．含まれるリン脂質の種類や格納している脂質の割合の違いによって，リポタンパク質は5種類に分類される（**図5B，C**）．キロミクロンに端を発

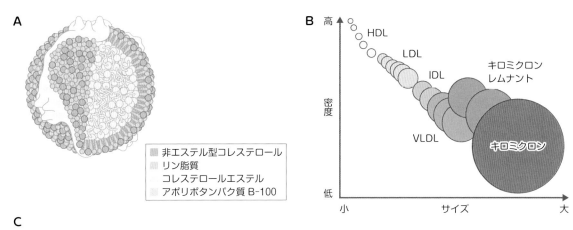

分類	直径 (nm)	密度 (g/mL)	主なリポタンパク質	組成（%）		
				トリアシルグリセロール	コレステロール	タンパク質
キロミクロン	75〜1,200	0.93	C-Ⅱ，C-Ⅲ，B-48，E	85	5	2
VLDL	30〜80	0.93〜1.006	C-Ⅱ，C-Ⅲ，B-100，E	60	15	10
IDL	25〜35	1.006〜1.019	C-Ⅱ，C-Ⅲ，B-100，E	22	30	20
LDL	18〜25	1.019〜1.063	B-100	10	45	25
HDL	5〜12	1.063〜1.21	C-Ⅱ，C-Ⅲ，A-Ⅰ，A-Ⅱ，D	5	12	55

図5　リポタンパク質の分類

し，成分や大きさを変えながら次々に変遷していくので，その流れをしっかり押さえておきたい（**図6**）.

❶ 小腸粘膜細胞内で再合成された食餌由来の外因性トリアシルグリセロールは**キロミクロン**（CM）に取り込まれる. この段階では未成熟キロミクロンであり，アポリポタンパク質の種類はアポB-48である. 未成熟キロミクロンはエキソサイトーシスによってリンパ管に入り，胸管リンパから血液中に移行する.

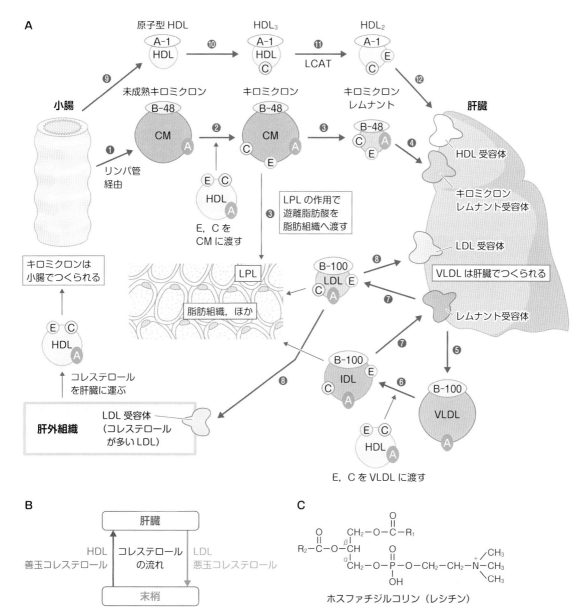

図6 リポタンパク質による脂質の輸送
Aは参考図書8をもとに作成.

キロミクロン：小腸から吸収された食餌由来の外因性トリアシルグリセロールが約90％を占める．肝臓・脂肪・心臓・骨格筋などの各組織にトリアシルグリセロールを輸送する．直径が最大で1μm以上もあるため，光学顕微鏡で観察することが可能である．また，小腸で吸収された脂溶性ビタミン（ビタミンA・E・K）とも結合し，これらの運搬にも大きく関与している．

high density lipoprotein：高密度リポタンパク質（HDL）

❷ 未成熟キロミクロンは高密度リポタンパク質（HDL）からアポC-ⅡとアポEの異なるアポリポタンパク質を受け取り，成熟キロミクロンとなる．

❸ このうち，アポC-Ⅱは脂肪・心臓・骨格筋組織などの毛細血管内皮細胞表面に存在するリポタンパク質リパーゼ（LPL）を活性化させ，トリアシルグリセロールを脂肪酸とグリセロールとに分解する．各組織に外因性トリアシルグリセロールを放出すると粒子が小さくなり，コレステロールに富んだキロミクロンレムナントになる．

lipoprotein lipase：リポタンパク質リパーゼ（LPL）

remnant：レムナント

❹ キロミクロンレムナントに含まれるアポEが肝臓の受容体と結合し，キロミクロンレムナントは肝臓に取り込まれる．キロミクロンレムナントに含まれる食餌由来のコレステロールにより，肝臓のコレステロール合成系が抑制され，体内のコレステロール量が過剰にならないように調節されている．このように，キロミクロンは脂肪組織や筋肉などに食餌由来の外因性トリアシルグリセロールを運搬し，肝臓にはコレステロールを運搬している．

❺ 肝臓に回収されたキロミクロンレムナントは，肝臓で合成された内因性トリアシルグリセロールを新たに含み，超低密度リポタンパク質（VLDL）となる．肝臓では，解糖系によりグルコースから生成されるグリセロール3-リン酸と遊離脂肪酸とからトリアシルグリセロールが合成されている．

very low density lipoprotein：超低密度リポタンパク質（VLDL）

VLDL：肝細胞の小胞体で生成され，ゴルジ体を経て肝細胞外に分泌される．新生VLDLはアポB-100とアポAのアポリポタンパク質を含み，コレステロールエステル含量が少ない．肝臓で合成された内因性トリアシルグリセロールを主成分（約60％）とする．血清中のトリアシルグリセロールの多くはVLDLに含まれる．

cholesteryl esterまたはcholesterol ester：コレステロールエステル

❻ 新生VLDLは肝静脈にてHDLからコレステロールエステルとアポC-ⅡおよびアポEを獲得して成熟VLDL（肝性VLDL）となり，肝臓から血液中に分泌される．その後，心臓・筋肉・脂肪組織などに発現しているVLDL受容体を介して直接組織に取り込まれ，アポC-Ⅱによってリポタンパク質リパーゼが活性化され，トリアシルグリセロールが徐々に分解されて小型化し，中密度リポタンパク質（IDL）になる．

intermediate density lipoprotein：中密度リポタンパク質（IDL）
VLDLレムナントともよばれる．

hepatic triglyceride lipase：肝性トリグリセリドリパーゼ（HTGL）

low density lipoprotein：低密度リポタンパク質（LDL）

❼ IDLはアポEを介してレムナント受容体によって肝臓に取り込まれ，肝性トリグリセリドリパーゼ（HTGL）により分解されて低密度リポタンパク質（LDL）となる．

LDL：VLDL→IDL→LDLに至るα2経路を経て生成される．約45％がコレステロール（遊離コレステロールが8％，コレステロールエステルが37％）で占められ，血清中の全コレステロールの約3分の2はLDLに含まれる．主としてコレステロールを肝臓からほとんどの組織に供給する（**図6B**）．そのため，動脈硬化を招く悪玉コレステロールと長く考えられてきたが，現在ではそれを否定する研究成果も報告されてきている．

❽ LDLのアポタンパク質であるアポB-100を認識するLDL受容体に結合し，肝臓や脂肪組織などの細胞内に取り込まれ，リソソームで分解される．LDLのコレステロールエステルは遊離コレステロールに分解され，細胞膜の構成に利用される．LDLのアポB-100はリソソームでアミノ酸に分解される．小型で比重の高いLDLは動脈壁内に透過しやすいため，一般に動脈硬化のリスクを高めるとされている．

＊ ＊ ＊ ＊ ＊

❾ 高密度リポタンパク質（HDL）は主に小腸と肝臓で合成される．このうち，小腸に由来する原始型のHDLはアポタンパク質のアポA-Ⅰ量が多く，扁平な円盤状の形状をしているのが特徴である．

HDL：末梢組織に蓄積したコレステロールを肝臓に運ぶ役割を果たし（**図6B**），結果的に動脈硬化を抑える働きをすることから，善玉コレステロールとよばれていた．しかし，LDLの悪玉コレステロール同様，その仮説を否定する説も提唱されてきている．HDLはキロミクロンやVLDLにアポC・アポEを渡すほか，LDLやVLDLとの間でコレステロールの受け渡しも行っている．

ATP binding cassette transporter A1：ATP結合カセット輸送タンパク質A1（ABCA1）

❿ 原始型HDLは末梢組織の細胞膜表面に結合し，ATP結合カセット輸送タンパク質A1（ABCA1）の作用により細胞膜から遊離コレステロールを取り込み，球状のHDL_3となる．

lecithin cholesterol acyltransferase：レシチンコレステロールアシルトランスフェラーゼ（LCAT）

⓫ 次に，原始型HDLの表面にあるアポA-Ⅰが，肝臓で合成されて血漿中に放出されたレシチンコレステロールアシルトランスフェラーゼ（LCAT）を活性化させると，取り込まれた遊離コレステロールの唯一の水酸基に，レシチン（ホスファチジルコリンの別名，**図6C**）のβ位の脂肪酸（ホスファチジン酸のC2に結合している脂肪酸）がエステル結合され，コレステロールエステルとなる．これにより，粒子はより大きくなり，HDL_2となる．

⓬ HDL₂のコレステロールエステルはHDL受容体などを介して肝臓に取り込まれ，肝臓へとコレステロールを逆転送する．結果的に，HDLは末梢組織の細胞膜表面から遊離コレステロールを引き抜くことになる．

4. 脂肪酸の分解：β酸化

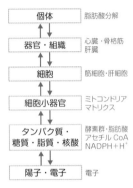

β-oxidation：β酸化

各末梢組織に分配された脂肪酸は，ATPを合成するための原料となりうる．β酸化は脂肪酸を酸化してアセチルCoAを取り出す代謝経路であり，4つの反応をくり返し，反応が一巡するごとに脂肪酸からアセチル基を切り出してアセチルCoAが1分子生成される．そして，元の脂肪酸は切り出されたアセチル基に含まれる炭素原子2個分ずつ短くなっていき，最終生産物もアセチルCoAとなる．β酸化という命名は，脂肪酸のβ位にある炭素（β炭素）が段階的に酸化されることに由来する．β酸化はミトコンドリアのマトリクス部位で行われ，生成されたアセチルCoAは同じくマトリクスで行われるクエン酸回路（→5章-4）に入り，ATPへと変換される．

A. 脂肪酸のミトコンドリア・マトリクスへの輸送

albumin：アルブミン

血中においては，脂肪酸はキロミクロンやVLDLといったリポタンパク質に含まれるトリアシルグリセロール，もしくは血清タンパク質のアルブミンに緩く結合した遊離脂肪酸の状態で存在する．長鎖脂肪酸はそのままの状態では血液に溶け込むことが不可能なので，アルブミンと結合することで血中を巡っている．その後，脂肪酸は標的の細胞の細胞膜を受動拡散

Column

脂質代謝に関連する血液検査の検査項目

血液検査における脂質代謝系の検査項目としては，「総コレステロール」「中性脂肪」「HDL-C」「LDL-C」「nonHDL-C」がある．ちなみに，「-C」はコレステロールの意味である．本文中に示した各脂質や各リポタンパク質の機能などから，その数値の意味を予想してみていただきたい．

総コレステロール：動脈硬化・心筋梗塞・狭心症・脳梗塞などの危険性を示す．

中性脂肪：内臓脂肪の増加・脂肪肝の危険性を示す．

HDL-C：善玉コレステロールHDLを表す数値．この数値が高ければ動脈硬化に予防的に働き，低ければ動脈硬化の進行が速まる．

LDL-C：悪玉コレステロールの「主犯格」LDLを表す数値．これが高い場合，動脈硬化が進行している恐れがある．一方，低すぎると血管壁が弱くなる場合もあり，脳出血などの原因となることも考えられる．

nonHDL-C：この値は，「総コレステロール」値から「HDL-C」値を引いた値のことである．「nonHDL-C」値のなかには悪玉コレステロールの「主犯格」LDLのほか，VLDLやIDLといった「共犯者」も含まれており，動脈硬化をもたらす別の危険因子の指標として用いられる．

（→1章-3-B）にて通過する（**図7**）.

　次に，脂肪酸は細胞質内においてCoAを付加されてアシルCoAとなる（**図8A**）. この反応は2段階からなり，それを触媒するのはミトコンドリア外膜に埋まっている**アシルCoAシンテターゼ**である. シンテターゼと命名されるからには，ATPを必要とする合成酵素であることは容易に予想できると思う. まず，ATPのうちのAMPの部分が脂肪酸のカルボキシ基に結合して脂肪酸アシルアデニル酸を生じ，ピロリン酸が遊離する. さらに，同じ酵素の作用によりAMPが外されてCoAが結合することで，脂肪酸アシルCoAが産生される.

　細胞質内に生じた脂肪酸アシルCoAはミトコンドリアのマトリクスへと輸送されるが，マトリクスに到達するには，外膜と内膜の2つの膜を通過しなければならない（**図7**）. 脂肪酸アシルCoAは，外膜は容易に通過することができるが，内膜は非常にガードが堅く，「チケット」を手に入れなければマトリクス内に侵入することはできない. そのチケットとは，**カルニチン**というアミノ酸の一種である（**図8B**）. まず，ミトコンドリアの膜間腔において，ミトコンドリア外膜に存在する**カルニチンアシルトランスフェラーゼ I**の触媒により，アシルCoAからCoAが外されてカルニチンが付加され，**アシルカルニチン**となる. すると，ミトコンドリア内膜に存在する**カルニチン-アシルカルニチントランスロカーゼ**の働きにより，膜間腔からマトリク

pyrophosphoric acid：ピロリン酸
「pyro」は熱や炎を表す言葉で，リン酸を高温で脱水縮合することで生成されることに由来する. しかし，ピロリン酸は古い表現であり，最近では「二リン酸（diphosphoric acid）」が用いられる.

carnitine：カルニチン

carnitine acyltransferase：カルニチンアシルトランスフェラーゼ

acylcarnitine：アシルカルニチン

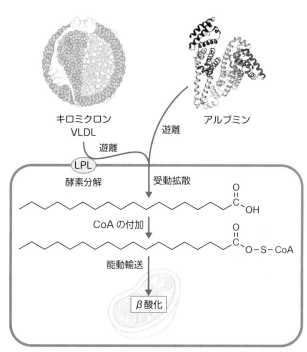

図7　細胞外・細胞内の脂肪酸の輸送

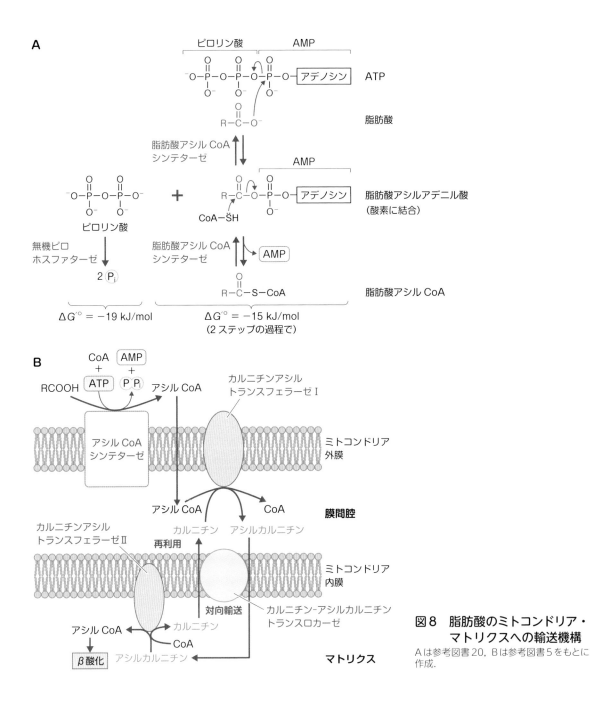

図8　脂肪酸のミトコンドリア・マトリクスへの輸送機構
Aは参考図書20，Bは参考図書5をもとに作成．

スヘアシルカルニチンが，同時に，マトリクスから膜間腔へカルニチンが輸送される．要するに，対向輸送である．マトリクスへ送られたアシルカルニチンは，ミトコンドリア内膜のカルニチンアシルトランスフェラーゼⅡの触媒によってカルニチンが外され，代わりにCoAが付加されてアシルCoAに戻り，β酸化の基質となる．一方，膜間腔に送られたカルニチンは，次のアシルCoAのマトリクスへの輸送のために再利用される．

B. 飽和脂肪酸のβ酸化

先述の通り，β酸化は4つの反応のくり返しである．ここからは，その4つの反応を1つずつ詳しく解説する（**図9A**）．

反応❶：アシルCoAに対する酸化反応

最初の反応ではアシルCoAが酸化される．この反応を触媒する酵素はアシルCoAデヒドロゲナーゼで，水素原子の受け手はFADである．この反応によってα炭素とβ炭素との間に二重結合が形成されて，*trans*-Δ^2-エノイルCoAが生じる．二重結合が形成される過程で，FADが還元されてFADH$_2$となり，後述する電子伝達系（→8章）で用いられる．

enoyl-CoA：エノイルCoA

反応❷：*trans*-Δ^2-エノイルCoAに対する加水反応

エノイルCoAヒドラターゼの触媒により，前の酸化反応で形成された*trans*-Δ^2-エノイルCoAの二重結合にH$_2$Oが付加される．α炭素に水素原子が，β炭素に水酸基が付加され，L-β-ヒドロキシアシルCoAが生じる．

反応❸：L-β-ヒドロキシアシルCoAに対する酸化反応

β-ヒドロキシアシルCoAデヒドロゲナーゼの触媒により，L-β-ヒドロキシアシルCoAのβ炭素が酸化される※．β炭素に元からあった水素原子と，前段階の反応で付加された水酸基の水素原子が除去され，水酸基に由来するケトン基が形成されたβ-ケトアシルCoAが生じる．このとき，NAD$^+$が還元されてNADH + H$^+$が生じ，電子伝達系で用いられる．

※この反応がβ酸化という命名の根拠となっている．

反応❹：β-ケトアシルCoAに対するチオール開裂反応

β-ケトアシルCoAチオラーゼの触媒により，β-ケトアシルCoAともう1つのCoAがチオール開裂を起こし，アセチルCoAと，アセチル基に含まれる2炭素分短くなったアシルCoAとが生成する．炭素原子2個分だけ短くなったアシルCoAは，次のβ酸化の反応❶の基質となり，同様の酸化反応を受ける．最終的に，炭化水素鎖の部分がすべてアセチルCoAに分解されるまでくり返される．

thiolysis：チオール開裂

* * * * *

ヒトの体内で最も多い飽和脂肪酸は炭素数16個のパルミチン酸である．パルミチン酸がβ酸化によって完全に分解されると，トータルで7回のβ酸化が起こる（**図9B**）．1回のβ酸化でFADH$_2$とNADH + H$^+$が1分子ずつ産生されるため，7回の反応により合計でFADH$_2$とNADH + H$^+$が7分子ずつ生じる．また，16個の炭素原子からなる炭化水素鎖を2個ずつ刻んでいくため，合計で8分子のアセチルCoAが生じる．この反応を式にまとめると**図9C**のようになる．

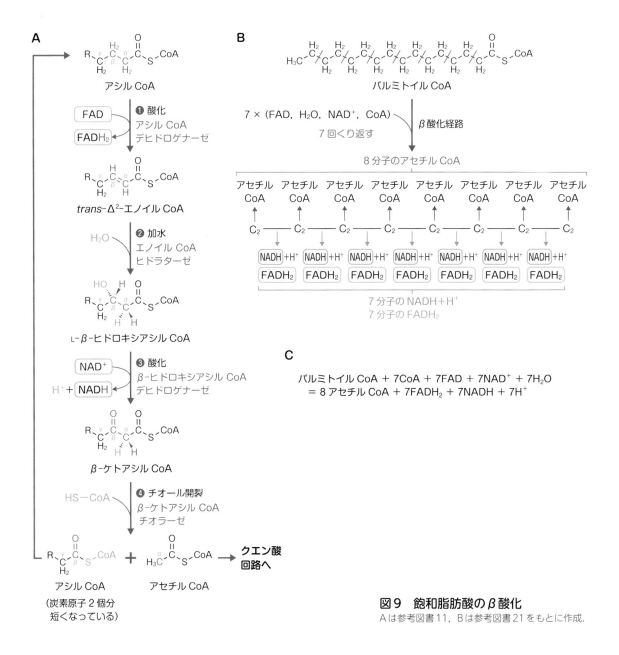

図9　飽和脂肪酸の β 酸化
Aは参考図書11，Bは参考図書21をもとに作成．

C. 不飽和脂肪酸の β 酸化

　　　　　炭化水素鎖内に二重結合を含む不飽和脂肪酸も β 酸化を受けて分解される．その際，二重結合の位置が奇数位（奇数番の炭素原子→偶数番の炭素原子）なのか，偶数位（偶数番の炭素原子→奇数番の炭素原子）なのかによって大きく異なる．これを解説するにあたって非常に便利なのがリノール酸である．リノール酸の cis 型の二重結合は2カ所あり，C9→C10とC12→C13である（**図10**）．

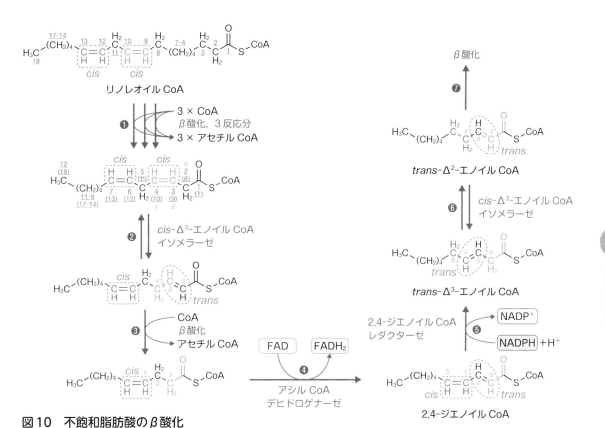

図10 不飽和脂肪酸のβ酸化
参考図書11をもとに作成.

linoleoyl-CoA：リノレオイル
CoA

　β酸化を開始するにあたり，まずはCoAを付加しなくてはならず，リノール酸はリノレオイルCoAとなる．そして，C1からC6までは通常のβ酸化（3回分）によって分解され，*cis*-Δ³-エノイルCoAとなる（**図10**，反応❶）．ここでは，β炭素とγ炭素との間に*cis*型の二重結合が含まれる．ここで，*cis*-Δ³-エノイルCoAイソメラーゼの触媒により，二重結合の場所と構造が一度に変化し，α炭素とβ炭素との間の*trans*型の二重結合に変換される（**図10**，反応❷）．この構造は通常のβ酸化（**図9**）の反応❶による生成物である*trans*-Δ²-エノイルCoAと同じである．したがって，この先は**図9**の反応❷～❹によって分解することができる（**図10**，反応❸）．

　生成物を再度β酸化するため，アシルCoAデヒドロゲナーゼとFADで酸化し，2,4-ジエノイルCoAが生じる（**図10**，反応❹）．この生成物では，α炭素とβ炭素との間に*trans*型の二重結合が，そして，γ炭素とδ炭素との間に*cis*型の二重結合が含まれている．次に，2,4-ジエノイルCoAレダクターゼの触媒により2,4-ジエノイルCoAは還元され，2つあった二重結合はβ炭素とγ炭素との間の*trans*型の二重結合に収斂し，*trans*-Δ³-エノ

イルCoAとなる（**図10**，反応**❺**）．最後に，*cis*-Δ³-エノイルCoAイソメラーゼの触媒により二重結合の位置が変えられ，*trans*-Δ²-エノイルCoAとなる（**図10**，反応**❻**）．この先は通常のβ酸化によって分解される（**図10**，反応**❼**）．

D. ケトン体生成

脳や筋肉をはじめとする各組織がATPを産生する際，その原料の第一選択はグルコースである．解糖系でグルコースをピルビン酸に分解し，そのアセチル基をCoAに乗せ換えてアセチルCoAを得て，クエン酸回路に乗せるのが通常の代謝経路である（→5章）．しかし，食物を十分に摂取することができない飢餓状態や，何らかの理由でインスリンのシステムが破綻し，細胞がグルコースを取り込むことができない糖尿病においては，ATP産生のためにグルコースを使用することができない（**図11A**）．すると，細胞内では糖新生によってグルコースが合成されるため，オキサロ酢酸をはじめとするクエン酸回路の中間代謝物の量が著しく減少してしまう．

同時に，ATP産生の材料として脂肪酸を使うようになる．β酸化によって脂肪酸を分解することで，クエン酸回路を駆動するためのアセチルCoAを得ようとする．しかし，クエン酸回路は，オキサロ酢酸とアセチルCoAを縮合させてクエン酸を得ることからスタートする．上述のようにそのオキサロ酢酸が枯渇している状態であるため，クエン酸回路が進行せず，アセチルCoAがミトコンドリア内に蓄積していく．すると，その余剰となったアセチルCoAをアセト酢酸やβ-ヒドロキシ酪酸といったケトン体に変換し，血液に乗せて脳や筋肉へと届ける（**図11B**）．脳や筋肉などにおいては，これらのケトン体からアセトアセチルCoAを経てアセチルCoAを合成し，グルコースの不足で産生されなかった分を補充している．

糖尿病の患者においてはインスリンのシステムが機能しておらず，細胞にグルコースが取り込まれずに血糖値だけが上昇し，細胞は飢餓状態に陥った状態にある．すると，上記のようにケトン体を生成することになる．しかし，ケトン体のような酸性物質が大量に血中に放出されると，血液が酸性に傾くケトアシドーシスが起こる．ケトアシドーシスの病態としては，意識障害・浸透圧利尿による脱水症状・口渇と多飲などが挙げられる．また，アセト酢酸からアセトンが産生されるため，呼気がアセトン臭・ケトン臭を呈することがある．

acetoacetic acid：アセト酢酸
β-hydroxybutyric acid：β-ヒドロキシ酪酸
ketone bodies：ケトン体

ketoacidosis：ケトアシドーシス

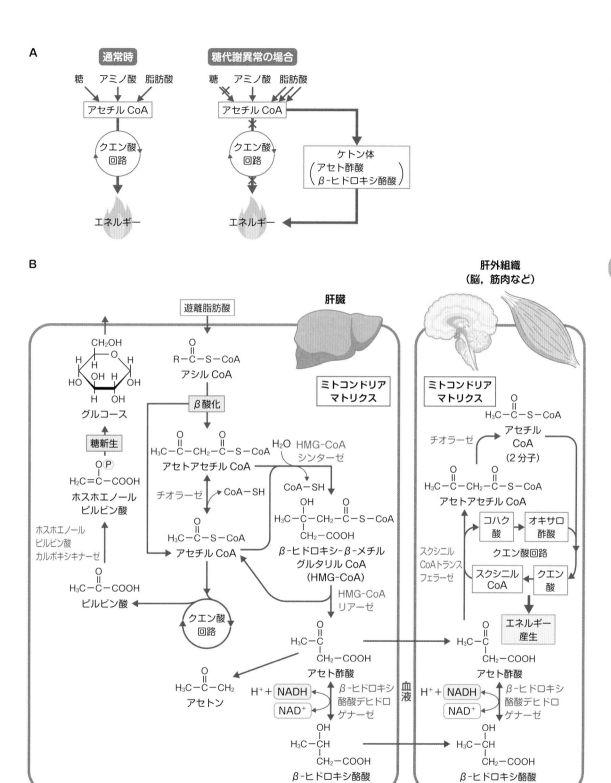

図11 ケトン体の生成

5. 脂肪酸の合成・伸長・不飽和化

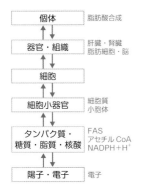

個体	脂肪酸合成
器官・組織	肝臓・腎臓 脂肪細胞・脳
細胞	
細胞小器官	細胞質 小胞体
タンパク質・ 糖質・脂質・核酸	FAS アセチルCoA NADPH+H⁺
陽子・電子	電子

　ここまでは脂肪酸の分解についての解説をしてきたが，生体内では脂肪酸以外の化合物から脂肪酸を合成することもできる．進化の過程で地球上に現代人が出現し，まだ狩猟生活を営んでいた頃，野生動物と同様，それほど多くの食料を獲得することはできなかったはずである．だから，人体は多少でも余剰に栄養分を得ることができた際は，いざというときのために，それを脂肪に変えて皮下脂肪として備蓄する機能を獲得した．それが脂肪酸合成の機構である．しかし，その機能を残したまま飽食の時代に入ったため，過剰な栄養分（特に糖質）を得るに至り，肥満や生活習慣病という新たな問題を抱えるようになった．脂肪酸合成の機構がわかれば，なぜ甘いものを食べ過ぎると太るのか，その原因が理解できるはずである．

A. 脂肪酸合成の概要

　まずは，脂肪酸合成に至るまでの概要から見ていこう（**図12**）．くり返しになるが，インスリン刺激によって細胞内に取り込まれたグルコースは，解糖系を介してピルビン酸に代謝された後，アセチルCoAへと変換される．アセチルCoAはオキサロ酢酸と縮合してクエン酸となり，クエン酸回路が始まるが，このクエン酸がクエン酸シャトルに乗ってミトコンドリアのマトリクスから細胞質へと放出される．細胞質内においてクエン酸からアセチル基が1つ切り取られて，オキサロ酢酸とアセチルCoAが生成される．ここは，クエン酸回路の入口の縮合反応の逆反応になる．そして，アセチルCoA

malonyl-CoA：マロニルCoA

からマロニルCoAを合成し，これらを出発物質として脂肪酸を合成していく．脂肪酸合成は細胞質で行われる反応である．

B. マロニルCoAの合成

biotin：ビオチン

　最初に，アセチルCoAからマロニルCoAが生じる過程を解説する（**図13**）．ここでは，ビオチン（ビタミンH）を補酵素とするアセチルCoAカルボキシラーゼが反応を触媒する．ビオチンは，さまざまなカルボキシラーゼの補酵素となる．この反応により，炭酸水素塩から二酸化炭素がアセチルCoAに転移し，アセチル基から炭素原子が1つ増えたマロニル基へと変換される．

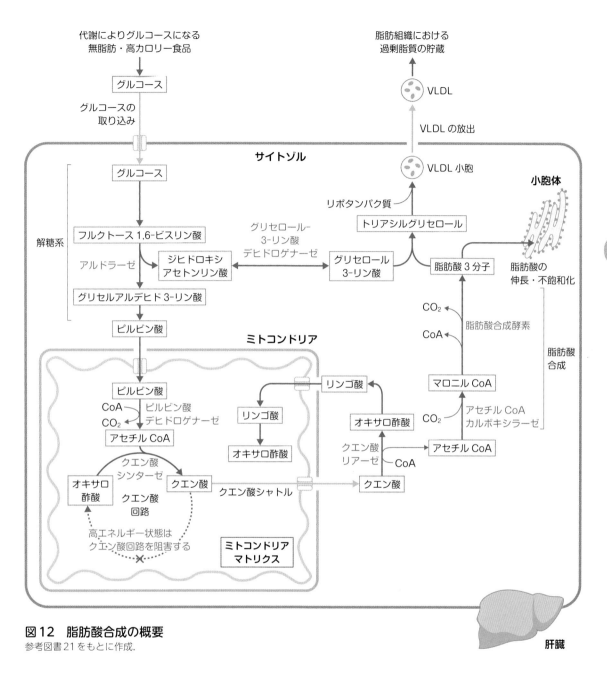

図12　脂肪酸合成の概要
参考図書21をもとに作成.

H₃C–C(=O)–S~CoA + ATP + HCO₃⁻ → O–C(=O)–CH₂–C(=O)–S~CoA + ADP + Pᵢ + H⁺

アセチル CoA ＋ ATP ＋ HCO_3^- → マロニル CoA ＋ ADP ＋ P_i ＋ H^+

アセチル CoA
カルボキシラーゼ
＋
ビオチン（ビタミン H）

図13　マロニル CoA の合成

C. 脂肪酸合成酵素による脂肪酸の合成

fatty acid synthase：脂肪酸合成
酵素（FAS）

脂肪酸合成はアセチルCoAにマロニルCoAを縮合させるところから始まる. その反応を担っているのが脂肪酸合成酵素（FAS）である. ヒトのFASは約2,500個のアミノ酸で構成される1本のポリペプチド鎖で構成され, その中に以下の7種類の機能ドメインをもつ（図14A）.

略記	機能ドメイン	機能
KS	β-ケトアシルACPシンターゼ	アシル基とマロニル基との縮合
DH	β-ヒドロキシアシルACPデヒドラターゼ	β-ヒドロキシアシルACPからの脱水と二重結合形成
ER	エノイルACPレダクターゼ	二重結合の還元と飽和アシルACPの生成
KR	β-ケトアシルACPレダクターゼ	β-ケト基の還元
ACP	アシルキャリアータンパク質	アシル基との結合
MAT	マロニル/アセチルCoA-ACPトランスフェラーゼ	マロニル基およびアセチル基の転移
TE	チオエステラーゼ	脂肪酸の遊離

図14BではFASの構造を模式的に描写して脂肪酸合成の過程を解説している. まず, KSドメインとACPドメインのチオール基に, それぞれアセチル基とマロニル基が結合する. これらの官能基の転移は, FAS中のマロニル/アセチルCoA-ACPトランスアセチラーゼ（MAT）ドメインの酵素触媒によって起きる. ここで, アセチル基とマロニル基が結合するインターフェースに用いられているのが, パントテン酸（ビタミンB_5）である（→4章-4-C）. パントテン酸の残基はCoAにも含まれており, ACPとCoAが共通した構造をもっていることでアセチル基やマロニル基の転移を容易にしている.

この先の脂肪酸合成反応は4段階に分かれており, アセチル基（炭素数2）を出発してアシル基にマロニル基（炭素数3）がくり返して縮合する. 縮合1回ごとにマロニル基からCO_2が1分子放出され, アセチル基から炭素数が2個ずつ増加する. 以下に, 脂肪酸合成の各段階を詳細に解説する.

反応❶：アセチル基とマロニル基との縮合反応

FAS中のβ-ケトアシルACPシンターゼ（KS）ドメインの酵素触媒により, マロニル基がアセチル基に縮合する. 結果的に, β-ケトブチリル基（アセトアセチル基）が生じ, β-ケトブチリルACPが生成される. その際, マロニル基から二酸化炭素が放出される.

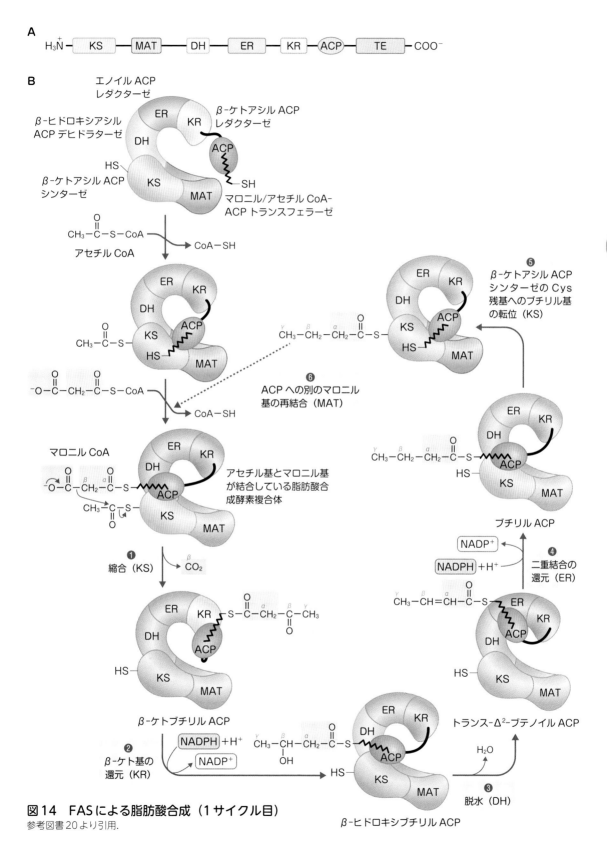

図14 FASによる脂肪酸合成（1サイクル目）
参考図書20より引用.

反応❷：β−ケトブチリルACPに対する還元反応

FAS中のβ−ケトアシルACPレダクターゼ（KR）ドメインの酵素触媒により，β−ケトブチリルACPのβ位の炭素が還元され，β−ヒドロキシブチリルACPが生じる．このときに用いられる還元型補酵素は，ペントースリン酸経路（→5章-7）で生成されるNADPH＋H⁺である．

反応❸：β−ヒドロキシブチリルACPに対する脱水反応

FAS中のβ−ヒドロキシアシルACPデヒドラターゼ（DH）ドメインの酵素触媒により，β−ヒドロキシブチリルACPが脱水される．α炭素とβ炭素との間に二重結合が形成されて，トランス−Δ²−ブテノイルACPが生じる．

反応❹：トランス−Δ²−ブテノイルACPに対する還元反応

FAS中のエノイルACPレダクターゼ（ER）ドメインの酵素触媒により，トランス−Δ²−ブテノイル基が還元され，二重結合が飽和結合となってブチリル基が生じ，ブチリルACPが生成される．用いられる還元型補酵素は，ペントースリン酸経路に由来するNADPH＋H⁺である．

＊　＊　＊　＊　＊

この後，MATドメインの酵素触媒によりACPドメインに再びマロニルCoAが結合した後，図14の反応❶と同様にブチリル基がマロニル基に縮合し，反応❷〜❹へと続く．これらの反応❶〜❹をくり返すことで，炭素数が2個ずつ伸長する（図15）．このまま炭素数16個のパルミチン酸が合成されるまで反応は持続する．合成されたパルミチン酸はグルコースに由来するグリセロール3-リン酸と結合してトリアシルグリセロールとなり，VLDLに乗せられて全身へと運ばれていく（図12）．

D. 脂肪酸の長鎖化と不飽和化

palmitic acid：パルミチン酸

合成されたパルミチン酸をもとに，小胞体においてさらなる長鎖化と不飽和化が施される（図12）．

長鎖化においては，まず小胞体内においてCoAが付加されてパルミトイルCoAとなる．その後，脂肪酸伸長酵素（ELOVL）によってマロニルCoAが縮合されて炭素数が2個伸びた後，FASによる脂肪酸合成と同様，還元→脱水→還元を経て炭素数18個のステアロイルCoAとなり，CoAが外れて

stearic acid：ステアリン酸

ステアリン酸となる（図16）．さらに，30個以上にまで炭素数を伸ばすことが可能である．

desaturase：デサチュラーゼ
「saturate」で「飽和する」の意味．

不飽和化にはデサチュラーゼという酵素が必要になる．ヒトがもっているのは，Δ⁵デサチュラーゼ・Δ⁶デサチュラーゼ・Δ⁹デサチュラーゼの3種類である．このうち，Δ⁹デサチュラーゼの触媒により，パルミチン酸はパル

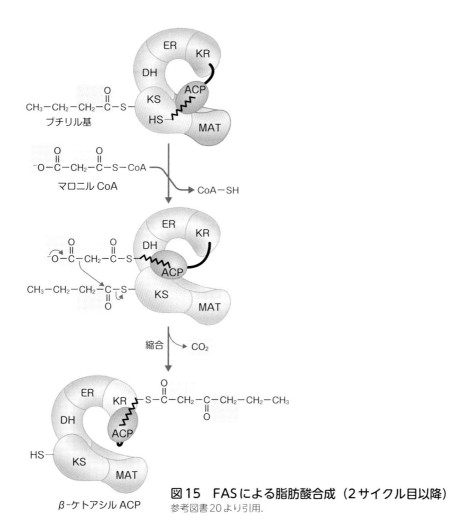

CH₃−CH₂−CH₂−C−S
(ブチリル基)

マロニル CoA

CoA−SH

縮合 → CO₂

β-ケトアシル ACP

図15　FASによる脂肪酸合成（2サイクル目以降）
参考図書20より引用.

oleic acid：オレイン酸
オリーブ（*Olea europaea*）油から
単離されたことに由来する.

essential fatty acid：必須脂肪酸

linolenic acid：リノレン酸
ギリシャ語の「linon（亜麻）」と
「oleic（油）」に由来する.

ミトオレイン酸に，ステアリン酸はオレイン酸に変換することができる．しかし，これ以外のデサチュラーゼをもたないがゆえにヒトの細胞内では合成できないが，われわれにとって不可欠な脂肪酸が存在する．このように，食餌から摂取しなければならない脂肪酸を必須脂肪酸といい，具体的にはω-3脂肪酸やω-6脂肪酸がある（**表1**）．「ω-3」と「ω-6」とは，「ω炭素」とよばれる脂肪酸のメチル基末端の炭素原子から数えて，最初の二重結合が位置する炭素原子を表したものである（→2章-3-A 表2）．

以下に，代表的なω-3脂肪酸およびω-6脂肪酸の生合成経路を解説する（**図16**）．

① ω-3脂肪酸

α-リノレン酸は，植物や微生物中においてΔ^{15}デサチュラーゼの触媒によりリノール酸の15位（ω-3位）の炭素に二重結合が1個形成されて生成

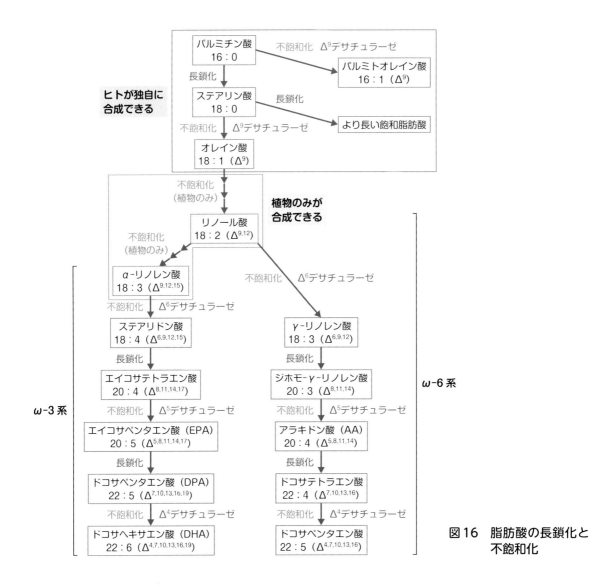

図16 脂肪酸の長鎖化と不飽和化

表1 主要なω-3系およびω-6系脂肪酸

分類	名称	機能	含有する主な食品
ω-3脂肪酸	α-リノレン酸	EPAやDHA合成の原料	種油，エゴマ，アボカド
	エイコサペンタエン酸（EPA）	エイコサノイドの前駆体	魚介類
	ドコサヘキサエン酸（DHA）	血中脂質低下作用，抗血栓作用など	青魚の魚油
ω-6脂肪酸	リノール酸	アラキドン酸合成の原料	ゴマ油，コーン油
	γ-リノレン酸	アラキドン酸合成の原料	月見草油，肉，魚
	アラキドン酸	エイコサノイドの前駆体	鶏卵，豚肉，青魚

される．ヒトはΔ^{15}デサチュラーゼをもたないため，α-リノレン酸を自ら合成することができず，必須脂肪酸とされる．体内においては10〜15％のα-リノレン酸がEPAやDHAへと代謝される．

eicosapentaenoic acid：エイコサペンタエン酸（EPA）

　エイコサペンタエン酸（EPA）も，ヒトのデサチュラーゼでは不飽和化できない箇所に二重結合が存在するため，必須脂肪酸である．プロスタグランジン・トロンボキサン・ロイコトリエンなどのエイコサノイド（→6章-6）の前駆体となるほか，脂質代謝や血液凝固異常の改善が認められるため，医療用医薬品として閉塞性動脈硬化症・高脂血症治療薬となる．

docosahexaenoic acid：ドコサヘキサエン酸（DHA）

　ドコサヘキサエン酸（DHA）は，食品から摂取する以外に，α-リノレン酸から合成することが可能である．脳・網膜・心臓・精子・母乳中に多く含まれ，学習機能向上・網膜反射能向上・血中脂質低下・血圧降下・抗血栓・抗アレルギー・抗炎症・制がんなど，多様な生理活性が報告されている．

② ω-6脂肪酸

linoleic acid：リノール酸
名前の由来はリノレン酸と同様．

　リノール酸は，植物や微生物中においてΔ^{12}デサチュラーゼの触媒によりオレイン酸の12位（ω-6位）の炭素に二重結合を形成することで生成される．ヒトはΔ^{12}デサチュラーゼをもたないため，必須脂肪酸とされる．リノール酸はさらなる不飽和化と長鎖化が進んでアラキドン酸が合成され，これがさまざまな重要な生理活性を有するエイコサノイドへと変換される．

　γ-リノレン酸は，Δ^6デサチュラーゼによる脱水素反応を経てリノール酸から生成される．ヒトはΔ^6デサチュラーゼを有しているため自前で生成することができるが，実際にはその多くを食物から摂取している．体内にて炭素原子2つ分が伸長されたジホモ-γ-リノレン酸を経て，最終的にアラキドン酸となる．

arachidonic acid：アラキドン酸（AA）
ラテン語でピーナツを表す「arachis」に由来し，ピーナツ油に含まれる．

　アラキドン酸は，ヒトではリノール酸を原料として体内で合成することができるが，合成量は十分でないため，必須脂肪酸とされている．植物にはほとんど含まれず，肉・魚・卵などから摂取する必要がある．細胞膜中のリン脂質（特にホスファチジルエタノールアミン・ホスファチジルイノシトール）として存在し，特に脳に多い．アラキドン酸はリン脂質の2位の炭素に結合していることが多く，ホスホリパーゼA_2によってリン脂質から切り出され，一連のエイコサノイドへと変換される（後述）．

6. エイコサノイド

eicosanoid：エイコサノイド

prostaglandin：プロスタグランジン

thromboxane：トロンボキサン

leukotriene：ロイコトリエン

cyclooxygenase：シクロオキシゲナーゼ

lipoxygenase：リポキシゲナーゼ

エイコサノイドとは，アラキドン酸を前駆体とし，基本骨格に20個の炭素原子をもつ生理活性物質の総称である．プロスタグランジン（PG），トロンボキサン（TX），ロイコトリエン（LT）の3種類に大きく分類される．

アラキドン酸を出発分子として，シクロオキシゲナーゼ1（COX1）およびシクロオキシゲナーゼ2（COX2）の触媒を受けて，プロスタグランジンH_2（PGH_2）を生じる．ここから，多様なプロスタグランジン群とトロンボキサンが合成される．また，アラキドン酸に5-リポキシゲナーゼが作用することで，5-HPETE（5-ヒドロペルオキシ-6,8,11,14-エイコサテトラエン酸）を経てロイコトリエンA_4（LTA_4）が生じ，さらに各種ロイコトリエンが連続的に生成されていく（**図17**）．

A. エイコサノイドの種類

プロスタグランジン：プロスタン酸骨格をもつ一群の生理活性物質であり，発見当時は前立腺（prostate gland）由来であると考えられたために名付けられた．現在までに11種類のプロスタグランジンが発見されており（PGA・PGB・PGC・PGD_2・PGE_1・PGE_2・$PGF_{2\alpha}$・PGG・PGH_2・PGI_2・PGJ），人体のさまざまな器官・組織に存在している．各プロスタグランジンの受容体を経て，血圧低下・血小板凝集抑制・睡眠誘発・子宮収縮・平滑筋収縮・発熱・骨新生などの多彩な機能が報告されている．

トロンボキサン：構造的に酸素を含む六員環（ピラン）骨格と，2つの二重結合を有する．TXA_2とTXB_2の2種が報告されており，TX受容体を経て，血小板凝集作用や血管・気管支収縮作用を示す．

ロイコトリエン：名前の由来は白血球を表すleukocyteと3つの二重結合を表すtrieneの2つの単語に由来する．しかし，その後の研究により，当時は発見されなかったもう1つの二重結合が見つかった．これまでにLTA_4・LTB_4・LTC_4・LTD_4・LTE_4・LTF_4の6種が発見されており，肥満細胞や白血球に多い．炎症反応に重要な役割を果たし，気管支喘息などのアレルギー反応や炎症反応の維持に深く関与している．また，名前が白血球に由来するように，白血球の遊走を促し，炎症組織に必要な細胞を招集することで病原体の貪食を活性化させる効果がある．

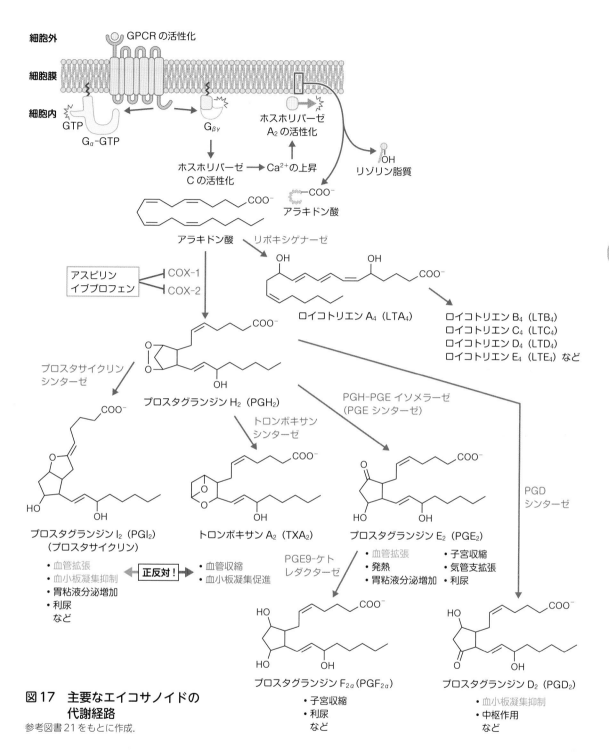

**図17　主要なエイコサノイドの
　　　　代謝経路**
参考図書21をもとに作成.

B. アスピリン・ジレンマ

aspirine：アスピリン

われわれの生活で広く使用されている非ステロイド性の解熱鎮痛薬に，アセチルサリチル酸（商品名：アスピリン）がある．同様の解熱鎮痛薬として，イブプロフェン（商品名：ブルフェン）・ロキソプロフェン（商品名：ロキソニン）・ジクロフェナク（商品名：ボルタレン）などがある．これらの薬物は，アラキドン酸からPGH_2を生成する2つのシクロオキシゲナーゼ（COX）を不可逆的に抑制し，プロスタグランジン群とトロンボキサンの生成を阻害することで，炎症を抑える効果がある．特にアスピリンは，現在では抗血小板薬として広く使用されている．しかし，**図17**に示したアラキドン酸カスケードにおいては，トロンボキサンA_2（TXA_2）には血小板凝集促進効果がある一方，プロスタグランジンD_2（PGD_2）やプロスタグランジンI_2（PGI_2）には血小板凝集抑制効果という，まるで正反対の効果がある．したがって，血栓形成抑制効果は，アスピリンの投与量が多い場合は減弱される一方，投与量が少ない場合は増強される．

投与量の違いによって，なぜこのような違いが生じるのか？ COXは血管内皮細胞と血小板の両方がもっているが，アスピリンは血小板のCOXとの親和性が高い．したがって，投与量が少ない場合は，血小板COXのみを抑制し，TXA_2の生成も抑制されるため，血小板抑制作用を示す．一方，投与量が多い場合は，血管内皮細胞のCOXも抑制されてしまうため，PGI_2の生成が抑制され，逆に血小板凝集促進作用が発現するのだ．また，血管に対しても拡張効果と収縮効果の両方が存在する．以上より，アスピリンは，解熱鎮痛薬として用いるには高用量で，血栓形成抑制薬として用いるには低用量での使い分けがなされている．

このように，アスピリンという同一薬剤が大本のCOXを阻害してしまうがために，その投与量によって全く逆の作用がみられる．これはアスピリン・ジレンマとよばれている．

7. リン脂質の代謝

2章でも述べたように，リン脂質には大きくグリセロリン脂質とスフィンゴリン脂質の2種が存在する．代謝機構はそれぞれ異なる．

A. グリセロリン脂質の合成

グリセロリン脂質は主に生体膜を形成する重要な脂質である．構造的に

phosphatidic acid：ホスファチ
ジン酸

choline：コリン

inositol：イノシトール

ethanolamine：エタノールアミン

cytidine diphosphate：シチジン
二リン酸（CDP）

は，ジアシルグリセロールにリン酸基が付加したホスファチジン酸に，セリ
ン・コリン・ミオイノシトール・エタノールアミンの4種類の頭部基のいず
れかが結合している（→2章-3-B）．

　まずは，グルコースの解糖系の中間代謝物として産生されるグリセロール
3-リン酸に，2つの脂肪酸が付加されてホスファチジン酸が合成される．次
に頭部基が付加されるわけだが，ホスファチジン酸のリン酸基の先にどの頭
部基を付加するかによって，第一機構と第二機構の2種類が存在する．頭部
基を付加するにあたってはシチジン二リン酸（CDP）が仲介者の役割を果
たすが，第一機構と第二機構とではCDPが先に結合する分子が互いに異なっ
ている（図18A）．

　第一機構では，CTPがピロリン酸（二リン酸）を離してCMPとなってホ

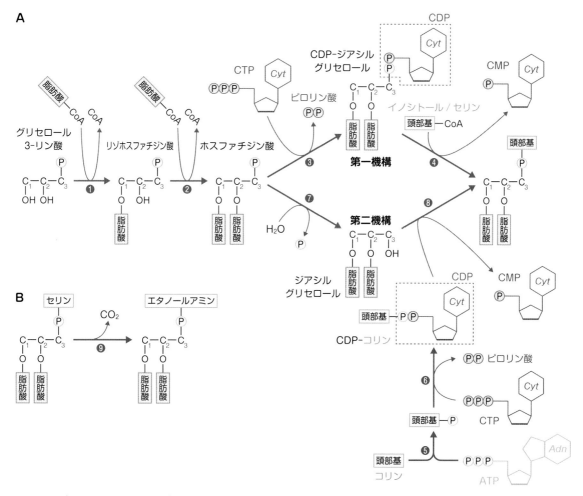

図18　グリセロリン脂質の合成の概要

❶グリセロール3-リン酸アシルトランスフェラーゼ，❷1-アシルグリセロール3-リン酸アシルトランスフェラーゼ，❸CDP-ジアシ
ルグリセロールシンターゼ，❹ホスファチジルイノシトールシンターゼ/ホスファチジルセリンシンターゼ，❺コリンキナーゼ，❻CTP-
ホスホコリンシチジリルトランスフェラーゼ，❼ホスファチジン酸ホスファターゼ，❽ジアシルグリセロールコリンホスホトランスフェ
ラーゼ，❾ホスファチジルセリンデカルボキシラーゼ．

スファチジン酸のリン酸基に結合し，CDP-ジアシルグリセロールを形成する．その後，頭部基とCMPを入れ替えて完成する．第一機構によって生成されるリン脂質は，ホスファチジルイノシトールとホスファチジルセリンである．ホスファチジルエタノールアミンは，ホスファチジルセリンのセリンから脱炭酸されて生成される（**図18B**）．

phosphatidylinositol：ホスファチジルイノシトール

phosphatidylserine：ホスファチジルセリン

phosphatidylethanolamine：ホスファチジルエタノールアミン

第二機構では，まずはホスファチジン酸からリン酸基が外され，ジアシルグリセロールとなる．一方で，頭部基はまずはATPからリン酸基を1つ受け取り，続いてCTPからCMPを受け取ってCDPと頭部基との複合体となる．最後に，ジアシルグリセロールと反応してCMPを離し，リン脂質として完成する．第二機構によって生成されるリン脂質は，ホスファチジルコリンである．

phosphatidylcholine：ホスファチジルコリン

B. グリセロリン脂質の分解

phospholipase：ホスホリパーゼ

グリセロリン脂質を分解するホスホリパーゼは，これまで4種類が報告されており，すべてアイソザイム（→4章-7-D）の関係性にある．

ホスホリパーゼA_1とA_2は，リン脂質のそれぞれ1位の炭素と2位の炭素から脂肪酸を遊離させる（**図19**）．このうち，2位の炭素にはアラキドン酸が結合していることが多く，ホスホリパーゼA_2によって切り出されたアラキドン酸からは前述のエイコサノイドが生成される．

ホスホリパーゼCは，リン脂質の3位の炭素に形成されているリン酸ジエステル結合を切断することで，ジアシルグリセロールとリン酸基を有する頭部基とを生成する．ホスホリパーゼCの活性によって，**図19**に示すホスファチジルイノシトール4,5-ビスリン酸（PIP_2）からはジアシルグリセロールとイノシトール三リン酸（IP_3）が生成され，これらはプロテインキナーゼCによるシグナル伝達において重要な役割を果たす．

inositol trisphosphate：イノシトール三リン酸（IP_3）

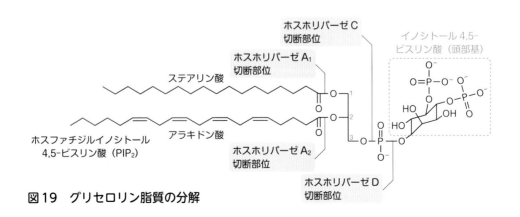

図19　グリセロリン脂質の分解

ホスホリパーゼＤは，主にホスファチジルコリンとホスファチジルエタノールアミンを基質とし，リン脂質の３位の炭素に形成されているリン酸エステル結合を切断することでホスファチジン酸と頭部基を生成する．ホスファチジン酸はリン酸基の強い負電荷をもつことから，エンドサイトーシスやエキソサイトーシス，塩基性アミノ酸に富むタンパク質のリクルートのほか，アクチン細胞骨格の調整とそれに伴う細胞の成長や移動に関与すると考えられている．また，コリンは神経伝達物質であるアセチルコリンに代謝され，神経伝達に重要な働きを担う．

C. スフィンゴリン脂質の代謝

sphingophospholipid：スフィンゴリン脂質

ceramide：セラミド

palmitoyl-CoA：パルミトイルCoA

スフィンゴリン脂質の基本骨格はセラミドであるが，そのセラミドはパルミトイルCoAとセリンを材料に多段階を経て合成される（**図20**）．セラミドはヒトの皮膚の角質層の主成分で，乾燥による水分喪失を防ぐ効果がある．そして，セラミドを起点として，多様なスフィンゴリン脂質が合成されていく．

phosphocholine：ホスホコリン

まず，ヒトのスフィンゴ脂質全体量の約85％を占めるスフィンゴミエリンは，ホスファチジルコリンからホスホコリンがセラミドに転移されることで生成される．スフィンゴミエリンは特に神経細胞の軸索を覆うミエリン鞘の細胞膜の構成成分である．また，セラミドにグルコースが付加されると，グルコセレブロシドとなる．これにさらにガラクトースが付加されてラクトシルセラミドとなり，ガングリオシドなどのさらに複雑な構造をもつスフィ

glucocerebrosideまたはglucosylceramide：グルコセレブロシド

galactose：ガラクトース

lactosylceramide：ラクトシルセラミド

ganglioside：ガングリオシド

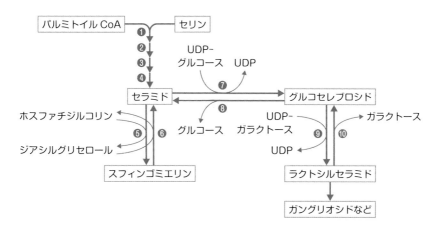

図20 スフィンゴリン脂質の代謝経路
❶セリンパルミトイルトランスフェラーゼ，❷3-オキソスフィンガニンレダクターゼ，❸セラミドシンターゼ，❹ジヒドロセラミドデサチュラーゼ，❺スフィンゴミエリンシンターゼ，❻スフィンゴミエリナーゼ，❼セラミドグルコシルトランスフェラーゼ，❽グルコセレブロシダーゼ，❾ラクトシルセラミドシンターゼ，❿ガラクトシルセラミダーゼ.

ンゴリン脂質へと変換されていく．ガングリオシドは糖鎖上に1個以上のシアル酸（N-アセチルノイラミン酸）を結合しているスフィンゴ糖脂質の一種であり，細胞のシグナル伝達を調節している．一方で，シアル酸はインフルエンザウイルスの感染の足掛かりとなる糖でもある．

sialic acid：シアル酸
neuraminic acid：ノイラミン酸

influenza virus：インフルエンザ
ウイルス

---

8. コレステロールの代謝

コレステロールは非常に多彩な機能をもち，生体には欠かせない物質の1つである．一般に，食餌から摂取するコレステロール量は0.3〜0.5グラム/日である一方，生体が自前で合成するコレステロール量は1.0〜1.5グラム/日である．実に食餌から摂取するのよりも約3倍量のコレステロールを合成しているのだ．そして，食餌から摂り過ぎた際は，合成を抑制する機構も備わっている．以下，コレステロールの合成から利用方法まで，順に解説していく．

A. コレステロールの合成

コレステロールの合成は主に肝臓にて行われるが，その経路は非常に複雑である．まず，その概要を述べると，3分子のアセチルCoAから始まり，コレステロールに至るまで大きく4つの段階に分けることができる（**図21**）．

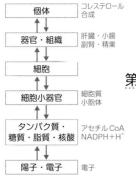

個体	コレステロール合成
器官・組織	肝臓・小腸 副腎・精巣
細胞	
細胞小器官	細胞質 小胞体
タンパク質・糖質・脂質・核酸	アセチルCoA NADPH+H⁺
陽子・電子	電子

第1段階：アセチルCoAからメバロン酸の合成 （**図22A**）

メバロン酸経路ともよばれる．初めに3分子のアセチルCoAのアセチル基を縮合し，β-ヒドロキシ-β-メチルグルタリルCoA（HMG-CoA）を得る．その後，HMG-CoAレダクターゼが2分子の$NADPH＋H^+$を用いて

mevalonic acid：メバロン酸

3 CH₃-COO⁻
アセチル基　**第1段階** →

$$^-OOC-CH_2-\underset{\underset{OH}{|}}{\overset{\overset{CH_3}{|}}{C}}-CH_2-CH_2-OH$$
メバロン酸

第2段階 →

$$H_2C=\underset{}{\overset{\overset{CH_3}{|}}{C}}-CH_2-CH_2-O-\underset{\underset{O^-}{\|}}{\overset{\overset{O}{\|}}{P}}-O-\underset{\underset{O^-}{\|}}{\overset{\overset{O}{\|}}{P}}-O^-$$
〔　イソプレン　〕
活性化イソプレン

第3段階 →
スクワレン

第4段階 →

CH₃-COO⁻
アセチル基

図21　コレステロールの合成の概要

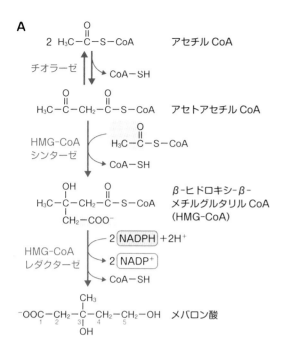

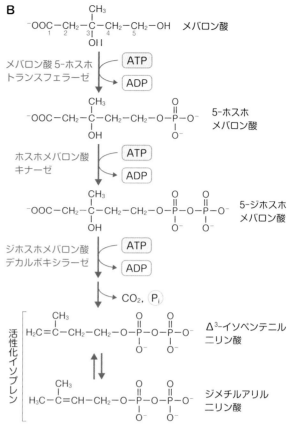

**図22 コレステロールの合成の
第1段階（A）と第2段階（B）**
参考図書20をもとに作成.

CoAを遊離させる還元反応を行い，HMG-CoAからメバロン酸が得られる．アセチル基には2個の炭素原子が含まれるため，それが3分子縮合することで，メバロン酸には6個の炭素原子が含まれることになる．また，後述するが，HMG-CoAレダクターゼはコレステロールの合成量を調節するうえで，非常に重要な律速酵素である．

isoprene：イソプレン

第2段階：メバロン酸から活性化イソプレンの合成（図22B）

メバロン酸に対する2連続のリン酸化反応が進み，5-ジホスホメバロン酸が生じる．次に，ジホスホメバロン酸デカルボキシラーゼがATP依存的に1位の炭素を含むカルボキシ基を遊離させ，Δ³-イソペンテニル二リン酸を得る．この分子はすみやかにジメチルアリル二リン酸に異性化する．

第3段階：活性化イソプレンからスクワレンの合成（図23）

ゲラニルリン酸経路ともよばれる．Δ³-イソペンテニル二リン酸とジメチルアリル二リン酸の2種類の活性化イソプレンが縮合し，ゲラニル二リン酸を得る．この際，活性化イソプレンにはそれぞれ5個の炭素原子が含まれ，これらの縮合により，ゲラニル二リン酸には10個の炭素原子が含まれる．

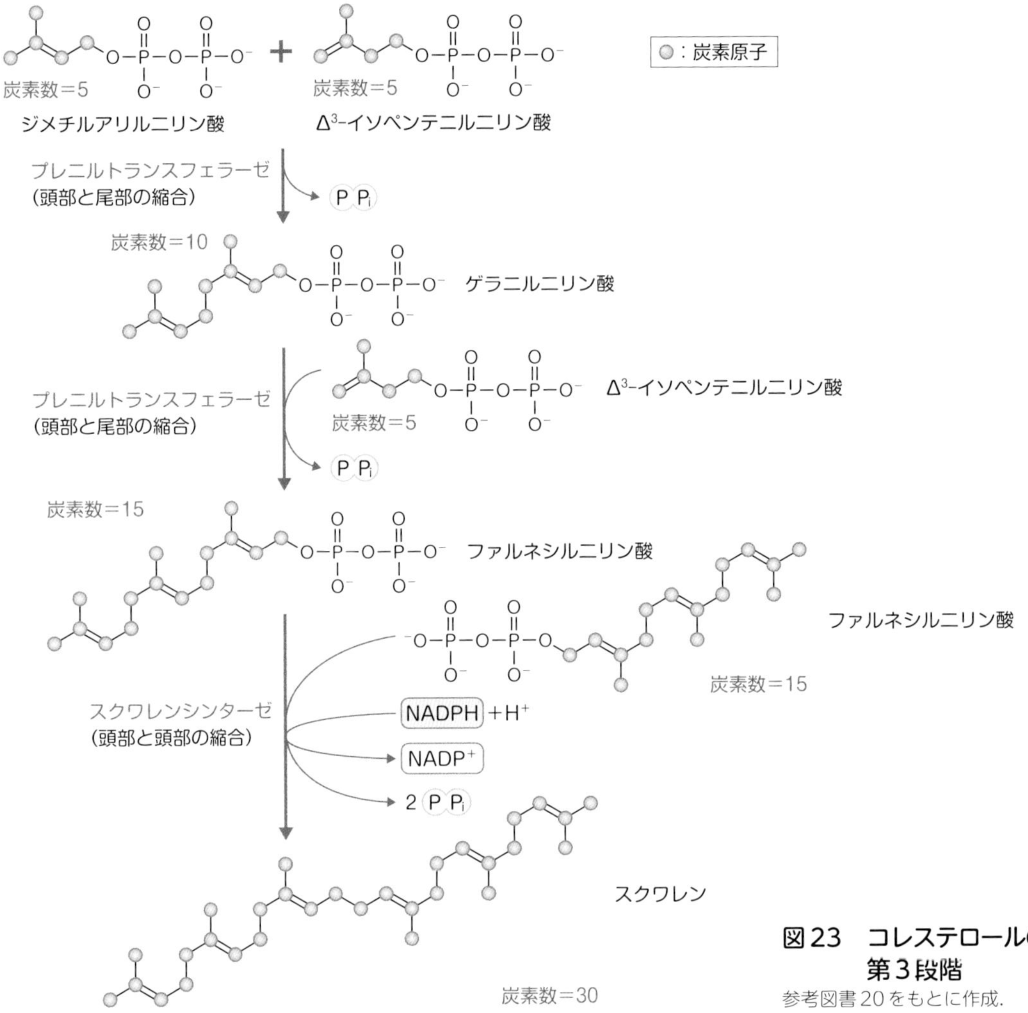

炭素数=5 ジメチルアリル二リン酸　　+　　炭素数=5 Δ³-イソペンテニル二リン酸　　　○：炭素原子

プレニルトランスフェラーゼ
（頭部と尾部の縮合）　　　P Pi

炭素数=10　　　　　　　　　　　　　　ゲラニル二リン酸

プレニルトランスフェラーゼ
（頭部と尾部の縮合）　　　　炭素数=5　　　　Δ³-イソペンテニル二リン酸

P Pi

炭素数=15　　　　　　　　　　　　　　ファルネシル二リン酸

ファルネシル二リン酸

炭素数=15

スクワレンシンターゼ
（頭部と頭部の縮合）　　NADPH＋H⁺

NADP⁺

2 P Pi

スクワレン

炭素数=30

図23　コレステロールの合成の第3段階
参考図書20をもとに作成.

これに，さらにもう1分子のΔ³-イソペンテニル二リン酸が縮合してファルネシル二リン酸が得られ，含まれる炭素原子数は15個となる．さらに，ファルネシル二リン酸が2分子縮合し，かつ2分子のNADPH＋H⁺による還元反応によってピロリン酸が遊離することで，合計で30個の炭素原子を含むスクワレンが生じる.

squalene：スクワレン

第4段階：スクワレンの環化によるコレステロールの合成 （図24）

スクワレンには，すでにステロイド骨格の原型ができているため，これを環化することでコレステロールが得られる．まず，スクワレンモノオキシゲナーゼの触媒により，NADPH＋H⁺を用いた還元反応と酸素添加反応が進行し，スクワレン2,3-エポキシドが生じる．次に，シクラーゼの働きによってラノステロールが得られ，さらに19の反応と3個のメチル基の除去が行

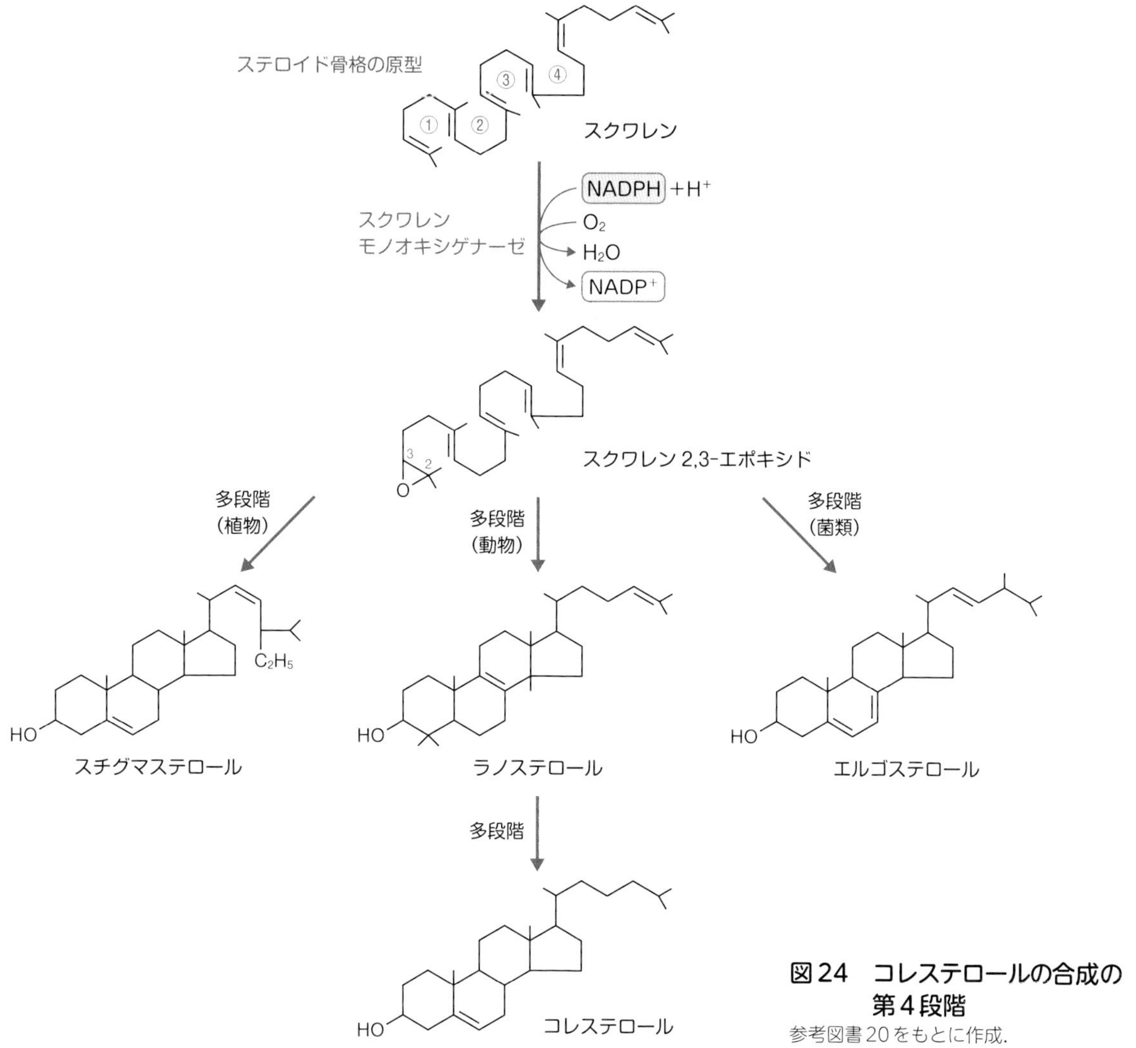

ステロイド骨格の原型

スクワレン

スクワレン
モノオキシゲナーゼ

NADPH + H$^+$
O$_2$
H$_2$O
NADP$^+$

スクワレン 2,3-エポキシド

多段階
（植物）

多段階
（動物）

多段階
（菌類）

C$_2$H$_5$

HO

スチグマステロール

HO

ラノステロール

HO

エルゴステロール

多段階

HO

コレステロール

**図24　コレステロールの合成の
第4段階**
参考図書20をもとに作成.

stigmasterol：スチグマステロール
ergosterol：エルゴステロール

われて，最終的にコレステロールが得られる．なお，植物のスチグマステ
ロールや菌類のエルゴステロールもスクワレン2,3-エポキシドからの環化
によって合成される．

B.　コレステロール合成の調節機構

　　ヒトにおいては，1日に必要なコレステロールの約4分の3は自前で合成
しているが，食餌から多くのコレステロールを摂取し過ぎたときなどには，
その合成を抑制する機構が存在する（**図25A**）．その律速酵素になっている
のが，コレステロール合成の第1段階にあるHMG-CoAレダクターゼであ
る．HMG-CoAレダクターゼは，代謝系の最終産物であるコレステロール
による負のフィードバックを受ける．したがって，食餌から過剰量のコレス

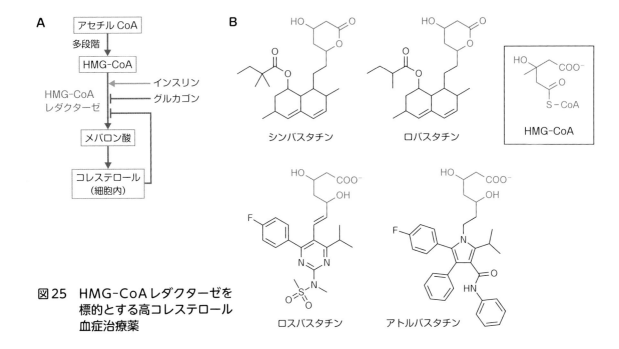

図25　HMG-CoAレダクターゼを標的とする高コレステロール血症治療薬

テロールを摂取したときにはHMG-CoAレダクターゼの活性が抑制され，結果的にコレステロールの生合成量も抑えられる．また，インスリンの分泌によりHMG-CoAレダクターゼは活性化され，結果的にコレステロールの合成量は増加する．これは，糖質を多く摂取すると，糖質から合成されたアセチルCoAによってコレステロール合成の材料が豊富になるだけでなく，コレステロール合成の代謝系もさかんになるということである．

　そして，高コレステロール血症に対する治療薬として開発されたのが**スタチン**である（**図25B**）．スタチンは，HMG-CoAレダクターゼの基質であるHMG-CoAと類似した構造をもつ．したがって，肝臓に分布してHMG-CoAと競合的にHMG-CoAレダクターゼを抑制し，コレステロールの生合成を阻害する．したがって，肝細胞内のコレステロール含量が減少し，同時に肝臓でのLDL受容体発現が上昇することによって血液から肝臓へのLDLコレステロールの取り込みが促進されることになる．最初のスタチンであるメバスタチンは，1973年に日本の遠藤章博士らによってアオカビから発見・開発された．その後，官能基が改良された各種スタチンが開発されている．

statin：スタチン

C.　コレステロールの異化反応

コレステロールが胆汁酸へと変換されることはすでに述べたが，**ステロイドホルモン**も重要な異化物質である（**図26**）．ステロイドホルモンは，ホメ

steroid hormone：ステロイドホルモン

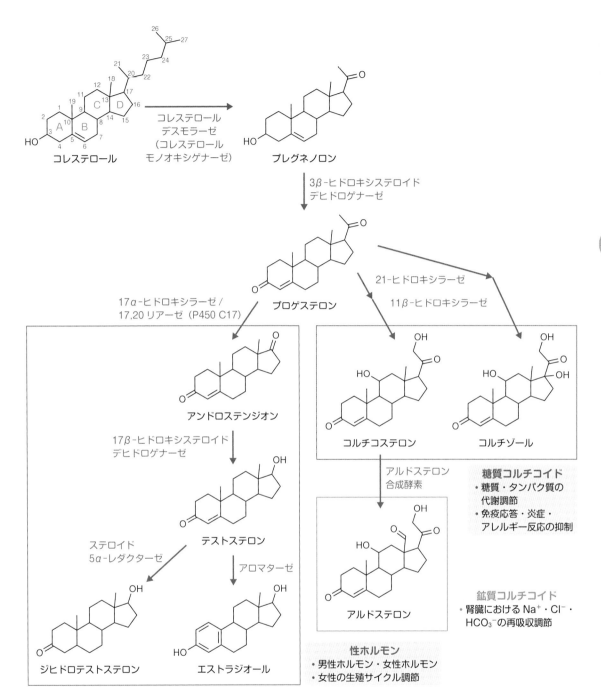

図26　各種ステロイドホルモンの代謝経路

pregnenolone：プレグネノロン
「妊娠（pregnant）」に由来する.

glucocorticoid：糖質コルチコイド
mineralocorticoid：鉱質コルチ
コイド

オスタシス維持や生殖など，広範に機能するシグナル分子である．一連のス
テロイド群の生合成における一次前駆体は**プレグネノロン**である．これはコ
レステロールの17位の炭素原子に結合している側鎖が除去された分子であ
り，ここからプロゲステロンを経て，糖質コルチコイド・鉱質コルチコイ

表2　主なステロイドホルモンの含有組織と生理的機能

ホルモン名	分類	合成される器官・組織	生理的機能
プロゲステロン（黄体ホルモン）	性ホルモン	卵巣・胎盤	月経調節・乳腺の発育
テストステロン（男性ホルモン）		精巣・副腎皮質	男性生殖器の発育・筋肉や骨量の増加
エストラジオール（女性ホルモン）		卵巣・胎盤・副腎皮質	女性生殖器の発育
コルチゾール	糖質コルチコイド	副腎皮質	免疫機能調節・肝臓の代謝調節 など
コルチコステロン			
アルドステロン	鉱質コルチコイド	副腎皮質	腎臓でのNa^+再吸収・血圧調節

progesterone：プロゲステロン
ラテン語で「妊娠」を意味するgestare
に由来する.

testosterone：テストステロン
「精巣（testis）」に由来する.

estradiol：エストラジオール
ギリシャ語で「発情」を表すestrus
に由来する.

cortisol：コルチゾール

corticosterone：コルチコステロン

aldosterone：アルドステロン

sex hormone：性ホルモン

ド・性ホルモンへと代謝されていく．**表2**に，**図26**に示した主なステロイドホルモンの機能などをまとめた．

章·末·問·題

解答➡

❶ 脂質とは，水に対して（＿＿＿＿＿）または（＿＿＿＿＿）な生物由来化合物の総称である．

❷ フウリル硫酸ナトリウム（ドデシル硫酸ナトリウム，SDS）は，（＿＿＿＿＿）の部位と（＿＿＿＿＿）の部位の両方をもち，どちらにもなじむことができる．このような性質を（＿＿＿＿＿）といい，この性質をもつ分子を総じて（＿＿＿＿＿）という．

❸ SDSが油を水になじませるときは，（＿＿＿＿＿）を水がある外側に，（＿＿＿＿＿）を内側の油に向けて，油を取り囲んだ（＿＿＿＿＿）を形成する．本来混ざり合わないものが均一に混ざり合うこの現象を（＿＿＿＿＿）という．

❹ ヒトの消化管内において，洗剤と同じように脂質を水になじませる働きをしている分子は（＿＿＿＿＿）である．胆汁酸は（＿＿＿＿＿）から合成される．

❺ 胆汁酸は（＿＿＿＿＿）で合成され，（＿＿＿＿＿）に貯蔵された後，（＿＿＿＿＿）に分泌される．

❻ 肝臓で合成された直後の胆汁酸を（＿＿＿＿＿）とよび，（＿＿＿＿＿）と（＿＿＿＿＿）がこれに当たる．

❼ 胆汁酸は通常（＿＿＿＿＿）や（＿＿＿＿＿）といったアミノ酸が付加された胆汁酸塩となっており，それぞれ（＿＿＿＿＿）・（＿＿＿＿＿）という．これらを併せて（＿＿＿＿＿）とよぶ．

❽ 十二指腸に分泌された一次胆汁酸は腸管へと進み，（＿＿＿＿＿）の作用によって代謝され，（＿＿＿＿＿）となる．これには，脱水酸化された（＿＿＿＿＿）・（＿＿＿＿＿）などが含まれる．

❾ 胆汁酸の98〜99％は腸管で再吸収されて肝臓に戻り，再利用される．これを（＿＿＿＿＿）とよぶ．

❿ 摂取した脂質は，胆汁酸に取り囲まれて（＿＿＿＿＿）を形成し，そこに含まれる（＿＿＿＿＿）によって分解される．

⓫ いわゆる肉の脂身の主成分である（＿＿＿＿＿）には，3個の炭素原子それぞれに（＿＿＿＿＿）が（＿＿＿＿＿）結合している．

⓬ 小腸粘膜細胞内において再構築されたトリアシルグリセロールは，（＿＿＿＿＿）という（＿＿＿＿＿）に取り込まれて（＿＿＿＿＿）に入り，全身に運搬される．

⓭ 血清リポタンパク質とは，両親媒性の（＿＿＿＿＿）と（＿＿＿＿＿）によって形成される脂質運搬用のミセルで，その中央には（＿＿＿＿＿）・（＿＿＿＿＿）・（＿＿＿＿＿）が収納されている．

⓮ キロミクロンは，小腸から吸収された食餌由来の（＿＿＿＿＿）が約90％を占め，（＿＿＿＿＿）・（＿＿＿＿＿）・（＿＿＿＿＿）・（＿＿＿＿＿）などの各組織に輸送する．

⓯ LDLは，約45％が（＿＿＿＿＿）で占められ，肝臓からほとんどの組織に供給する．動脈硬化を招く（＿＿＿＿＿）と長く考えられている．

⓰ HDLは，（＿＿＿＿＿）に蓄積した（＿＿＿＿＿）を肝臓に運ぶ役割を果たし，動脈硬化を抑える働きをすることから，（＿＿＿＿＿）とよばれている．

⓱ β酸化は，（＿＿＿＿＿）を酸化して（＿＿＿＿＿）を取り出す代謝経路であり，ミトコンドリアの（＿＿＿＿＿）部分で反応が進行する．

⓲ β酸化は4つの反応をくり返し，反応が一巡するごとに（＿＿＿＿＿）・（＿＿＿＿＿）・（＿＿＿＿＿）が1分子ずつ生成される．

⓳ β酸化という命名は，脂肪酸の（＿＿＿＿＿）が段階的に酸化されることに由来する．β酸化で生成されたアセチルCoAはクエン酸回路に入り，ATPへと変換される．

⓴ 細胞質内に生じた脂肪酸アシルCoAは，（＿＿＿＿＿）というアミノ酸の一種と結合し，（＿＿＿＿＿）となる．すると，ミトコンドリア内膜に存在する（＿＿＿＿＿）の働きにより，膜間腔からマトリクスへアシルカルニチンが，同時に，マトリクスから膜間腔へ（＿＿＿＿＿）が輸送される．

㉑ マトリクスへ送られたアシルカルニチンは，ミトコンドリア内膜の（＿＿＿＿＿）の触媒によって

6

脂質代謝

カルニチンが外され，代わりに（＿＿＿＿＿）が付加されてアシルCoAに戻り，β酸化の基質となる．

㉒ 糖尿病患者が，ケトアシドーシスを発症するメカニズムを説明せよ．

㉓ 脂肪酸合成は，アセチルCoAから（＿＿＿＿＿）を合成し，これらを出発物質として脂肪酸を合成していく．脂肪酸合成は（＿＿＿＿＿）で行われる．反応を担っているのが（＿＿＿＿＿）である．

㉔ 脂肪酸合成は，炭素数（＿＿＿＿＿）個の（＿＿＿＿＿）が合成されるまで持続する．

㉕ 合成されたパルミチン酸をもとに，（＿＿＿＿＿）においてさらなる（＿＿＿＿＿）化と（＿＿＿＿＿）化が施される．

㉖ 長鎖化によって，炭素数（＿＿＿＿＿）個の（＿＿＿＿＿）CoAとなり，CoAが外れて（＿＿＿＿＿）となる．

㉗ 不飽和化には（＿＿＿＿＿）という酵素が必要になる．ヒトがもっているのは，（＿＿＿＿＿）・（＿＿＿＿＿）・（＿＿＿＿＿）の3種類である．

㉘ Δ^9デサチュラーゼの触媒により，パルミチン酸は（＿＿＿＿＿）に，ステアリン酸は（＿＿＿＿＿）に変換することができる．

㉙ ヒトの細胞内では合成できないが，われわれにとって不可欠な脂肪酸は食餌から摂取しなければならず，こういった脂肪酸を（＿＿＿＿＿）という．具体的には（＿＿＿＿＿）脂肪酸や（＿＿＿＿＿）脂肪酸がある．

㉚ 必須脂肪酸の具体例を挙げよ．

㉛ エイコサノイドとは，（＿＿＿＿＿）を前駆体とし，基本骨格に（＿＿＿＿＿）個の炭素原子をもつ生理活性物質の総称である．（＿＿＿＿＿）・（＿＿＿＿＿）・（＿＿＿＿＿）の3種類に分類される．

㉜ グリセロリン脂質は主に（＿＿＿＿＿）を形成する重要な脂質である．構造的には，（＿＿＿＿＿）にリン酸基が付加した（＿＿＿＿＿）に，（＿＿＿＿＿）・（＿＿＿＿＿）・（＿＿＿＿＿）・（＿＿＿＿＿）の4種類の頭部基のいずれかが結合している．

㉝ グリセロリン脂質を分解する酵素（＿＿＿＿＿）は，これまで4種類が報告されており，すべて（＿＿＿＿＿）の関係性にある．

㉞ ホスホリパーゼA₂は，リン脂質の2位の炭素に結合した（＿＿＿＿＿）を切り出し，（＿＿＿＿＿）が生成される．

㉟ ホスホリパーゼCの活性によって，（＿＿＿＿＿）から（＿＿＿＿＿）と（＿＿＿＿＿）が生成される．これらは（＿＿＿＿＿）によるシグナル伝達において重要な役割を果たす．

㊱ ホスホリパーゼDは，主に（＿＿＿＿＿）と（＿＿＿＿＿）を基質とし，（＿＿＿＿＿）と頭部基を生成する．

㊲ コレステロールの合成は主に（＿＿＿＿＿）にて行われる．3分子の（＿＿＿＿＿）から始まり，コレステロールに至るまで大きく（＿＿＿＿＿），（＿＿＿＿＿），（＿＿＿＿＿），（＿＿＿＿＿）の4つの段階に分けられる．

㊳ コレステロール合成の律速酵素になっているのが，（＿＿＿＿＿）である．この酵素は，（＿＿＿＿＿）による（＿＿＿＿＿）のフィードバックを受ける．

アミノ酸代謝

7章

アミノ酸の利用は
諸刃の剣

　草食動物は植物から主に炭水化物を摂取する一方，ライオンなどの肉食動物はタンパク質をメインに摂取する．仕留めた草食動物の消化管内に残る植物も一緒に摂取しているとはいえ，やはりタンパク質がメインだ．では，肉食動物は糖質抜きで，どのようにしてATPをつくっているのだろうか？　ヒトも飢餓状態に陥ったときは，主に筋肉をつくるタンパク質をアミノ酸に分解し，これを材料にATPを合成することができる．過激な断食ダイエットや拒食症により筋肉も落ちてしまうのは，このためだ．アミノ酸代謝は糖質や脂質の代謝と密接につながることで，ATP合成の材料になる．しかし，アミノ酸をATP合成に用いるにあたって，厄介な元素がある．糖質と脂質にはなくて，アミノ酸だけにある元素．それは，アミノ基に含まれる窒素だ．窒素は燃えない．「じゃ，アミノ基ごと除去しちゃえばいいよね」「いや，ちょっと待て，アミノ基を取ったらアンモニアになってしまう．アンモニアは強力な毒素だ」「これは困った，アンモニアも処理しないと‥‥」これが，アミノ酸からATPを合成する際に起きている細胞の葛藤である．本章では，この一連の葛藤ストーリーのほか，アミノ酸のさまざまな重要分子への転用も理解しよう．

この章で学べること

● 食餌性タンパク質分解の機構とは？
● 体性タンパク質分解の異なる2つの機構の違いとは？
● アミノ酸分解の3段階の機構とは？
● 糖原性アミノ酸とケト原性アミノ酸との違いとは？
● アミノ酸に由来する生理活性物質群にはどのようなものがあるか？

1. 食餌性タンパク質の消化

　　われわれの体内にはアミノ酸プールが存在しており，これを中心にアミノ酸の補充と消費が回っている．アミノ酸の補充には，食物に由来する外的なものと，身体を構成する体性タンパク質の分解，およびアミノ酸以外の物質からの合成に由来する内的なものとがある（**図1**）．

　　食餌からのアミノ酸はタンパク質として摂取され，消化管内においてアミノ酸にまで分解されて小腸で吸収される．数百や数千のアミノ酸からなるタ

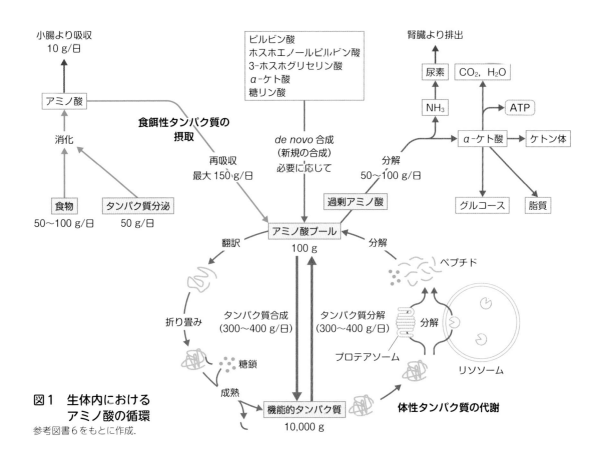

図1　生体内における　アミノ酸の循環
参考図書6をもとに作成．

ンパク質のポリペプチド鎖を効率的に消化するために，生体はエンドペプチ
ダーゼとエキソペプチダーゼという機能の異なる2種類の分解酵素をもって
いる．エンドペプチダーゼはポリペプチド鎖の末端ではなく内部のペプチド
結合を切断する一方，エキソペプチダーゼはポリペプチド鎖を末端から1つ
ずつ削っていく．エンドペプチダーゼが真ん中からザクザク切っていって末
端を増やすことで，エキソペプチダーゼが働く場所を増やしていく，という
イメージである．

A. エンドペプチダーゼ

　胃は摂取したタンパク質が最初の分解を受ける臓器である．長いままのポ
リペプチド鎖を消化するため，ここで働く酵素はエンドペプチダーゼのペプ
シンである（**図2A**）．ほとんどの酵素の至適pHは中性域であるが，ペプシ
ンは胃酸による酸性条件下で働かなければならないため，活性部位に2つの
アスパラギン酸残基を含むことで，pH2付近に至適活性を有している（ア
スパラギン酸ペプチダーゼ）．胃のペプシンで大まかに切断されたポリペプ
チド鎖は，続く十二指腸でさらに細かく切断されていく．十二指腸で働くエ

ンドペプチダーゼは，膵液に含まれるトリプシンやキモトリプシン（→4章-
7-C）である．トリプシンはリジンやアルギニンといった塩基性アミノ酸の
カルボキシ基側のペプチド結合を，キモトリプシンはチロシン・フェニルア
ラニン・トリプトファンなどの芳香族アミノ酸のカルボキシ基側のペプチド
結合を加水分解する．これらの酵素は活性部位にセリン残基を含むセリンプ
ロテアーゼであり，至適pHは8〜9程度の弱塩基性である．

　これら以外のエンドペプチダーゼとしてはパパイヤに含まれるパパインが
あり，パパイヤを摂取することで消化のサポートになる．また，リソソーム
に含まれるカテプシンや，アポトーシスを起こさせるシグナル伝達経路を構
成するカスパーゼもエンドペプチダーゼであり，これら3種は活性部位にシ
ステインを有するシステインプロテアーゼである．

B. エキソペプチダーゼ

　エキソペプチダーゼには，N末端から1つのアミノ酸を切り出すアミノペ
プチダーゼと，C末端から1つのアミノ酸を切り出すカルボキシペプチダー
ゼが存在する（**図2A**）．消化にかかわるアミノペプチダーゼは小腸の吸収上
皮細胞に存在する一方，カルボキシペプチダーゼは膵液に存在する消化酵素
である．アミノペプチダーゼは食物の消化だけにとどまらず，多様なファミ
リーを構成しており，生体維持においてさまざまに関与している．その多く

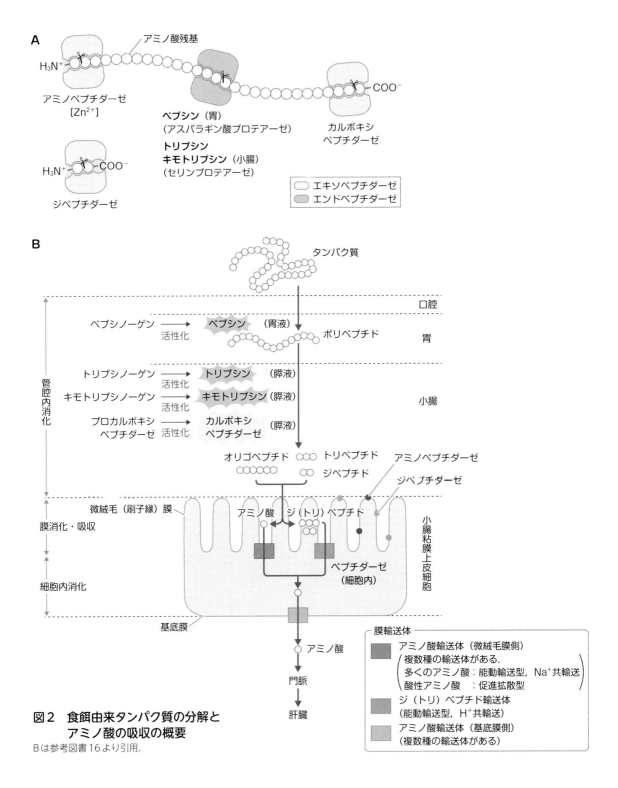

図2 食餌由来タンパク質の分解とアミノ酸の吸収の概要

Bは参考図書16より引用.

が亜鉛イオンを必要とするメタロペプチダーゼでもある.カルボキシペプチダーゼにも多くの種類があるが,タンパク質消化にかかわるものは膵臓からプロカルボキシペプチダーゼとして分泌され,十二指腸でトリプシンやエン

テロキナーゼによって活性化される.

　他には，2個のアミノ酸からなるジペプチドを1個ずつのアミノ酸へと分解するジペプチダーゼもエキソペプチダーゼに分類される. ジペプチダーゼには小腸内で働くものと，小腸上皮細胞の細胞質内に存在するものがある. 細胞質内にあるものは，吸収されたジペプチドを分解する働きがある（**図2B**）.

dipeptidase：ジペプチダーゼ

2. 体性タンパク質の分解

　われわれの体内では転写と翻訳によるタンパク質の合成が行われている一方で，不要になったタンパク質を分解する工程もある（**図1**）. その工程には，プロテアソーム系とリソソーム系の2種類が存在する.

A. プロテアソームによるタンパク質分解

proteasome：プロテアソーム

　プロテアソームとは，タンパク質の分解を行う酵素複合体であり，真核細胞の細胞質や核内に分布する. プロテアーゼ活性を有する筒状の部位と，その上下に蓋のような役割を果たす部位との複合体を形成する（**図3A**）. まず，折り畳みが異常になったタンパク質や不要になったタンパク質を**ユビキチン**で標識する. ユビキチン化は，ユビキチン活性化酵素（E1），ユビキチン結合酵素（E2），ユビキチン転移酵素（ユビキチンリガーゼ，E3）の3種の酵素で行われる（**図3B**）. 1つ目のユビキチンが標的タンパク質のリジン残基に結合し，さらにそのユビキチンの中のリジン残基に次のユビキチンが付加することで，複数のユビキチンが連続的に付加される. そして，ユビキチン化がシグナルとなってプロテアソームに輸送され，ATP依存的に分解される.

ubiquitin：ユビキチン

B. リソソームによるタンパク質分解

lysosome：リソソーム

　プロテアソームと同じく細胞内タンパク質の分解を行うのが**リソソーム**である（**図4A**）. リソソームに含まれる加水分解酵素群はグリコシダーゼ・リパーゼ・ホスファターゼ・ヌクレアーゼなどである. これらの酵素はpH5付近が至適pHであるため，リソソームの内部はプロトンポンプの働きによって酸性に保たれている.

　リソソームには一次リソソームと二次リソソームとがある. 一次リソソームは，分解するべき対象物をまだ含んでいない状態のものである. その後，

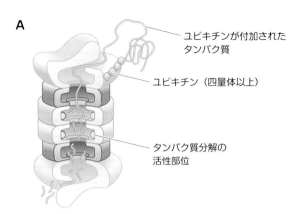

A

ユビキチンが付加された
タンパク質

ユビキチン（四量体以上）

タンパク質分解の
活性部位

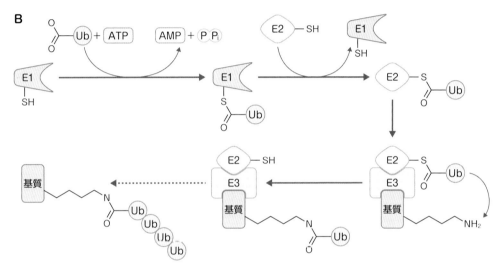

B

図3　プロテアソームによる体性タンパク質の分解
Ub：ユビキチン.

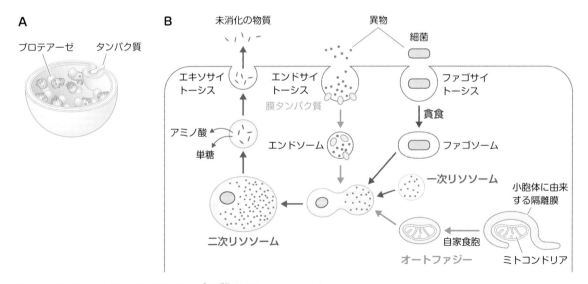

A

プロテアーゼ　　タンパク質

B

未消化の物質　　　　　　　異物

細菌

エキソサイ　　エンドサイ　　　　　　ファゴサイ
トーシス　　　トーシス　　　　　　　トーシス

膜タンパク質

貪食

アミノ酸

単糖　　　　　エンドソーム　　　　　　ファゴソーム

一次リソソーム　　　小胞体に由来
する隔離膜

二次リソソーム　　　　　　　　　　　　自家食胞

オートファジー　　　ミトコンドリア

図4　リソソームによる体性タンパク質の分解
A）リソソームの構造．多様な加水分解酵素により，内容物を分解する．B）小胞とリソソームとが融合するまでの過程．

一次リソソームは分解対象物を含んだ小胞と融合するが，これが二次リソソームである（**図4B**）．「分解対象物を含んだ小胞」には大きく2種類ある．1つは，エンドサイトーシスによって形成された一重の生体膜の小胞である．このうち，**ファゴソーム**は細菌やがん細胞など大きな異物を取り込んだ小胞，**エンドソーム**は細胞膜近辺の微小な分子や不要になった膜タンパク質を含んだ小胞を指す．これらの小胞は一次リソソームと融合し，ファゴリソソームとなって内包物を分解する．もう1つは，**オートファゴソーム**に由来するものである．ミトコンドリア等の細胞小器官が古くなった場合や，細胞が飢餓状態に置かれてATPを合成するための材料となる分子が必要になった場合などに，小胞体に由来する二重の生体膜の隔離膜が包むことで形成された小胞が，オートファゴソームである．オートファゴソームも一次リソソームと融合してオートリソソームとなり，内容物を分解する．これが，いわゆる**オートファジー**とよばれる現象である．

phagosome：ファゴソーム

endosome：エンドソーム

phagophore：隔離膜

autophagy：オートファジー

　プロテアソームもリソソームも，どちらも細胞内のタンパク質を分解する機構であるが，その目的は互いに異なる．リソソームは，多くのタンパク質をまとめて分解して，次の新しいタンパク質やATPを合成するためのアミノ酸を供給することを目的とする．一方，プロテアソームの目的は，標的とするタンパク質を特異的に分解して細胞から除去し，細胞に悪影響が加わることを未然に防ぐことである．

3. アミノ酸の分解

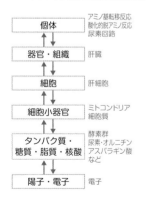

　タンパク質の分解から得られた余剰のアミノ酸は，これまで解説してきた糖質や脂質と同様に，ATPを合成するための材料となりうる（**図1**）．ライオンなどの肉食動物が，ほぼ肉だけを食べて生きていけるのは，主として獲物の肉のタンパク質をアミノ酸に消化し，分解することでエネルギーを得ているからだ．

　ここで**図5**をご覧いただきたい．糖質の代表としてグルコース，脂質の代表としてパルミチン酸，アミノ酸の代表として最も単純な構造をもつグリシンを示した．このなかで，グリシンにはあって，グルコースやパルミチン酸にはないものがある．それは何かというと，アミノ基に含まれる窒素である．グルコースとパルミチン酸を構成する元素は水素・炭素・酸素だけであるが，グリシンにはこれらに加えて窒素が含まれる．ここで，生体内でATPを合成することを，これらの化合物を「燃料として燃やす」と捉えていただ

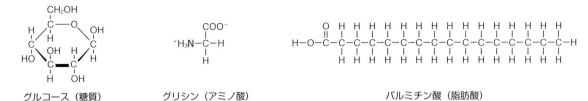

グルコース（糖質）　　　グリシン（アミノ酸）　　　　　パルミチン酸（脂肪酸）

図5　ATP合成の材料となる分子の構造比較

きたい．そのとき，水素・炭素・酸素は燃える．しかし，窒素は燃えるだろうか．いや，燃えない．純度の高い窒素ガスを集めた集気びんにロウソクを入れると，ふっと消えてしまう．また，地球の大気の約80％が燃えない窒素だからこそ，地球は平和なのだ．もし大気が水素だったり，酸素の濃度が今よりも高かったりすると，そこら中で爆発や燃焼が起きてしまう．

　つまり，アミノ酸を燃やしてATPをつくるには，窒素を含むアミノ基は邪魔なのだ．そこで，生物はアミノ酸をATP合成に利用するために，アミノ酸からアミノ基を取り除き，残りの炭素骨格だけを抜き取ることにした．そのための機構がアミノ基転移反応と酸化的脱アミノ反応である．これらのネーミングからしても，すでにアミノ基がいかに邪険に扱われているのかがおわかりかと思う．しかし，あまり邪険にしてアミノ基を単純に取り除くと，とんでもないしっぺ返しを食らう．アミノ基は，そのまま切り離すとアンモニア（NH_3）になってしまうのだ．アンモニアは生体にとってきわめて毒性の高い分子だ．そこで，生物はアンモニアを適切に解毒処理する機構も獲得した．それが尿素回路だ．

　ここでは，アミノ酸をATP合成に利用するための3ステップ，①アミノ基転移反応・②酸化的脱アミノ反応・③尿素回路を順に解説する（**図6**）．

transamination または amino-transfer：アミノ基転移反応
deamination：酸化的脱アミノ反応

urea cycle：尿素回路

A. アミノ基転移反応

　アミノ基転移反応は，アミノ酸とα-ケト酸との間で可逆的にアミノ基を転移させる反応である．ヒトの体内においては，10種類の非必須アミノ酸がアミノ基転移反応を受けるが，その標的となるアミノ酸は主にアラニンとアスパラギン酸である（**図7A**）．それぞれ，アラニンアミノトランスフェラーゼ，アスパラギン酸アミノトランスフェラーゼの触媒を受けてアミノ基が除去され，アラニンはピルビン酸に，アスパラギン酸はオキサロ酢酸に代謝される．この反応の標的となるメインのアミノ酸がアラニンとアスパラギン酸である理由は，ピルビン酸もオキサロ酢酸も解糖系（→5章-2）やクエン酸回路（→5章-4）によって多量に生成されるためである．そして，こ

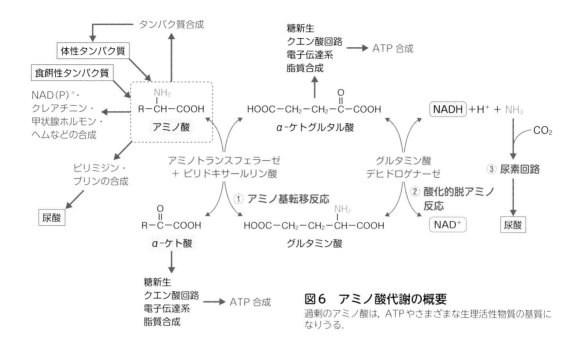

図6 アミノ酸代謝の概要
過剰のアミノ酸は，ATPやさまざまな生理活性物質の基質になりうる．

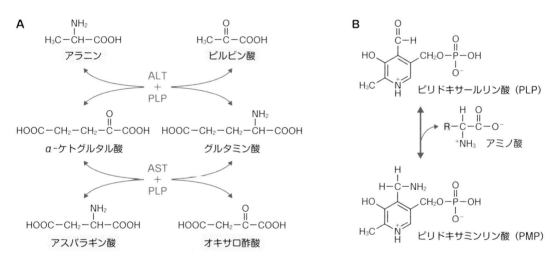

図7 アミノ基転移反応の概要
A）アラニンおよびアスパラギン酸に対するアミノ基転移反応．B）この反応の補酵素PLPに対する化学反応．

れらのアミノ酸から切り取られたアミノ基を請け負うα-ケト酸は，そのほとんどがα-ケトグルタル酸であり，アミノ基を得ることでグルタミン酸へと変換される．このアミノ基転移反応において重要な働きを担うのが，ビタミンB₆（→4章-4-C）の一種であるピリドキサールリン酸（PLP）である．PLPがアミノ酸からアミノ基を一時的に預かると，ピリドキサミンリン酸（PMP）となる（**図7B**）．PLPはアミノ酸のすべてのアミノ基転移のみならず，脱炭酸反応や脱アミノ反応に対しても補酵素として働く．**図11～13**

に示したアミノ酸の代謝系において，さまざまな反応でみられるので，ぜひ探してみていただきたい．

B. アミノ基の肝臓への運搬

筋肉などの各末梢組織におけるアミノ基転移反応によってグルタミン酸に集められたアミノ基は，続く②酸化的脱アミノ反応および③尿素回路の場である肝臓に送られる．アミノ基を肝臓に送るには，2つのルートがある（**図8**）．

1つ目のルートは，主に筋肉と肝臓との間を結ぶ*グルコース-アラニン回路*である（**図8A**）．アラニンアミノトランスフェラーゼの触媒により，グルタミン酸のアミノ基はピルビン酸に渡され，アラニンを生じる．アラニンは

glucose-alanine cycle：グルコース-アラニン回路

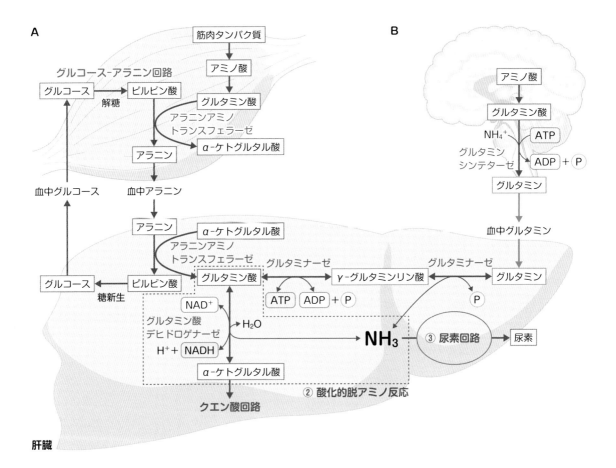

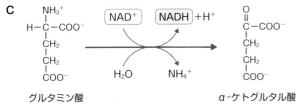

図8　末梢組織で生じたアンモニアの肝臓への輸送と酸化的脱アミノ反応

筋肉および脳で生じたアンモニアは，それぞれアラニン（A）とグルタミン（B）に集められ，血流に乗せて肝臓に運搬される．アミノ基は肝細胞内でグルタミン酸に集められ，酸化的脱アミノ反応によって再びアンモニアとして遊離する．

血中に放出されて肝臓に届けられ，再びアラニンアミノトランスフェラーゼの作用を受けてピルビン酸にされ，グルタミン酸が生じる．その後，ピルビン酸は糖新生でグルコースになり，グルコースは血流に乗って筋肉に届く※．

2つ目のルートは，これといった名称は付けられていないが，グルタミンによるアミノ基の運搬であり，主に脳や腎臓と肝臓との間でのやり取りである（図8B）．特に，脳内のグリア細胞の一種であるアストロサイトにおいては，グルタミンシンテターゼの触媒によりグルタミン酸はアミノ基を受け入れてグルタミンとなって，血中に放出される．グルタミンは肝臓に運ばれ，肝臓内のグルタミナーゼの触媒によって，アンモニアとグルタミン酸を生じる．グルタミナーゼによる反応も，次に解説する酸化的脱アミノ反応と同様，アミノ基を切り出し，アンモニアを産生する代謝である．

※これに類似した回路が，5章 3-Aで紹介したコリ回路だ．コリ回路では，ピルビン酸は筋肉中で乳酸に代謝されて血中に放出され，肝臓でピルビン酸へと再生される．

glial cell：グリア細胞
astrocyte：アストロサイト

glutaminase：グルタミナーゼ

C. 酸化的脱アミノ反応

アラニンやグルタミンに乗せられて肝臓に届けられたアミノ基は，どちらも肝臓内でグルタミン酸へと集約される（図8）．そして，グルタミン酸からいよいよアミノ基が除去され，残った炭素骨格（α-ケトグルタル酸）はクエン酸回路に回り，ATP産生の材料とされる．そのアミノ基の除去を触媒する酵素は，グルタミン酸デヒドロゲナーゼである．この酵素は，補酵素としてNAD^+を用いる（図8C）．

D. 尿素回路

グルタミン酸から切り出されたアンモニアは，生体にとっては非常に毒性の強い化合物である．血中アンモニア濃度が上昇すると高アンモニア血症となり，吐き気や嘔吐・呼吸困難・意識障害・けいれんなどの異常行動がみられ，死に至ることさえある．これほど危険な化合物をみすみす放置しておくことはできない．そこで，アンモニアを処理するのが，尿素回路である．尿素回路はオルニチン回路ともよばれる．尿素回路は，全部で5段階の反応系からなり，ミトコンドリアと細胞質基質にまたがって反応が進むのが大きな特徴である（図9）．尿素には2個のアミノ基が含まれるが，図9ではアンモニアを色分けしている．それぞれどの化合物に由来するのかを追跡していっていただきたい．

反応❶：アンモニアに対するリン酸基と重炭酸塩の付加

ここはミトコンドリア内での反応である．細胞質基質においてグルタミン酸から切り出されたアンモニア（NH_3）は，ミトコンドリアの外膜と内膜を容易に通過し，マトリクスに入る．そして，クリステを形成する内膜付近の

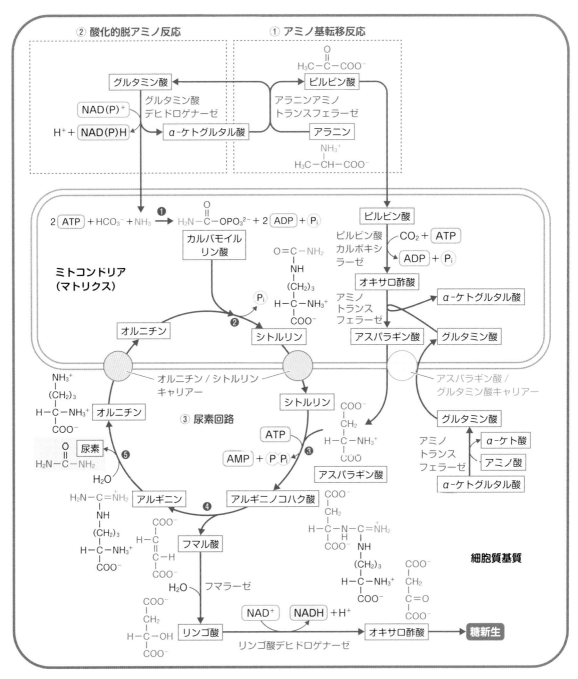

図9　尿素回路
参考図書22をもとに作成.

carbamoyl phosphate：カルバ
モイルリン酸

マトリクス側に局在するカルバモイルリン酸シンテターゼ I の触媒により，リン酸基と重炭酸塩が付加されてカルバモイルリン酸となる．この酵素はシンテターゼなので，酵素反応の進行には ATP のエネルギーを必要とする．したがって，アンモニアにリン酸基を付加するための ATP と，酵素反応にエ

ネルギーを供給するためのATPとで，合計で2分子のATPを消費すること
になる.

反応❷：カルバモイルリン酸とオルニチンとの縮合

ornithine：オルニチン

citrulline：シトルリン
日本でスイカの中から発見されたこ
とから，スイカを表すラテン語の
citrullusに由来する.

　　　このステップもマトリクス内での反応である．ミトコンドリア内膜にある
オルニチン/シトルリンキャリアーという輸送体を介して，細胞質基質から
マトリクスにオルニチンが輸送される．そして，カルバモイルリン酸シンテ
ターゼⅠと同様にクリステ付近に局在するオルニチンカルバモイルトランス
フェラーゼの触媒により，オルニチンとカルバモイルリン酸とを縮合し，シ
トルリンを生じる．シトルリンも，オルニチン/シトルリンキャリアーを介
してマトリクスから細胞質基質へと輸送される．オルニチンとシトルリンは
どちらもアミノ酸の一種である.

反応❸：シトルリンとアスパラギン酸との縮合

　　　このステップからは細胞質基質での反応となる．アルギニノコハク酸シン
テターゼの触媒により，マトリクスから細胞質基質に輸送されたシトルリン
とアスパラギン酸が縮合し，アルギニノコハク酸を生じる．この酵素も1分
子のATPの分解によるエネルギーを必要とする．アスパラギン酸は，解糖
系によるグルコースの分解，またはアラニンからのアミノ基転移反応で生じ
たピルビン酸を利用し，オキサロ酢酸を経て生成される．アスパラギン酸は
ミトコンドリア内膜のアスパラギン酸/グルタミン酸キャリアーによって，
グルタミン酸との対向輸送でマトリクス内に輸送されたものである.

反応❹：アルギニノコハク酸の開裂

　　　アルギニノコハク酸リアーゼの触媒により，アルギニノコハク酸はアルギ
ニンとフマル酸とに開裂する．クエン酸回路の反応❼および❽と同じ酵素
（フマラーゼ，リンゴ酸デヒドロゲナーゼ）が細胞質基質にも存在するため，
フマル酸は最終的にオキサロ酢酸に代謝され，糖新生に用いられる．また，
この過程でリンゴ酸デヒドロゲナーゼの触媒によりNAD$^+$が還元されて
NADH＋H$^+$が産生され，これをもとに5分子（または3分子．8章-7を参
照）のATPが生成されるため，尿素回路の反応❶と❸で消費したATPを回
収することができる．以上のように，尿素回路はアンモニアの解毒処理と同
時に，肝細胞へのATPの供給源という意義もある.

反応❺：アルギニンの開裂

　　　尿素回路の最後の酵素反応は，アルギナーゼによるアルギニンの開裂反応
である．アルギナーゼはマンガンイオン要求性の酵素である．アルギニンの
グアニジノ基に作用して，この官能基の中心の炭素原子と2つのアミノ基を
切り取り，尿素として放出する．残った部分はオルニチンである．切り取ら

れた尿素のなかで，炭素原子は反応❶でアンモニアと縮合した重炭酸塩に由来し，また2つのアミノ基は最初のアンモニアと反応❸で縮合に用いたアスパラギン酸に由来している．オルニチンは再びミトコンドリアのマトリクスに入り，次のアンモニアの処理に利用されるため，全体として回路の代謝系を形成することになる．

4. アミノ酸の代謝

上記のアミノ基転移反応と酸化的脱アミノ反応により，アミノ酸の炭素骨格だけが取り出された結果，これまで解説してきた糖質代謝や脂質代謝の中間代謝物となり，その後のATP合成に利用されていく（図10）．このとき，ピルビン酸やクエン酸回路の中間代謝物（オキサロ酢酸・α-ケトグルタル酸・スクシニルCoA・フマル酸）に変換されるアミノ酸は，糖新生を経て最終的にグルコースへと変換されるため，糖原性アミノ酸とよばれる．また，アセチルCoAやアセト酢酸に変換されうるアミノ酸は，最終的に脂肪酸へと変換可能であるためケト原性アミノ酸とよばれる．では，各アミノ酸がどのように代謝されていくのか見ていくことにしよう．

glucogenic amino acid：糖原性アミノ酸

ketogenic amino acid：ケト原性アミノ酸

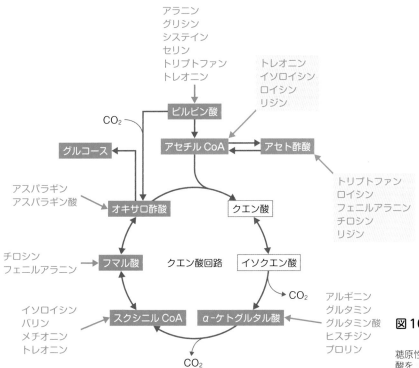

図10　アミノ酸の代謝中間体物質への分解
糖原性アミノ酸を　　，ケト原性アミノ酸を　　で示した．

A. 糖原性アミノ酸：ピルビン酸への代謝 （図11A）

ピルビン酸に変換されうるアミノ酸は，全部で6種類である．まず，トリプトファンは多段階を経てアセチルCoAに変換される過程でアラニンを生じる．アラニンは，アミノ基転移反応によりピルビン酸に変換される．システインも2段階の酵素反応を経てピルビン酸に変換される．トレオニンは，2つの異なるルートでグリシンに変換されるが，その過程でアセチルCoAを生じる．グリシンはセリンを経てピルビン酸に代謝される．トリプトファンとトレオニンは，ピルビン酸にもアセチルCoAにも変換されうるため，糖原性とケト原性の両方の性質をもつことになる．

B. 糖原性アミノ酸：オキサロ酢酸への代謝 （図11B）

オキサロ酢酸に代謝されうるアミノ酸は，アスパラギンとアスパラギン酸の2種類である．アスパラギンはアスパラギナーゼの触媒によって側鎖に含まれるアミノ基が除去される．その結果，アスパラギン酸とアンモニアに分解される．アスパラギン酸は，先述のようにアミノ基転移反応を受けてオキサロ酢酸に変換される．オキサロ酢酸は糖新生に乗ってグルコースへと変換できるため，オキサロ酢酸に変換されうるアミノ酸は，糖原性アミノ酸に分類される （図10）．

C. 糖原性アミノ酸：α-ケトグルタル酸への代謝 （図11C）

最終的にα-ケトグルタル酸へ代謝されるアミノ酸は，すべてその前の分子であるグルタミン酸に代謝される．アルギニンは，尿素回路の反応❺によりオルニチンに代謝された後，アミノ基転移反応を受けてグルタミン酸γ-セミアルデヒドに変換される．プロリンも，酵素反応と非酵素反応を経てグルタミン酸γ-セミアルデヒドに変換され，酸化還元反応を受けてグルタミン酸に代謝される．ヒスチジンは，アミノ基の除去反応・加水反応・加水分解反応・葉酸を伴う転移反応を経て，グルタミン酸に代謝される．グルタミンは，図8にも示したように，グルタミナーゼによりグルタミン酸に代謝される．この後，グルタミン酸は酸化されてα-ケトグルタル酸へ代謝される．α-ケトグルタル酸はクエン酸回路に乗ってオキサロ酢酸に代謝され，糖新生でグルコースに変換することができる （図10）．

D. 糖原性アミノ酸：スクシニルCoAへの代謝 （図12A）

スクシニルCoAに変換されうるアミノ酸は4種類である．トレオニンは，ピルビン酸に代謝される （図11A） 以外に，PLP要求性のトレオニンデヒド

A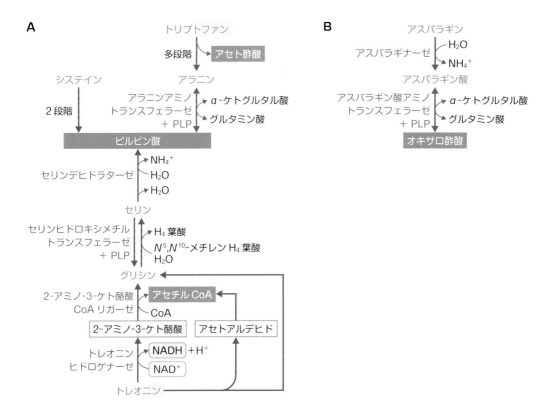

B

C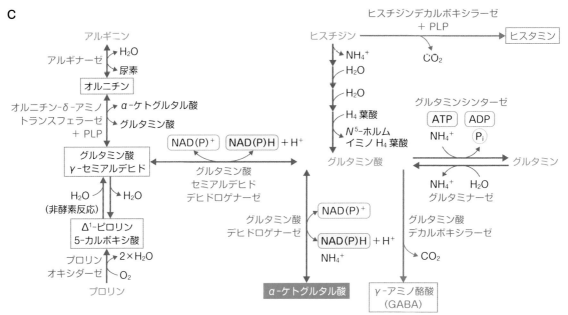

図11　ピルビン酸（A），オキサロ酢酸（B），α-ケトグルタル酸（C）への代謝経路
各代謝中間産物への代謝は紺色の矢印で，および生理活性物質への代謝は茶色の矢印で示した．░░░░は糖原性アミノ酸，░░░░░はケト原性アミノ酸，░░░░は糖原性かつケト原性のアミノ酸を表す．

ラターゼの触媒によってα-ケト酪酸に代謝され，プロピオニルCoAを介してスクシニルCoAへと代謝される．**メチオニン**は，3段階の酵素反応を経てホモシステインに加水分解され，セリンとの結合やシステインの解離を経て，トレオニンと同様にプロピオニルCoAに代謝される．プロピオニルCoAは，側鎖に炭化水素鎖をもつ脂肪族アミノ酸の**バリンとイソロイシン**の中間代謝物でもある．これらのアミノ酸は，分枝鎖アミノトランスフェラーゼによって共通にアミノ基転移反応を受けた後，さらに共通に分枝鎖α-ケト酸デヒドロゲナーゼによってCoAとの化合物に変換され，プロピオニルCoAに代謝される．この酵素が遺伝的に欠失すると，代謝できずに体内に蓄積したα-ケト酸が尿中に漏出し，独特の匂いを放つ**メープルシロップ尿症**とよばれる先天性疾患に発展する（**表**）．治療しなければ，脳の発達に異常が生じ，精神発達遅延や幼児期の死に至る．イソロイシンの分解においては，2-メチルブチリルCoAからプロピオニルCoAに代謝される際にアセチルCoAも産するため，糖原性アミノ酸であり，ケト原性アミノ酸でもある．

E．糖原性アミノ酸：フマル酸への代謝 （図12B）

フマル酸に代謝されうるアミノ酸は，**フェニルアラニンとチロシン**の2種類の芳香族アミノ酸である．フェニルアラニンの側鎖に含まれるベンゼン環に，水酸基が付加されたのがチロシンである．これらのアミノ酸は最終的にフマル酸とアセト酢酸とに分解される．フマル酸はグルコースへ，またアセト酢酸はアセチルCoAに代謝可能であるため，フェニルアラニンおよびチロシンは糖原性アミノ酸であり，ケト原性アミノ酸でもある．そして，フェニルアラニンからフマル酸＋アセト酢酸に至るまで，6種類の酵素反応を経るが，このうち5つの段階での酵素の遺伝的欠失により，先天性疾患が生じる（**表**）．

表　代表的なアミノ酸代謝異常症

病名	障害酵素	尿中排泄物質	症状
メープルシロップ尿症	分枝鎖α-ケト酸デヒドロゲナーゼ	分枝鎖α-ケト酸	痙攣，知能障害
ホモシスチン尿症	シスタチオニンβ-シンターゼ	ホモシスチン	痙攣，知能障害
フェニルケトン尿症	フェニルアラニンヒドロキシラーゼ	フェニルケトン体	痙攣，知能障害
アルカプトン尿症	ホモゲンチジン酸1,2-ジオキシゲナーゼ	ホモゲンチジン酸	尿の黒変，関節炎
高チロシン血症Ⅰ型	フマリルアセトアセターゼ	フマリルアセト酢酸	肝・腎不全
白皮症（アルビノ）	チロシナーゼ（皮膚）	4-ヒドロキシフェニルピルビン酸	皮膚の色素異常

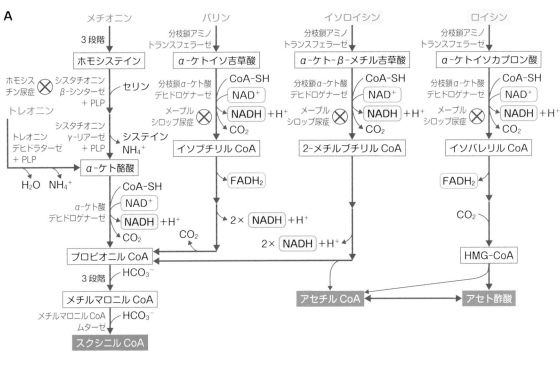

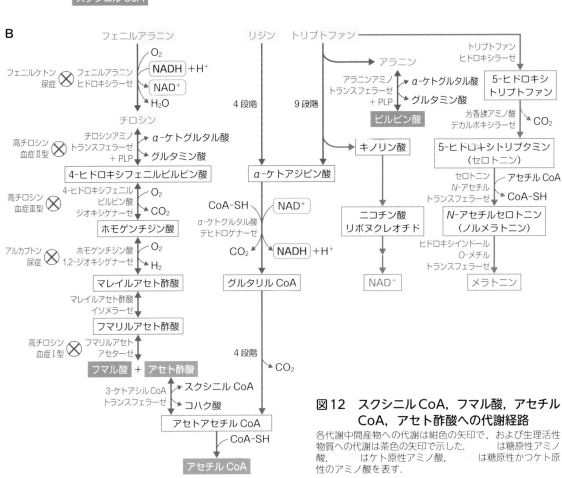

図12　スクシニル CoA，フマル酸，アセチル CoA，アセト酢酸への代謝経路
各代謝中間産物への代謝は紺色の矢印で，および生理活性物質への代謝は茶色の矢印で示した．　　は糖原性アミノ酸，　　はケト原性アミノ酸，　　は糖原性かつケト原性のアミノ酸を表す．

F. ケト原性アミノ酸

　　ケト原性アミノ酸はアセチルCoAもしくはアセト酢酸に代謝されうる．これらの分子は互いに可逆的に変換されうるので，簡単に「どちらに変換される」とは言いにくいが，**図10**に合わせて，分けて記述したいと思う．以下の解説では内容が重なる点も多々あるが，ご容赦いただきたい．

　　アセチルCoAに代謝されうるアミノ酸は4種類である．トレオニンにはグリシンへと代謝される2つのルートがあり，その1つがアセトアルデヒドを放出するものである（**図11A**）．アセトアルデヒドは最終的にアセチルCoAへと変換されうる．ロイシンは，上述のバリンやイソロイシンと同様に分枝鎖アミノトランスフェラーゼと分枝鎖α-ケト酸デヒドロゲナーゼの触媒を受け，HMG-CoAへと代謝される．HMG-CoAはアセチルCoAとアセト酢酸へと代謝される（**図12A**）．イソロイシンは上述の通り，プロピオニルCoAへと代謝される過程でアセチルCoAを生じる（**図12A**）．リジンは，全9段階の非常に複雑な酵素反応を経てアセトアセチルCoAに代謝され，最終的にアセチルCoAに代謝される（**図12B**）．ロイシンとリジンは，糖原性アミノ酸を兼ねない純粋なケト原性アミノ酸である．

　　アセト酢酸に代謝されうるアミノ酸は5種類である．トリプトファンは，ピルビン酸への代謝の項で述べた通り，非常に複雑な酵素反応の末にアラニンに変換される際に，アセト酢酸を生じる．したがって，トリプトファンは，糖原性アミノ酸とケト原性アミノ酸の両方の性質をもつ（**図11A**）．ロイシンは上述の通り，HMG-CoAを経てアセチルCoAとアセト酢酸へと代謝される（**図12A**）．フェニルアラニンとチロシンは最終的にフマル酸とアセト酢酸に代謝可能である（**図12B**）．リジンはアセトアセチルCoAへと代謝され，アセチルCoAとアセト酢酸のどちらにも代謝されうる（**図12B**）．

5. アミノ酸に由来する生理活性物質群

　　アミノ酸は，ATP合成の材料となる以外にも，脱炭酸されることによって強い生理活性を示す一級アミンとなる．これらは生理活性アミンと総称されるが，ここでは代表的なものを列挙する．

A. ヒスチジンに対する脱炭酸反応 （**図11C**）

histamine：ヒスタミン

　　ヒスチジンデカルボキシラーゼにより，ヒスチジンからカルボキシ基が除かれてヒスタミンが生成される．ヒスチジンデカルボキシラーゼは，アミノ

基転移反応にも用いられるPLP要求性である．ヒスタミンは，肥満細胞や好塩基球などで産生され，通常はこれらの細胞内の分泌顆粒に貯蔵されている．そして，各細胞の表面に存在する抗体に抗原が結合するなどの刺激を受けて細胞外へ放出され，炎症が引き起こされる．この抗原に対して強く反応し，ヒスタミンが過剰に分泌されることでアレルギー性疾患となる．

B. グルタミン酸に対する脱炭酸反応 (図11C)

gamma-amino butyric acid：
γ-アミノ酪酸（GABA）

グルタミン酸デカルボキシラーゼの触媒により，α位のカルボキシ基が除かれることでγ-アミノ酪酸が生成される．アミノ酸の一種であり，GABA（ギャバ）と略される．脊椎動物の中枢神経系においては主に海馬・小脳・脊髄などに存在し，主に抑制性の神経伝達物質として機能する．ちなみに，グルタミン酸は興奮性の神経伝達物質である．1個のカルボキシ基の有無という実に小さな違いで，ヒトにおいては興奮性および抑制性という相反する効果を巧妙に使い分けているということは，非常に興味深い．

C. トリプトファンの代謝 (図12B)

トリプトファンからは，全く性質が異なるが，非常に重要な分子に代謝される．その1つが，酸化還元酵素の補酵素であるNAD^+である．トリプトファンは9段階にも及ぶ複雑な反応を経てα-ケトアジピン酸に代謝されるが，その過程で産生されたキノリン酸からNAD^+へと代謝される．

serotonin：セロトニン
melatonin：メラトニン

もう1つが，セロトニンとメラトニンである．インドールアミンの一種であるセロトニンの機能は多岐にわたる．体内では主に小腸クロム親和性細胞で産生され，腸の蠕動運動を促進させる働きがある．脳内では神経伝達物質として働き，生体リズム・神経内分泌・睡眠・体温調節など，主として精神を安定させる効果がある．ホルモンとしても働き，消化器制御と食欲・気分・睡眠覚醒周期・痛みの認知などを制御する．メラトニンは，ヒトにおいては松果体で生成される．その血中濃度が24時間の周期で変化し，体内時計の機能制御や概日リズムの調整を行う．寝付きが悪いときはホットミルクを飲むとよいといったことがいわれるが，牛乳にはトリプトファンが豊富に含まれ，また温めることで吸収を促し，これをセロトニンやメラトニンに代謝させることで眠気を催す効果が期待されるものである．

D. チロシンの代謝 (図13A)

チロシンからは，性質が異なる非常に重要な分子に代謝される．チロシンヒドロキシラーゼの触媒によりチロシンのベンゼン環に水酸基が1つ付加さ

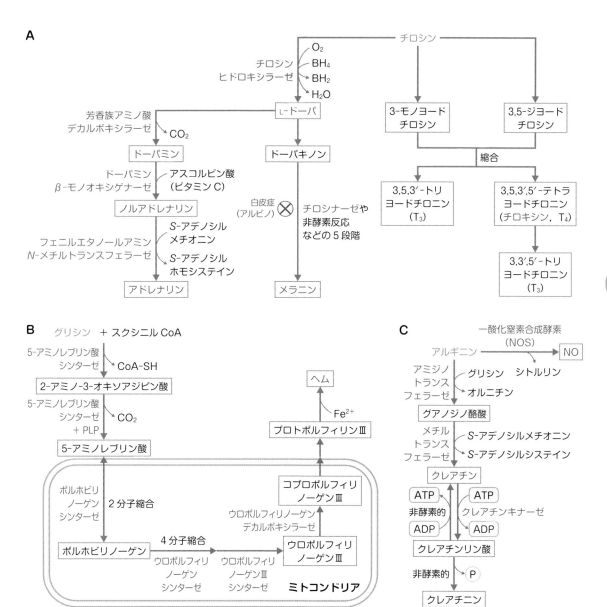

A

B

C

図13　主要な生理活性物質への代謝経路
生理活性物質への代謝を茶色の矢印で示した．　　は糖原性アミノ酸を表す．

ʟ-DOPA：ʟ-ドーパ

catecholamine：カテコールア
ミン

れ，ʟ-ドーパ（またはレボドパ，ʟ-3,4-ジヒドロキシフェニルアラニン）に
代謝される．ʟ-ドーパはカテコールとアミンの両方をもつカテコールアミン
（またはカテコラミン）である．

　ʟ-ドーパから合成されるものとして，1つ目は同じくカテコールアミンと
総称されるドーパミン・ノルアドレナリン・アドレナリンといった興奮性の
神経伝達物質である．まず，芳香族アミノ酸デカルボキシラーゼの触媒によ
りʟ-ドーパから脱炭酸され，ドーパミンに変換される．その後，ドーパミン

に対する酸化還元反応によりノルアドレナリンが生成され，ノルアドレナリンに対するメチル基転移反応によりアドレナリンが生成される．パーキンソン病は，手の震えのほか，動作・歩行困難などの運動障害を示す神経変性疾患であるが，これはヒトの中脳に存在する黒質線条体内のドーパミン神経細胞が減少する一方，アセチルコリン増加による機能的アンバランスが生じることが原因であると考えられている．その治療法の1つは，ドーパミンの前駆体であるL-ドーパの投与である．ノルアドレナリンとアドレナリンは，神経伝達物質であるほか，ホルモンとして副腎から放出され，交感神経系を興奮させることで，心拍数や血圧の上昇，血糖値の上昇，脂肪燃焼などが促進される．要するに，闘いの準備である．

L-ドーパから合成される化合物の2つ目は，さまざまな動物の色素であるメラニンである．L-ドーパからドーパキノンへと変換された後，5段階の酵素反応と非酵素反応を経て合成される．この5段階の酵素反応の1つであるチロシナーゼが皮膚の細胞において欠損すると，最終産物であるメラニンの生成ができず，白皮症（アルビノ）となる．上記の黒質はドーパミン含有細胞の集まりであるが，前駆体を同じくするニューロメラニンの色素沈着により黒い斑として認められるため，黒質と名付けられた．

L-ドーパは関与しないが，チロシンから合成される3つ目の重要な化合物が，甲状腺ホルモンの一種であるチロキシンとトリヨードチロニンである．これらの甲状腺ホルモンは分子内にヨウ素を含み，新陳代謝を刺激・促進する作用がある．これらの甲状腺ホルモンが必要以上に産生され，代謝が異常に活発になることで身体にさまざまな影響を及ぼすのが，バセドウ病である．

E. グリシンからのヘムの合成 （図13B）

側鎖の構造が最も単純なアミノ酸であるグリシンから合成される重要な化合物が，ヘムである．ヘムは2価の鉄原子とポルフィリンから構成される錯体※であり，ヘモグロビンやミオグロビンといった酸素分子との結合能をもつタンパク質，ミトコンドリアでの電子伝達系（→8章）に関与するシトクロム，過酸化水素分解酵素であるカタラーゼ，一酸化窒素合成酵素，ペルオキシダーゼなどのヘムタンパク質における補欠分子族を構成する．ヘムは，細胞質基質とミトコンドリアにまたがる全8段階の反応によって生合成される．

F. アルギニンの代謝 （図13C）

アルギニンからは，互いに性質の異なる2種類の重要な化合物が生成され

creatine：クレアチン

る．1つ目がクレアチンである．クレアチンキナーゼによってリン酸化されたクレアチンリン酸は，急激な運動によって筋肉中のATPが不足すると，非酵素的にADPにリン酸基を提供してATPを再生させる機能をもち，高エネルギーリン酸結合の貯蔵物質として働く．これにより生じたクレアチンは，クレアチンキナーゼで再びリン酸化されるか，もしくは，非酵素的に脱水されてクレアチニンになって尿中に排泄される．この非酵素的脱水は不可逆的である．アルギニンからクレアチニンに至る経路はクレアチン経路とよばれる．

creatinine：クレアチニン

アルギニンは，他にも一酸化窒素（NO）を産生する源でもある．環境中ではNOは自動車の排気ガスなどに含まれ，多量に存在すると硝酸に変化して酸性雨の原因ともなる．しかし，生体内では一酸化窒素合成酵素（NOS）の触媒によってアルギニンから産生される．神経系では，細胞内の可溶型グアニル酸シクラーゼを活性化してサイクリックGMPを発生させることで，重要な細胞間シグナル伝達機構を担い，記憶形成にも関与することが考えられる．また，血管内皮から放出されたNOが平滑筋を弛緩させ，血管を拡張させることで血流量を増す効果がある．ニトログリセリンなどの亜硝酸誘導体の投与が心臓病治療に用いられるのは，このNOの特性を利用しているからである．他にも，免疫細胞の一種であるマクロファージは病原体を殺すためのツールとしてNOを用いている．

nitric oxide：一酸化窒素（NO）

nitric oxide synthase：一酸化窒素合成酵素（NOS）

guanylate cyclase：グアニル酸シクラーゼ
cyclic GMP：サイクリックGMP

7 アミノ酸代謝

アミノ酸代謝に関連する血液検査の検査項目　Column

血液検査におけるアミノ酸代謝にかかわる検査項目としては，「尿素窒素」と「クレアチニン」がある．本文中に示した通り，アミノ基転移反応および酸化的脱アミノ反応で生じたアンモニアを尿素回路で尿素に変換してから，腎臓で濾過して排泄する．クレアチニンは，筋肉中に存在するクレアチンの最終産物であり，こちらも腎臓で濾過されて尿中に排泄される．したがって，これらの数値が高い場合は，腎臓での尿素排泄機能の低下が疑われる．

章·末·問·題

❶ 生体は（＿＿＿＿＿）と（＿＿＿＿＿＿）という機能の異なる2種類のタンパク質分解酵素をもっている.

❷ エンドペプチダーゼはポリペプチド鎖の（＿＿＿＿＿）のペプチド結合を切断する一方, エキソペプチダーゼはポリペプチド鎖を（＿＿＿＿＿）から1つずつ削っていく.

❸ 胃で働くエンドペプチダーゼは（＿＿＿＿＿）である. その至適pHは,（＿＿＿＿＿）付近である.

❹ 十二指腸で働くエンドペプチダーゼは,（＿＿＿＿＿）に含まれる（＿＿＿＿＿）や（＿＿＿＿＿）である. これらの酵素の至適pHは（＿＿＿＿＿）程度の弱塩基性である.

❺ エキソペプチダーゼには, N末端からアミノ酸を切り出す（＿＿＿＿＿）と, C末端からアミノ酸を切り出す（＿＿＿＿＿）が存在する.

❻ 2個のアミノ酸からなるジペプチドを1個ずつのアミノ酸へと分解する（＿＿＿＿＿）も, エキソペプチダーゼに分類される.

❼ ヒトの細胞内において不要になったタンパク質を分解する工程には,（＿＿＿＿＿）系と（＿＿＿＿＿）系の2種類が存在する.

❽ プロテアソームによるタンパク質分解では, まず不要になったタンパク質を（＿＿＿＿＿）で標識する. ユビキチン化がシグナルとなって（＿＿＿＿＿）に輸送され,（＿＿＿＿＿）依存的に分解される.

❾ リソソームに含まれる加水分解酵素群はpH（＿＿＿＿＿）付近が至適pHであるため, リソソームの内部は（＿＿＿＿＿）の働きによって酸性に保たれている.

❿ アミノ酸をATP合成に利用するための3ステップとは, ①（＿＿＿＿＿）・②（＿＿＿＿＿）・③（＿＿＿＿＿）である.

⓫ アミノ基転移反応は,（＿＿＿＿＿）と（＿＿＿＿＿）との間で可逆的にアミノ基を転移させる反応である.

⓬ アラニンとアスパラギン酸からアミノ基が除去されると, アラニンは（＿＿＿＿＿）に, アスパラギン酸は（＿＿＿＿＿）に代謝される.

⓭ アミノ酸から切り取られたアミノ基を請け負うα-ケト酸は, そのほとんどが（＿＿＿＿＿）であり, アミノ基を得ることで（＿＿＿＿＿）へと変換される.

⓮ アミノ基転移反応において重要な働きを担うのが, ビタミン（＿＿＿＿＿）の（＿＿＿＿＿）である.

⓯ アミノ基を肝臓に送る2つのルートは,（＿＿＿＿＿）と（＿＿＿＿＿）である.

⓰（＿＿＿＿＿）や（＿＿＿＿＿）に乗せられて肝臓に届けられたアミノ基は, どちらも肝臓内で（＿＿＿＿＿）へと集約される.

⓱ 尿素回路は（＿＿＿＿＿）ともよばれる. 反応系は,（＿＿＿＿＿）と（＿＿＿＿＿）にまたがって進む.

⓲ 尿素に含まれる2個のアミノ基は, それぞれどの化合物に由来するのか？

⓳ 尿素を産生するアミノ酸は何か？

⓴ ピルビン酸やクエン酸回路の中間代謝物に変換されるアミノ酸は, 糖新生を経て最終的に（＿＿＿＿＿）へと変換されるため,（＿＿＿＿＿）アミノ酸とよばれる.

㉑ アセチルCoAやアセト酢酸に変換されうるアミノ酸は, 最終的に（＿＿＿＿＿）へと変換可能であるため（＿＿＿＿＿）アミノ酸とよばれる.

㉒ アミノ酸は,（＿＿＿＿＿）されることによって強い生理活性を示す一級アミンとなる. これらは（＿＿＿＿＿）と総称される.

㉓ ヒスチジンから（＿＿＿＿＿＿＿）が生成される．このアミンは（＿＿＿＿＿＿＿）や（＿＿＿＿＿＿＿）など
で産生され，過剰に分泌されることで（＿＿＿＿＿＿＿）となる．

㉔ グルタミン酸から（＿＿＿＿＿＿＿）が生成される．このアミノ酸は，脊椎動物の中枢神経系において
主に（＿＿＿＿＿＿＿）として機能する．

㉕ トリプトファンからは，酸化還元酵素の補酵素である（＿＿＿＿＿＿＿）と，神経伝達物質の（＿＿＿＿
＿＿）や概日リズムを調節する作用のある（＿＿＿＿＿＿＿）が生成される．

㉖ チロシンからは，（＿＿＿＿＿＿＿）を経て，興奮性の神経伝達物質である（＿＿＿＿＿＿＿）・（＿＿＿＿
＿）・（＿＿＿＿＿＿＿）が生成される．また，さまざまな動物の色素である（＿＿＿＿＿＿＿）も生成さ
れる．

㉗ 甲状腺では，チロシンから甲状腺ホルモンの一種である（＿＿＿＿＿＿＿）と（＿＿＿＿＿＿＿）が生成さ
れる．

㉘ グリシンからは，鉄原子とポルフィリンから構成される錯体である（＿＿＿＿＿＿＿）が生成される．

㉙ アルギニンからは，ATP再生機能をもつ（＿＿＿＿＿＿＿）と，細胞間情報伝達物質である（＿＿＿＿＿
＿）が生成される．

8章

電子伝達系と酸化的リン酸化

2つの「流れ」が ATPを生み出す

　地球上に当たり前のように生きている多細胞生物．そのなかには，シロナガスクジラ・ジンベイザメ・アフリカゾウなどの大型動物もいる．過去には，恐竜に代表されるような，もっと巨大な生物も存在した．大きな身体を維持するには，それだけ大量のエネルギー，つまりATPを必要とする．ヒトも，身体のサイズは恐竜には遠く及ばないが，脳は非常に多くのエネルギーを消費している．こういった大量消費型の生物が出現できるようになったきっかけが，ミトコンドリアの獲得である．太古の原始的細胞がプロテオバクテリアを取り込み，ミトコンドリアとして上手く手懐けたことが，生命進化における大きなターニングポイントになった．ミトコンドリアで稼働している電子伝達系と酸化的リン酸化では，糖質・脂質・アミノ酸の代謝の過程で発生した還元型補酵素NADH＋H$^+$とFADH$_2$がもつ「電力」を利用して，電子の流れとプロトンの流れを起こすことで，大量のATPを生み出すことができる．ここがATP産生の最終段階である．物理学的な概念が入ってくるため，なかなか理解しにくい部分かもしれない．しかし，生命が長い進化の過程で構築した見事なシステムであり，真核細胞がATPを大量生産できる唯一無二の手段でもあるので，ぜひ生命のダイナミックさを感じていただきたい．

この章で学べること

- 電子伝達系と酸化的リン酸化は，細胞のどこで稼働しているのか？
- 還元型補酵素のNADH＋H$^+$とFADH$_2$からの電子の流れの道筋とは？
- 電子を受け渡す各複合体の機能とは？
- 1分子のNADH＋H$^+$およびFADH$_2$で汲み出されるプロトンの数は？
- ATP/ADPトランスロカーゼ・リン酸トランスロカーゼ・ATP合成酵素の機能とは？
- NADH＋H$^+$とFADH$_2$のP/O比とは？
- グルコースとパルミチン酸のP/O比とは？
- 細胞質内のNADH＋H$^+$をマトリクスに輸送するシャトルの違いとは？

1. 流れのエネルギー

本題に入る前に，1つ問うてみたいことがある．乾電池に豆電球をつないだら，なぜ豆電球は光るのだろうか？ 充電状態の乾電池では，マイナス極の電極に大量の電子が存在する（**図1A**）．つまり，マイナス極の電極は還元されているのであり，還元状態のマイナス極と酸化状態のプラス極との間で，電子の勾配が形成されている．そして，マイナス極からプラス極に向かって電子が流れることで，その途中にある豆電球が点灯する（**図1B**）．「電子の流れ」とは，要するに「電流」である．電流が発生しているから，そのエネルギーを用いることで，豆電球が点灯するし，スマートフォンやさまざまな電化製品が動くのだ．そして，電流に限らず，血流・水流・海流・潮流などの液体のほか，人・車・金銭・経済に至るまで，ありとあらゆる「流れ・流体」にはエネルギーが存在することを，まずは頭に入れておいていただきたい．

electron transport chain：電子伝達系

oxidative phosphorylation：酸化的リン酸化

一連の電子伝達系と酸化的リン酸化においては，2つの異なる「流れのエネルギー」が活用されている．1つ目が電子伝達系における「電子の流れ（電流）」，2つ目が酸化的リン酸化における「プロトンの流れ」だ（**図2**）．

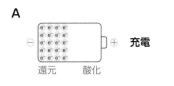

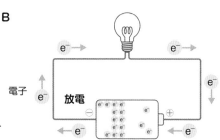

図1 豆電球を乾電池につないだら‥‥
A）乾電池のマイナス極は，電子が結合した還元状態になっている．
B）電子がプラス極に流れることで電流が生じ，豆電球が点灯する．

まず，電子伝達系では，電子の伝達による電流のエネルギーを用いてプロトンポンプを駆動して，ミトコンドリアのマトリクスと膜間腔との間でプロトンの濃度勾配が形成される．そして，酸化的リン酸化では，そのプロトンの濃度勾配によるプロトン流入のエネルギーを利用して，ADPを酸化的にリン酸化してATPが合成される．プロトンが膜間腔とマトリクスとを行き来するので，プロトン回路ともよばれる．電気的エネルギーが，プロトン流入

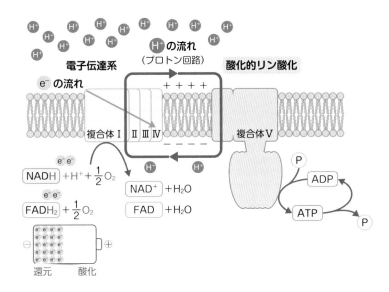

図2　電子伝達系と酸化的リン酸化の概略図

「電子（e^-）の流れ」のエネルギーによりプロトンの濃度勾配が形成される．その濃度勾配により生み出された「プロトン（H^+）の流れ」によってATPを合成する

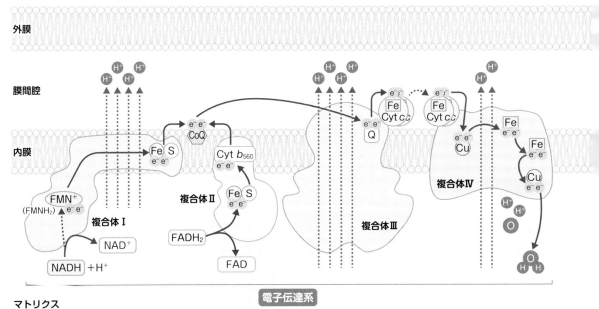

のエネルギーを経て，最終的にATPの化学エネルギーへと次々に変換されていくエネルギー保存こそが，電子伝達系と酸化的リン酸化の大きな意義である．

2. 電子伝達系の概要

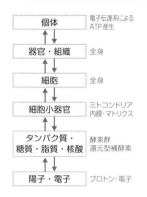

coenzyme Q：補酵素Q
cytochrome：シトクロム

以上を踏まえて，電子伝達系の概要について解説する．

電子伝達系には多様なタンパク質や低分子化合物が登場し，ミトコンドリアの内膜に存在する，非常に複雑な立体構造をもつ4種類の複合体（複合体Ⅰ，複合体Ⅱ，複合体Ⅲ，複合体Ⅳ）とよばれるタンパク質群が中心的な役割を果たす（**図3**）．他には，ミトコンドリアの膜間腔に局在する低分子化合物の補酵素Qと，シトクロム c というタンパク質も電子伝達に関与する．上記の通り，これらのタンパク質を電流が流れるわけだが，電流を発生させるには，すでに還元されていて電子をため込んでいるもの，すなわち乾電池のマイナス極の役割を果たすものが必要だ．その役を担っているのが，各栄養素の代謝過程で産生された還元型補酵素のNADH＋H$^+$とFADH$_2$である．

電子伝達系はNADH＋H$^+$とFADH$_2$に端を発し，その名の通り，上記の分子間で「電子が伝達される」のだ（**図3**）．前述した通り，「電子の伝達」

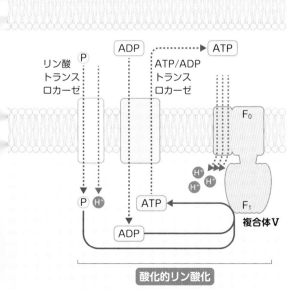

図3　電子伝達系から酸化的リン酸化までの電子とプロトンの流れ

とはつまり「電子の流れ」であり，「電流」なのである．電流が流れれば，そのエネルギーを利用して何かしらの電化製品が動くわけだが，電子伝達系における電化製品とはプロトンポンプである．生化学でのポンプとは，生体膜をまたいで，濃度勾配や浸透圧に逆らってイオンや化合物を輸送する能動輸送（→1章-3-B）の機構である．

　図3および図4で，NADH＋H$^+$およびFADH$_2$からの電子の流れを追っていっていただきたい．それぞれの還元型補酵素からの電子の流れをまとめると，以下のようになる．

NADH＋H$^+$ → 複合体Ⅰ → 補酵素Q（CoQ）→ 複合体Ⅲ → シトクロムc（Cyt c）→ 複合体Ⅳ → 酸素分子

FADH$_2$ → 複合体Ⅱ → 補酵素Q（CoQ）→ 複合体Ⅲ → シトクロムc（Cyt c）→ 複合体Ⅳ → 酸素分子

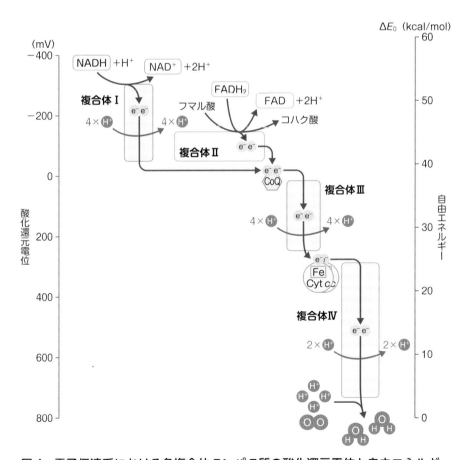

図4　電子伝達系における各複合体タンパク質の酸化還元電位と自由エネルギー

NADH＋H$^+$とFADH$_2$とでは，電子を渡すタンパク質が複合体Ⅰか複合体Ⅱであるかの違いはあるが，補酵素Q以降のルートは同じである．**図4**には，NADH＋H$^+$とFADH$_2$のほか，タンパク質複合体などの酸化還元電位[※1]と自由エネルギー[※2]を示した．自由エネルギーは，電子をもっているNADH＋H$^+$とFADH$_2$が最も高く，複合体Ⅳが最も低い．したがって，電子は自由エネルギーが高い還元型補酵素から複合体Ⅳへと段階的に流れ，電流となる．このように，電子伝達によって発生した電流がミトコンドリア内膜上のプロトンポンプを駆動し，ミトコンドリアのマトリクスから膜間腔へと能動的にプロトンを汲み出すことが電子伝達系の正体である．

※1 ある酸化還元反応系において電子を受け渡すときに発生する電位．
※2 ある物体が外部に取り出し可能なエネルギー．

3. 還元型補酵素のNADH＋H$^+$・FADH$_2$

それでは，電子の供給源である還元型補酵素から見ていこう．NAD$^+$は，ニコチンアミドアデニンジヌクレオチド（nicotinamide adenine dinucleotide）の頭文字をとったものである（**図5A**）．4章-4-Cおよび7章-5-Cでも述べたが，NAD$^+$はナイアシンというビタミン名で知られるニコチン酸またはニコチンアミドから，もしくはアミノ酸のトリプトファンから生成される．NAD$^+$は，塩基部分にそれぞれニコチンアミドとアデニンをもつ2つのヌクレオチドで構成される．このうち，ニコチンアミド部分が電子とプロトンを受け入れ，状況に応じてそれらを放出する．NADH＋H$^+$は－320mV程度の負電荷をもち，高い自由エネルギーをもつ（**図4**）．そして，複合体Ⅰにその電子を渡す（**図3**）．還元型の名称としては，本書で用いているNADH＋H$^+$のほか，NADH$_2$やNADHもある．

FADは，フラビンアデニンジヌクレオチド（flavin adenine dinucleotide）の頭文字をとったものである（**図5B**）．ビタミンB$_2$（→4章-4-C）であるリボフラビン部位が電子とプロトンを受け入れ，FADH$_2$となる．FADH$_2$は－220mV程度の負電荷をもち，複合体Ⅱにその電子を渡す（**図4**）．「FADH」と表記されることもある．

nicotinic acid：ニコチン酸

nicotinamide：ニコチンアミド

riboflavin：リボフラビン

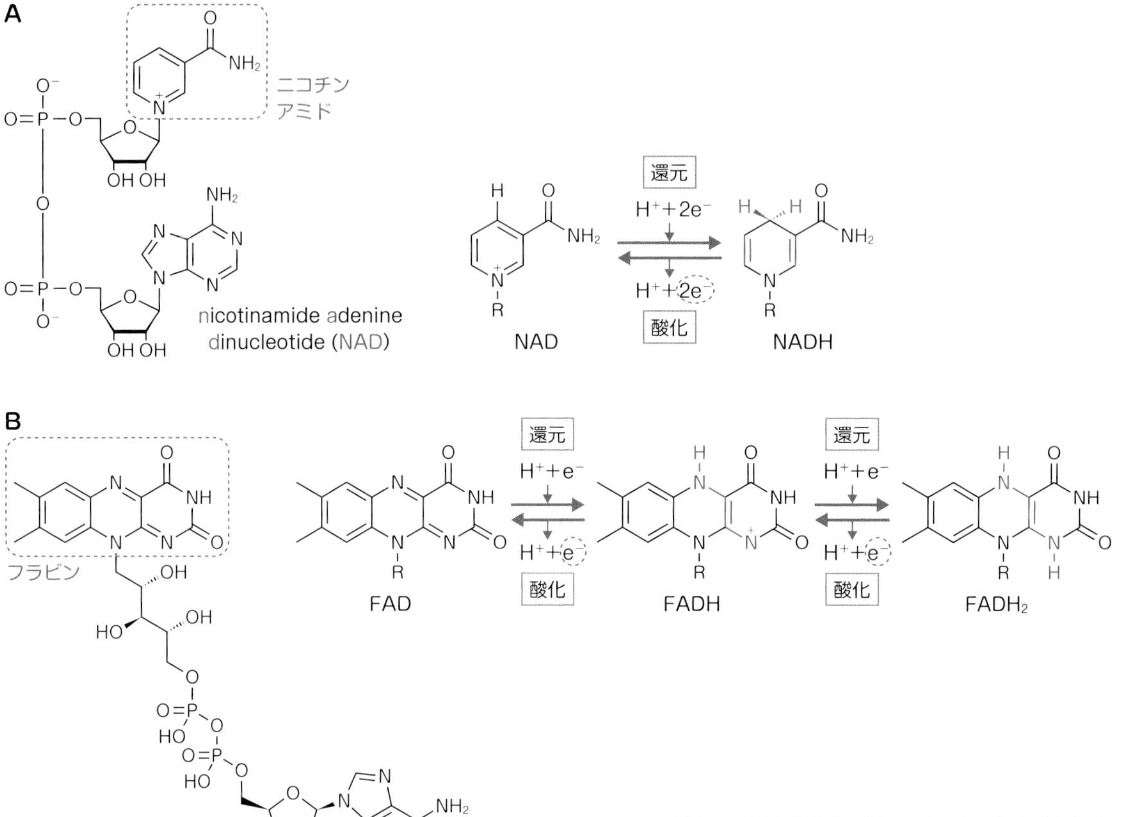

A

ニコチン
アミド

nicotinamide adenine
dinucleotide (NAD)

還元
$H^+ + 2e^-$

酸化
$H^+ + 2e^-$

NAD   NADH

B

フラビン

還元
$H^+ + e^-$

酸化
$H^+ + e^-$

還元
$H^+ + e^-$

酸化
$H^+ + e^-$

FAD   FADH   FADH$_2$

flavin adenine
dinucleotide (FAD)

図5　還元型補酵素 NADH + H$^+$（A）と
FADH$_2$（B）の構造

4. 電子伝達にかかわる複合体タンパク質と化合物

　次に，電子伝達系に関与する複合体タンパク質と化合物について解説する．

A. 複合体 I

flavin mononucleotide：フラビ
ンモノヌクレオチド（FMN）

　複合体 I は，NADH/補酵素 Q オキシドレダクターゼとよばれる（**図3**）．
NADH + H$^+$から2つの電子を受け取り，それを補酵素 Q に転移させる酸化
還元酵素である．電子伝達の機構としては，まず複合体タンパク質の内部で
共有結合している FMN$^+$に NADH + H$^+$の2つの電子が渡され，FMN$^+$は
FMNH$_2$に還元される一方，NADH + H$^+$は酸化されて NAD$^+$となる．次に，
FMNH$_2$から同じく複合体タンパク質の内部にある鉄・硫黄クラスター
（「Fe-S」）に電子が渡され，鉄・硫黄クラスターから補酵素 Q へと伝達され
る．1分子の NADH + H$^+$から電子を受け取るごとに，ミトコンドリアのマ
トリクスから膜間腔へ4個のプロトンを汲み出すことができる．複合体 I の
構造としては，ミトコンドリア内膜に埋まっているプロトンポンプ部位と，

マトリクス側に張り出した親水性の強い電子伝達部位からなり，アルファベットのL字型の立体構造をとる．哺乳類のもので45 ものサブユニットで構成され，そのうち7つはミトコンドリア遺伝子に独自にコードされている．

B. 複合体II

複合体II はコハク酸デヒドロゲナーゼであり，クエン酸回路（→5章-4）の8段階目の反応も担っている（**図3**）．クエン酸回路では，コハク酸をフマル酸に酸化する際にFADをFADH$_2$に還元するが，電子伝達系においては，逆にフマル酸をコハク酸に還元しながら，FADH$_2$を酸化してFADを得る．この反応では，FADH$_2$から奪った電子は複合体タンパク質の内部にある鉄・硫黄クラスターとシトクロムb_{560}を経て，補酵素Qへと伝達される．複合体II はミトコンドリア内膜を貫通していないため，電子の伝達は行うが，プロトンポンプとしての機能は備わっておらず，プロトンの輸送は行わない．

C. 補酵素Q

ubiquinone：ユビキノン
ユビキノンという名称には「ubiquitousキノン」という意味が込められている．ubiquitousは「普遍的」という意味であるが，すべての動植物が同様の構造をもったキノンを普遍的に有していることに由来する．

補酵素Q（CoQ）はユビキノンともよばれる．真核細胞のミトコンドリアのほか，原核細胞の細胞膜にも存在する可動性の電子伝達体である（**図3**）．補酵素Qはタンパク質ではなく，長いイソプレン側鎖を有する脂溶性化合物であり（**図6**），ミトコンドリア内膜の脂質を自由に拡散することができ

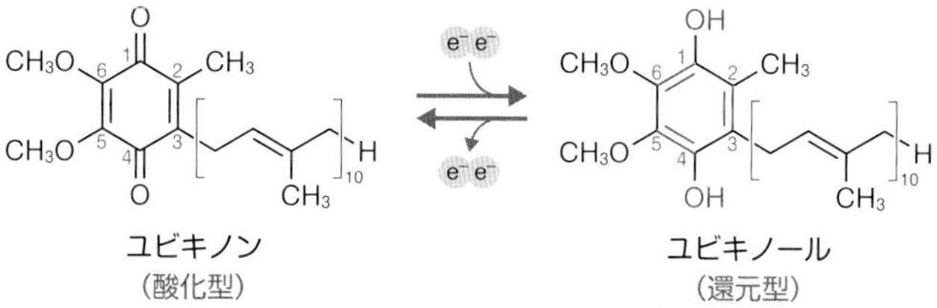

ユビキノン
（酸化型）

ユビキノール
（還元型）

**図6　補酵素Q（ユビキノン）の
還元と酸化**

発展学習

鉄・硫黄クラスター

複合体タンパク質群が有する鉄・硫黄クラスターは電子伝達に重要な働きを担う．鉄原子と硫黄原子が2個ずつ，もしくは4個ずつのクラスターを形成している．このうち硫黄原子は，タンパク質を構成するシステインのSH基に由来する．

（図は参考図書21より引用）

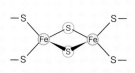

［2Fe-2S］クラスター

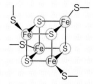

［4Fe-4S］クラスター

る．補酵素Ｑが電子の授受を行うのは六員環のベンゾキノン誘導体部位である．C1とC4にパラ型で酸素が，C2にメチル基が，C3にイソプレン側鎖が，C5とC6にメトキシ基が結合した構造をとる．イソプレン側鎖の炭素数は，ヒトなどの高等動物では10個とされている．そのため，Q_{10}やCoQ_{10}（コエンザイムQ_{10}）ともよばれ，栄養サプリメントとして市販されている．複合体Ⅰもしくは複合体Ⅱから電子を渡されて還元されたユビキノールでは，2つの酸素原子が水酸基となり，ベンゼン環内部の二重結合の位置が変化する（**図6**）．そして，複合体Ⅲに電子を伝達する．

ubiquinol：ユビキノール

D. 複合体Ⅲ

複合体Ⅲは補酵素Ｑ/シトクロムcレダクターゼとよばれる酸化還元酵素であり，シトクロムの複合体である（**図3**）．11個のサブユニットからなるタンパク質が二量体を形成し，計22個のサブユニットで構成される．補酵素Ｑから電子を渡され，最終的にはそれをシトクロムcに伝達し，その過程で4個のプロトンをミトコンドリアのマトリクスから膜間腔に輸送する．複合体タンパク質内に存在するＱ部位，ヘムをもつシトクロムbとシトクロムc_1，鉄・硫黄クラスターなどを電子が伝達されていく．

E. シトクロムc

シトクロムはヘムを有するヘムタンパク質であり，含まれるヘムの種類によって*a*, *b*, *c*, *d*の4種類に分類される．上記の通り，複合体Ⅲはそのうちシトクロムbとシトクロムc_1で構成されているが，このシトクロムcは他のシトクロムと違って可溶性の遊離した小型タンパク質であり，ミトコンドリア内膜に緩く結合している（**図3**）．複合体Ⅲから電子を受け取り，それを複合体Ⅳに伝達させる．自然界においては非常に保存性が高く，一次構造や高次構造は種間でほぼ同一である．これは，電子伝達系におけるシトクロムcの重要性の証左でもある．また，シトクロムcはアポトーシスのシグナル伝達を仲介する役割も担っている．

apoptosis：アポトーシス

F. 複合体Ⅳ

複合体Ⅳはシトクロムcオキシダーゼとよばれる酸化還元酵素である．このタンパク質には2つの銅中心と2つのヘムが含まれ，これらを順に電子が伝達されていく（**図3**）．2分子のシトクロムcから受け取った電子は，最終的に酸素（$1/2 \, O_2$）に渡され，1分子の水を得る．この過程で，マトリクスから膜間腔へと2個のプロトンが輸送される．

5. 1分子の還元型補酵素で汲み出されるプロトン数

1分子のNADH＋H$^+$，および1分子のFADH$_2$で，何個のプロトンがマトリクスから膜間腔へと汲み出されるのかを計算してみよう．NADH＋H$^+$およびFADH$_2$からは，以下の順に電子が伝達されていく．

NADH＋H$^+$ → 複合体Ⅰ → 複合体Ⅲ → 複合体Ⅳ

FADH$_2$ → 複合体Ⅱ → 複合体Ⅲ → 複合体Ⅳ

それぞれの複合体から汲み出されるプロトンの個数を単純に足していくと，**下表**のように，1分子のNADH＋H$^+$当たり10個のプロトン，1分子のFADH$_2$当たり6個のプロトンが汲み出される計算となる．これは，産生されるATPの分子数を計算するうえで重要なファクターとなる．

	複合体Ⅰ	複合体Ⅱ	複合体Ⅲ	複合体Ⅳ	合計
NADH＋H$^+$	4	—	4	2	10
FADH$_2$	—	0	4	2	6

発展学習

青酸中毒

青酸化合物は致死的な毒物として一般によく知られており，倉庫・船舶の燻蒸（くんじょう）・殺虫などに用いられるほか，メッキ工場や化学工業でも広く使用される．青酸ガス（HCN）は肺や皮膚から吸収されてしまうため，特に危険である．青酸イオン（CN$^-$）は，金属イオンと強く結合する性質がある．したがって，これを摂取してしまうと，電子伝達系の複合体Ⅳであるシトクロムcオキシダーゼの3価鉄イオンと強く結合し，酵素活性を止めてしまう．電子伝達系の停止によりATP産生が止まり，死に至るわけである．

そして，われわれの身近にも青酸を発生させうる食品があるので注意したい．例えば，ウメ・アンズ・モモ・ビワなどのバラ科サクラ属植物の種子に含まれるアミグダリンや，タピオカの原料となるキャッサバ芋に含まれるリナマリンは青酸配糖体とよばれる．これらの化合物を経口摂取すると，胃酸や腸内細菌がもつ酵素によって分解され，青酸ガスを発生させる．市販されているタピオカは当然すでに解毒処理されているが，生のキャッサバから料理や菓子をつくる際は，十分に加熱するなどの処理が必要となるので注意されたい．これらの毒も，繁殖のうえで大事な種子を動物に食べられないようにするための生存戦略なのであろう．

もし誤って食べてしまったりして中毒になっても，解毒の方法はある．亜硝酸アミルを吸入することで，赤血球中のヘモグロビンが酸化されてメトヘモグロビンとなり，これにCN$^-$が結合するため，CN$^-$のミトコンドリアへの移行が抑えられる．また，チオ硫酸ナトリウムを注入すると，CN$^-$がチオ硫酸イオンと反応して毒性の弱いチオシアンとなり，尿で排泄される．

アミグダリン

リナマリン

6. 酸化的リン酸化によるATP合成

次は，酸化的リン酸化によるATP合成である．リン酸基が2個のADPに，もう1個のリン酸塩を縮合させてATPを得る段階である．

A. ADPとリン酸塩のマトリクスへの輸送

ADPとリン酸塩の縮合反応は，ミトコンドリアのマトリクスで行われる．ということは，材料となるADPとリン酸塩をマトリクスに輸送しなくてはならない．その任を担っているのが，ミトコンドリア内膜に組込まれているATP/ADPトランスロカーゼとリン酸トランスロカーゼである（**図3**）．

adenine nucleotide translocase：アデニンヌクレオチドトランスロカーゼ

ATP/ADPトランスロカーゼはアデニンヌクレオチドトランスロカーゼともよばれ，膜間腔側に口を開けたときにADPと結合した後，マトリクス側に口を開けてADPを放出する（**図7A**）．マトリクスから膜間腔にATPを輸送するときも同様の機構をとる．ADPとATPの輸送方向が逆なので，いわゆる対向輸送である．電子伝達系で排出したプロトンによるミトコンドリア内外の電荷の差が駆動力となっている．

phosphate translocase：リン酸トランスロカーゼ

リン酸トランスロカーゼの構造はポア型であり，1個のリン酸塩（$H_2PO_4^-$）と1個のプロトンを同時に膜間腔からマトリクスへと流入させるため，こちらは共輸送である（**図7B**）．プロトンの濃度勾配による受動輸送であり，この輸送により，電子伝達系で膜間腔へ排出したプロトンを1個消費することになる．これも，ATP分子数の計算で重要な情報である．

B. ADPとリン酸塩の縮合反応によるATPの合成

ATP synthase：ATP合成酵素

ADPとリン酸塩を縮合させてATPを合成する酵素は，複合体Ⅴ ともよばれるATP合成酵素（またはATPシンターゼ）である．ATP合成酵素は，ミ

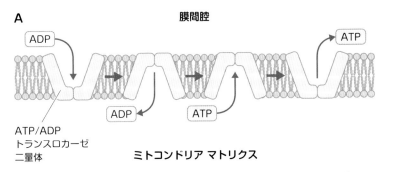

A

膜間腔

ADP ATP

ADP ATP

ATP/ADP
トランスロカーゼ
二量体

ミトコンドリア マトリクス

B

P H⁺

P H⁺

リン酸
トランス
ロカーゼ

共輸送体

図7　ATP/ADPトランスロカーゼとリン酸トランスロカーゼ
参考図書21をもとに作成．

トコンドリア内膜を貫通するF_0と，マトリクスに突き出たF_1の２つの部位で構成される（**図8A**）．F_0部位はa（１個），b（２個），c（９〜12個）の３種類のサブユニットで構成される．このうち，aサブユニットはプロトンチャネルの機能を有し，電子伝達系で膜間腔に汲み出したプロトンを，その濃度勾配に依存して受動的にマトリクス側に流入させる（**図3**および**図8B**）．先に「流れにはエネルギーがある」旨を述べたが，aサブユニットを介したプロトンの流れが，cサブユニットで構成されたc環を回転させることができるのである．

F_1部位はα（３個），β（３個），γ（１個），δ（１個），ε（１個）で構成される．このうち，αサブユニットとβサブユニットが１個ずつで１セットとなって３つの$\alpha\beta$を構成し，特にβサブユニットにはATP合成のための触媒部位が存在する．そして，γサブユニットが３つの$\alpha\beta$の中心軸となり，c環の回転に連動して回転する（**図8B**）．γサブユニットの回転は，γサブユニットの周囲に位置している３個のβサブユニットの構造を，「L：loose」「O：open」「T：tight」の３段階でスイッチさせる（**図8C**）．図8CはF_1部位を輪切りにした図であるが，非対称のγサブユニットの尖った

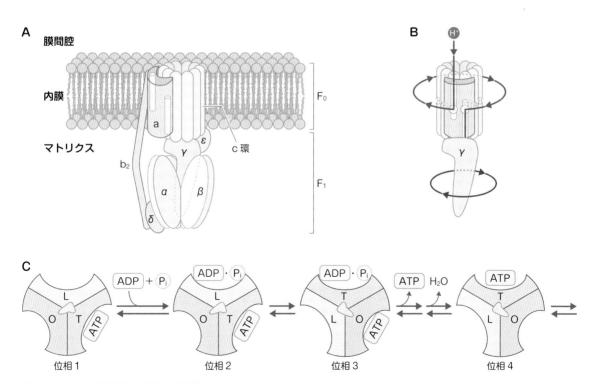

図8　ATP合成酵素の構造と機能

A）ATP合成酵素の全体像．B）その中に含まれる「回転子」の部分．c環が回転し，それがγサブユニットを軸回転させる．C）γサブユニットの軸回転によるF_1部位の相転換．AおよびBは参考図書11，Cは参考図書23より引用．

部分が指す位相が○相となる．まず，L型のβサブユニットにADPとリン酸塩が結合する（**図8C**，位相1〜2）．このとき，T型のβサブユニットにはすでに縮合されたATPが結合している．ここでプロトンが流入してγサブユニットが120度回転すると，βサブユニットの構造はLからTに，Tから○に変化する（**図8C**，位相3）．T型ではADPとリン酸塩が縮合してATPが合成され，○型からは結合していたATPが放出される（**図8C**，位相4）．次のプロトンの流入により再びγサブユニットが120度回転し，各βサブユニットの型はL→T，T→○，○→Lと変化し，「ADPとリン酸塩の結合」「ATPへの縮合」「ATPの放出」を連続的に行っていく．ATPを1分子生成するのに，電子伝達系で膜間腔へ排出したプロトンを3個消費することになる．

7. ATP産生量の計算

これまで扱ってきた栄養素のなかからグルコースと脂肪酸に着目して，これら1分子当たり，何分子のATPが産生されるのかを計算してみよう．グルコースや脂肪酸のみならず，1分子の生体内化合物が何分子のATPに相当するかを示した値をP/O比という．リンと酸素の元素記号をそのまま用いた名称である．酸化的リン酸化において消費される「酸素1分子当たりの，ATPとして取り込まれるリン酸塩の原子数」という意味である．

phosphate/oxygen ratio：P/O比

A. NADH＋H⁺とFADH₂のP/O比

電子伝達系におけるスタートの分子はNADH＋H⁺とFADH₂である．まずは，これらの還元型補酵素のP/O比を計算する．これは，マトリクスと膜間腔との間でやりとりしたプロトンの数をもとに計算することができる．まず，電子伝達系において，1分子のNADH＋H⁺およびFADH₂によってマトリクスから膜間腔に排出されるプロトンの個数は，すでに記述した通りそれぞれ10個と6個である．

$$1 \times (NADH + H^+) = 10 \times H^+$$
$$1 \times FADH_2 = 6 \times H^+$$

次に，1分子のATPを合成するのに，何個のプロトンが必要であるか．リン酸トランスロカーゼを介してリン酸塩を取り込むのに1個のプロトン，そしてATP合成酵素においてADPにリン酸基を付加させるのに3個のプロトンが必要になる．したがって，1分子のATPを合成するためには，合計で

4個のプロトンが必要になる.

$$1 \times ATP = 4 \times H^+$$

以上より,

$$1 \times (NADH + H^+) = 10 \times H^+ = 2.5 \times ATP$$

$$1 \times FADH_2 = 6 \times H^+ = 1.5 \times ATP$$

という計算式が成り立つ. したがって, $NADH + H^+$ と $FADH_2$ のP/O比は それぞれ2.5, 1.5という計算になる. これを基本に, グルコースと脂肪酸 のP/O比を計算してみよう.

B. グルコースのP/O比

まずはグルコース代謝を簡単に復習しよう（**図9**）. グルコースは解糖系 （→5章-2）によって2分子のピルビン酸に分解される. したがって, ここ から先はすべて2倍で考える. ピルビン酸はミトコンドリアのマトリクスに 輸送され, ピルビン酸のアセチル基がCoAに付加されて, アセチルCoAが 生成される. アセチルCoAはクエン酸回路（→5章-4）に乗り, $NADH + H^+$ と $FADH_2$ が生成される.

解糖系においては, 2分子の $NADH + H^+$ と2分子のATPが生成される. ここで注意しなければならないのは, 解糖系で生成された2分子の $NADH +$

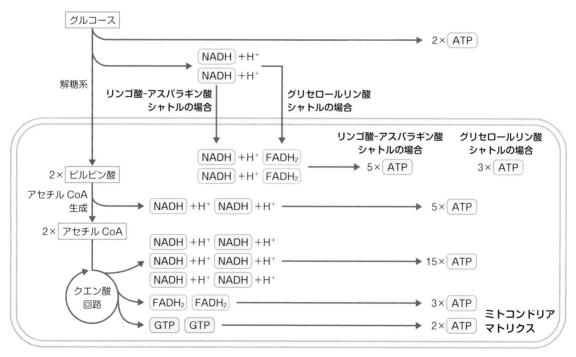

図9　グルコースの代謝によって産生されるATP分子数

H^+の取り扱いである. 5章-2でも紹介したが, 解糖系は細胞質で進行する. したがって, $NADH + H^+$も細胞質で生成される. そのため, この$NADH + H^+$を電子伝達系に利用するには, これをミトコンドリアのマトリクスに輸送しなくてはならない (**図10A**). そして, その輸送手段によって, 最終的に産生されるATPの分子数が変化するのだ. ただ, $NADH + H^+$がそのままマトリクスに運ばれるわけではなく, $NADH + H^+$に含まれるプロトンおよび電子だけが運ばれる形となる. その輸送経路は, リンゴ酸-アスパラギン酸シャトルとグリセロールリン酸シャトルの2つであり, 臓器によって使われるシャトルが異なっている.

malate-aspartate shuttle：リンゴ酸-アスパラギン酸シャトル

リンゴ酸-アスパラギン酸シャトル：肝臓・腎臓・心臓で用いられる. 細胞質の$NADH + H^+$のプロトンおよび電子は, リンゴ酸デヒドロゲナーゼの触媒によってオキサロ酢酸に転移され, リンゴ酸を生じる (**図10B❶**). リンゴ酸はミトコンドリア内膜のトランスポーターによってマトリクスに運ばれる (**図10B❷**). その後, クエン酸回路の8番目の反応によりオキサロ酢酸に変換される際に, マトリクス内のNAD^+を還元して$NADH + H^+$を得る (**図10B❸**). つまり, この輸送方法では, $NADH + H^+$は$NADH + H^+$のまま輸送されることになる. したがって, このシャトルで輸送された際は, 5分子のATPに変換される計算になる (**図9**). その後, アミノ基転移反応によってオキサロ酢酸はアスパラギン酸に代謝されてトランスポーターの働きで細胞質に輸送され, 細胞質内で再びオキサロ酢酸に戻る (**図10B❹〜❻**).

glycerol phosphate shuttle：グリセロールリン酸シャトル

グリセロールリン酸シャトル：骨格筋・脳で用いられる. 細胞質の$NADH + H^+$のプロトンおよび電子は, 細胞質内のグリセロール3-リン酸デヒドロゲナーゼの触媒によってジヒドロキシアセトンリン酸に乗せられ, グリセロール3-リン酸を得る (**図10C**). グリセロール3-リン酸デヒドロゲナーゼはフラビンタンパク質の1つである. 次に, そのプロトンと電子は, ミトコンドリア内膜に局在する別タイプのグリセロール3-リン酸デヒドロゲナーゼの触媒によってFADに転移され, $FADH_2$が生じる (**図10C**). したがって, この輸送方法では, $NADH + H^+$は$FADH_2$に変換されたことになるため, このシャトルで輸送された際は3分子のATPに変換される計算になる (**図9**).

＊ ＊ ＊ ＊ ＊

　以上より, 解糖系のステップでは, $NADH + H^+$がリンゴ酸-アスパラギン酸シャトルで輸送されたときはあわせて7分子のATPに, $NADH + H^+$がグリセロールリン酸シャトルで輸送されたときはあわせて5分子のATPに

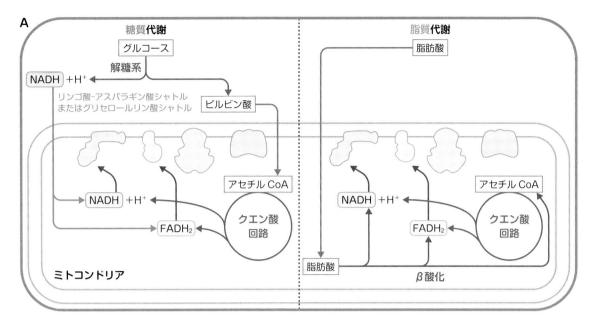

A

糖質**代謝**　　　　　　　　　　　　　　脂質**代謝**

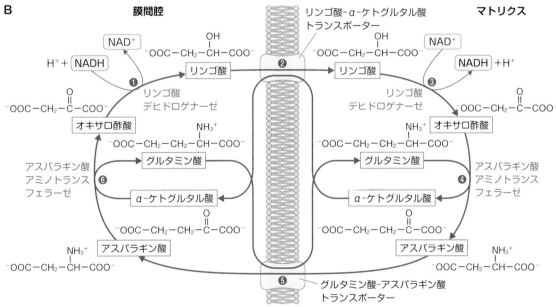

B

膜間腔　　　　　　　　　　　　　リンゴ酸-α-ケトグルタル酸　　　　　マトリクス
　　　　　　　　　　　　　　　　トランスポーター

リンゴ酸
デヒドロゲナーゼ

リンゴ酸
デヒドロゲナーゼ

オキサロ酢酸

オキサロ酢酸

アスパラギン酸
アミノトランス
フェラーゼ

グルタミン酸

α-ケトグルタル酸

グルタミン酸

α-ケトグルタル酸

アスパラギン酸
アミノトランス
フェラーゼ

アスパラギン酸

アスパラギン酸

グルタミン酸-アスパラギン酸
トランスポーター

C

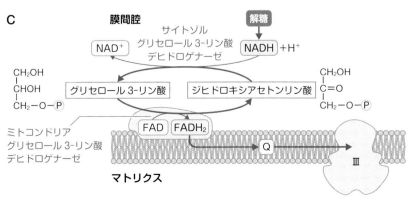

膜間腔

サイトゾル
グリセロール 3-リン酸
デヒドロゲナーゼ

ミトコンドリア
グリセロール 3-リン酸
デヒドロゲナーゼ

マトリクス

**図10　細胞質のNADH ＋
H⁺のマトリクスへ
の輸送**

BおよびCは参考図書20をもとに
作成.

換算できる.

　ミトコンドリアのマトリクスに輸送された後は，アセチルCoAを生成する過程で2分子のNADH＋H⁺が生成され，5分子のATPに換算できる. クエン酸回路では，2倍計算で6分子のNADH＋H⁺（15×ATP），2分子のFADH$_2$（3×ATP），2分子のGTP（2×ATP）が生成される. ちなみに，この計算からアセチルCoAのP/O比は10となる. 以上をすべて足すと，1分子のグルコースからは32分子（リンゴ酸-アスパラギン酸シャトルの場合），または30分子（グリセロールリン酸シャトルの場合）のATPが生成される計算になる.

C. 脂肪酸（パルミチン酸）のP/O比

　ヒト体内に最も多く含まれる脂肪酸である炭素数16個のパルミチン酸で計算してみよう（**図11**）. 6章-4でも述べた通り，脂肪酸はβ酸化によって代謝される. β酸化に先立ち，まずはアシルCoAシンテターゼによってパルミチン酸にCoAを付加してパルミトイルCoAにしなければならないが，このときに2分子のATPを消費する. その後はβ酸化の1回の反応につき，1分子のアセチルCoA，1分子のNADH＋H⁺，1分子のFADH$_2$が生成される. 基質となった脂肪酸は炭素数が2個減少し，炭素数2個のアセチルCoAになるまで反応がくり返される. 炭素数16個のパルミトイルCoA

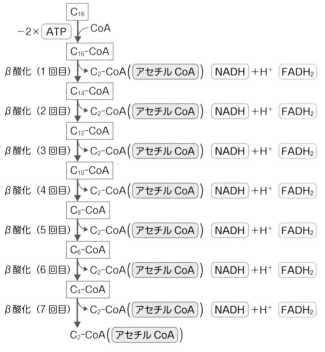

図11　炭素数16のパルミチン酸の代謝によるATP産生

が完全に分解されるまで7回の反応が必要となるため，最終的に8分子のアセチルCoA，7分子のNADH＋H⁺，7分子のFADH₂が得られる．したがって，

$$8 \times アセチルCoA = 80 \times ATP$$

$$7 \times (NADH + H^+) = 17.5 \times ATP$$

$$7 \times FADH_2 = 10.5 \times ATP$$

となり，トータルで108分子のATPとなるが，CoAの付加で2分子のATPをすでに消費しているため，差し引き106分子のATPに変換される計算になる．グルコースの3倍以上のATPを生み出す能力があり，脂質がいかにカロリーの高い分子であるかがわかる．

章・末・問・題

解答 ➡

❶ 電子伝達系では，（＿＿＿＿＿）の伝達による電流のエネルギーを用いて（＿＿＿＿＿）を駆動し，ミトコンドリアの（＿＿＿＿＿）と（＿＿＿＿＿）の間で（＿＿＿＿＿）の濃度勾配を形成する．

❷ 酸化的リン酸化では，（＿＿＿＿＿）の濃度勾配による（＿＿＿＿＿）流入のエネルギーを利用して，（＿＿＿＿＿）を酸化的にリン酸化して（＿＿＿＿＿）を合成する．

❸ 電子伝達系では，4種類の複合体（＿＿＿＿＿）・（＿＿＿＿＿）・（＿＿＿＿＿）・（＿＿＿＿＿）が中心的な役割を果たす．他には，ミトコンドリアの膜間腔に局在する低分子化合物の（＿＿＿＿＿）と，（＿＿＿＿＿）というタンパク質も関与する．

❹ 還元型補酵素の（＿＿＿＿＿）と（＿＿＿＿＿）が，複合体に電子を供給する．

❺ $NADH + H^+$ および $FADH_2$ から，最終的に酸素分子に電子が渡るまでの過程を列挙せよ．

❻ 電子伝達によって発生した電流がミトコンドリア（＿＿＿＿＿）上の（＿＿＿＿＿）を駆動し，ミトコンドリアの（＿＿＿＿＿）から（＿＿＿＿＿）へと（能動 or 受動）的にプロトンを汲み出す．

❼ 複合体Ⅰは，（＿＿＿＿＿）から電子を受け取り，それを（＿＿＿＿＿）に転移させる．電子を受け取るごとに，ミトコンドリアのマトリクスから膜間腔へ（＿＿＿＿＿）個のプロトンを汲み出す．

❽ 複合体Ⅱは，（＿＿＿＿＿）から電子を受け取り，鉄・硫黄クラスターとシトクロム b_{560} を経て，それを（＿＿＿＿＿）に転移させる．

❾ 補酵素Qは，（＿＿＿＿＿）側鎖を有する脂溶性化合物であり，ミトコンドリア内膜の脂質を自由に拡散する．（＿＿＿＿＿）もしくは（＿＿＿＿＿）から電子を渡され，（＿＿＿＿＿）に電子を伝達する．

❿ 複合体Ⅲは，（＿＿＿＿＿）から電子を渡され，最終的にはそれを（＿＿＿＿＿）に伝達し，その過程で（＿＿＿＿＿）個のプロトンをミトコンドリアのマトリクスから膜間腔に輸送する．

⓫ シトクロム c は，（＿＿＿＿＿）から電子を受け取り，それを（＿＿＿＿＿）に伝達させる．シトクロム c は（＿＿＿＿＿）のシグナル伝達を仲介する役割も担っている．

⓬ 複合体Ⅳは，（＿＿＿＿＿）から電子を受け取り，最終的に（＿＿＿＿＿）に渡され，1分子の（＿＿＿＿＿）を得る．この過程で，マトリクスから膜間腔へと（＿＿＿＿＿）個のプロトンが輸送される．

⓭ 1分子の $NADH + H^+$ 当たり（＿＿＿＿＿）個のプロトン，1分子の $FADH_2$ 当たり（＿＿＿＿＿）個のプロトンが汲み出される．これは，産生されるATPの分子数を計算するうえで重要なファクターとなる．

⓮ 酸化的リン酸化によるADPとリン酸塩の縮合反応は，ミトコンドリアの（＿＿＿＿＿）で行われる．ADPとリン酸塩を（＿＿＿＿＿）に輸送するのは，ミトコンドリア内膜に組込まれている（＿＿＿＿＿）と（＿＿＿＿＿）である．

⓯ ATP/ADPトランスロカーゼは，膜間腔からマトリクスに（＿＿＿＿＿）を輸送し，マトリクスから膜間腔に（＿＿＿＿＿）を輸送する．互いの輸送方向が逆なので，（＿＿＿＿＿）輸送である．

⓰ リン酸トランスロカーゼは，1個の（＿＿＿＿＿）と1個の（＿＿＿＿＿）を同時に膜間腔からマトリクスへと流入させるため，（＿＿＿＿＿）輸送である．プロトンの濃度勾配による（＿＿＿＿＿）輸送であり，この輸送により，電子伝達系で膜間腔へ排出したプロトンを（＿＿＿＿＿）個消費することになる．

⓱ ADPとリン酸塩を縮合させてATPを合成する酵素は，複合体Ⅴともよばれる（＿＿＿＿＿）である．ミトコンドリア内膜を貫通する（＿＿＿＿＿）と，マトリクスに突き出た（＿＿＿＿＿）の2つの部位で構成される．

⓲ F_0 は，プロトンの濃度勾配に依存してプロトンを（能動 or 受動）的にマトリクス側に流入させる．

⓳ F_1 でATPを1分子生成するのに，（＿＿＿＿＿）個のプロトンを消費する．

⑳ 1分子の生体内化合物が何分子のATPに相当するかを示した値を（＿＿＿＿＿＿＿）という.

㉑ NADH＋H⁺とFADH₂のP/O比を計算せよ.

㉒ グルコースと炭素数16の脂肪酸であるパルミチン酸のP/O比を計算せよ.

㉓ リンゴ酸-アスパラギン酸シャトルは,（＿＿＿＿＿＿＿）・（＿＿＿＿＿＿＿）・（＿＿＿＿＿＿＿）で用いられる.

㉔ リンゴ酸-アスパラギン酸シャトルにより,細胞質基質のNADH＋H⁺は,どの分子としてミトコンドリアのマトリクスに輸送されるか答えよ.

㉕ グリセロールリン酸シャトルは,（＿＿＿＿＿＿＿）・（＿＿＿＿＿＿＿）で用いられる.

㉖ グリセロールリン酸シャトルにより,細胞質基質のNADH＋H⁺は,どの分子としてミトコンドリアのマトリクスに輸送されるか答えよ.

8

電子伝達系と酸化的リン酸化

核酸の代謝

9章

核外でもはたらく
「核内の酸性物質」

　核内のゲノムDNAに対して，「核内の酸性物質」を意味する核酸（nucleic acid）という命名がされたのは，1889年のことである．ヒトはたった1個の受精卵から始まり，細胞の数は数十兆個まで増殖する．細胞一個一個にゲノムDNAが含まれるわけだから，相当な量の核酸を必要とする．したがって，20歳までの合成活性は非常に高い．そこから徐々に落ちていくが，成人でも数カ月で神経細胞を除くほぼすべての細胞が入れ替わるため，身体の成長が終わっても，われわれの体は常に核酸を必要としている．そのためか，健康と美容を求めて核酸はサプリメントとしても市販されている．当然，食品から摂取することも可能だ．しかし，核酸に含まれるプリン体を過剰に摂取すると，その代謝により尿酸が生成され，痛風の発症につながる危険性がある．プリン体はうま味成分の1つであり，美味しいものの食べ過ぎには注意したい．本章では，このような核酸の合成から尿酸生成に至るまでの代謝系を解説する．そして，核酸は「核内」に大人しく収納されているだけではなく，「核外」でも精力的にはたらく．そもそもここまで相当のページを割いてきたATPも核酸の一種で，細胞の至るところでエネルギーを供給してくれる．そんな，核酸の多彩な「核外活動」も併せて解説したい．

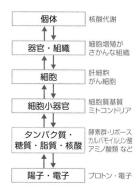

この章で学べること

● 核酸，特に塩基部分の構造とは？
● プリンヌクレオチドとピリミジンヌクレオチドの合成経路とは？
● プリンヌクレオチドとピリミジンヌクレオチドの合成の調節機構とは？
● 核酸は，細胞内情報伝達物質としてどのように機能するのか？

1. 核酸の構造と機能

　まずは核酸の構造を簡単に復習しよう．詳細は2章-4をご覧いただきたい．核酸は糖・塩基・リン酸基の3つの要素で構成される．これらの中心には，ペントースリン酸経路によってグルコースから合成された五炭糖のリボースがある．リボースの1位の炭素原子には，塩基が結合する．塩基には，炭素と窒素を含む五員環と六員環とが組合わさったプリン塩基と，1つの六員環で構成されるピリミジン塩基の2種類がある．プリン塩基にはアデニン・グアニン，ピリミジン塩基にはチミン・シトシン・ウラシルが含まれる．糖と塩基が連結したものをヌクレオシドと総称する．さらに，リボースの5位の炭素に，1個以上のリン酸基が結合してヌクレオチドとなる．

　核酸の役割を列挙すると（**図1**），①生命の設計図たるDNAやRNAを構成したり，②ATPがエネルギーを提供したりするだけにとどまらず，③リン酸化酵素によってタンパク質をリン酸化するときにはリン酸基の供与体になったりもする．他には，④これまでの代謝系のなかで頻繁に登場した酸化還元反応の補酵素であるNAD^+・FAD^+・補酵素A（CoA）も核酸である．さらには，⑤ATPやGTPはサイクリックAMP（cAMP）やサイクリックGMP（cGMP）という環状ヌクレオチドに変換され，細胞内情報伝達も担う．細胞内情報伝達という点においては，⑥グアニンヌクレオチド結合タンパク質，つまりGタンパク質がさまざまな生理現象において重要な働きを担っている．核酸という分子はマルチロールなのだ．「核内の酸性物質」という意味をもつ核酸の仕事場は，核内だけではない．核外での八面六臂の仕事ぶりもしっかり理解していただきたい．

purine：プリン
pyrimidine：ピリミジン
adenine：アデニン
guanine：グアニン
thymine：チミン
cytosine：シトシン
uracil：ウラシル
nucleoside：ヌクレオシド
nucleotide：ヌクレオチド

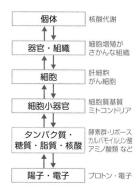

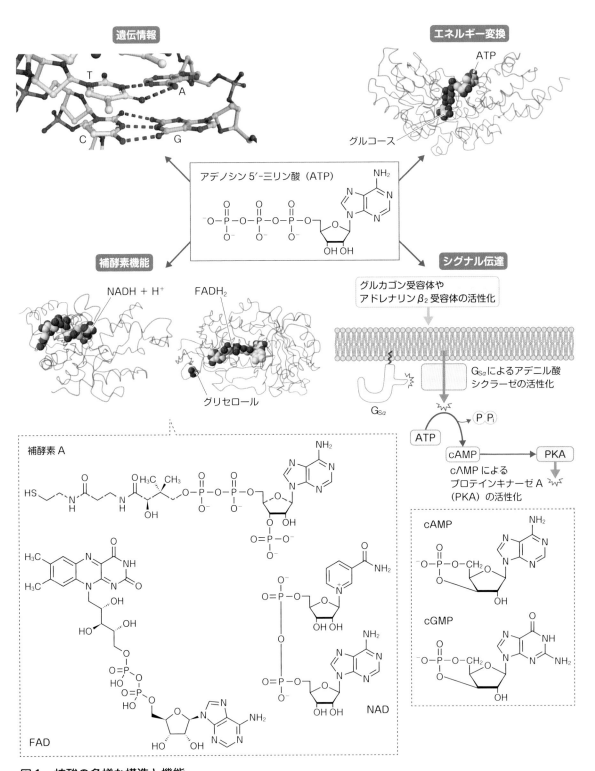

図1 核酸の多様な構造と機能

2. 核酸合成の概要

核酸の合成には，*de novo*（デノヴォ）合成とサルベージ経路の２つの
ルートがある．まずは，*de novo* 合成のルートを簡単に見ていこう．**図2**に
その概要を示した．核酸の中央に構えるリボースは，5章-7-Aでも述べた
通り，グルコースからペントースリン酸経路を経てリボース5-リン酸とし
て合成される．この時点でリボース5-リン酸は直鎖状構造をとるが，グル
コースと同様に水溶液中で酵素反応に頼らずとも容易に閉環し，五員環構造
をとることができる．

phosphoribosylpyrophos-
phate：ホスホリボシルピロリン
酸（PRPP）

次に，ホスホリボシルピロリン酸（PRPP）シンテターゼの触媒により，リ
ボースの１位の炭素に結合する水酸基に対して，酵素反応的に２個のリン酸
基が付加されてPRPPが生じる（**図2**）．この反応では，ATPがもつ3個のリ
ン酸基のうちの２個が一度に転移し，ATPはAMPに変化する．この先の合
成過程は，プリンヌクレオチドとピリミジンヌクレオチドとで大きく異な
る．プリンヌクレオチドではPRPPに直接塩基部分が組上げられていく一方，
ピリミジンヌクレオチドでは基となるオロト酸が先に合成されてから塩基と
してPRPPに付加される．プリンヌクレオチドは，まずイノシンーリン酸

inosine：イノシン

adenosine：アデノシン
guanosine：グアノシン

uridine：ウリジン

thymidine：チミジン
cytidine：シチジン

（IMP）が合成され，そこからアデノシンーリン酸（AMP），グアノシンー
リン酸（GMP）へと変換されていく．ピリミジンヌクレオチドでは，PRPP
に付加されたオロト酸をウラシルへと変換することでウリジンーリン酸
（UMP）を得た後，チミジンーリン酸（dTMP）およびシチジン三リン酸
（CTP）へと変換されていく．

もう１つのサルベージ経路だが，サルベージとは沈没や座礁した船を引き
揚げることを指す（**図2**，茶色の矢印）．プリンヌクレオチドは分解されて

hypoxanthine：ヒポキサンチン

アデニン・ヒポキサンチン・グアニンといった塩基だけが単離されるが，こ
れがPRPPに直接取り込まれて核酸として再利用される．塩基の再利用を
「引き揚げ」「サルベージ」と見なしたものだ．また，ピリミジンヌクレオチ
ドにおいても，チミジンにリン酸基が付加されてdTMPへと再生されるが，
これもサルベージ経路とされている．

それでは，ここからはプリンヌクレオチドとピリミジンヌクレオチドの合
成過程を詳細に解説しよう．

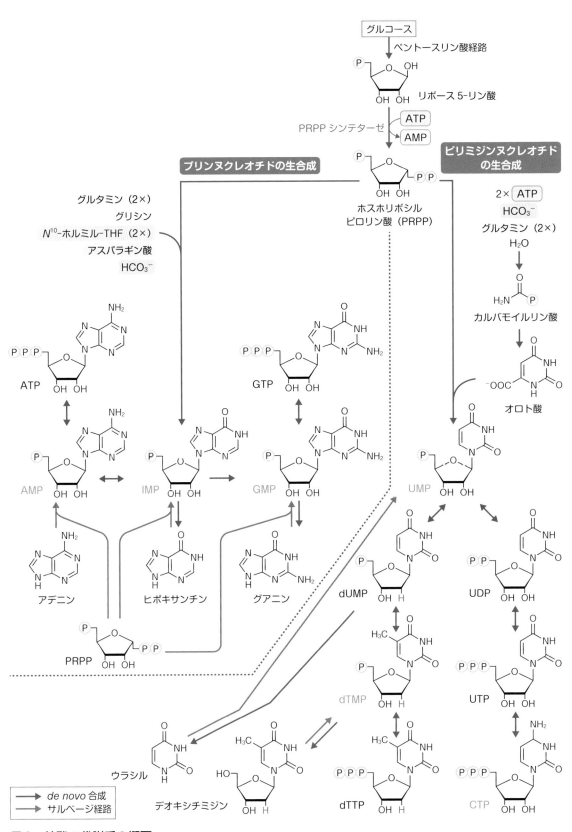

図2　核酸の代謝系の概要

3. プリンヌクレオチドの代謝

プリンヌクレオチドの代謝の主な意味合いは，核酸塩基の同化作用である．それ以外には，尿素回路とともに体内の過剰な窒素を排泄するうえでも重要である．PRPPからIMPに至るまでのプリンヌクレオチドの*de novo*合成は，全部で10段階の酵素反応を経る．

A. PRPPからIMPの合成

五員環と六員環が合わさった構造骨格をもつプリン塩基には，6個の炭素原子と3個の窒素原子が含まれる．図2に示した通り，IMPが合成されるまでの過程で，グルタミン・グリシン・N^{10}-ホルミルテトラヒドロ葉酸（THF）・アスパラギン酸・HCO_3^-が反応していくが，プリン塩基に含まれる合計9個の炭素原子および窒素原子は，これらの分子のどれかに由来している（図3）．それらの原子の終着点も気にしながら，IMPに至るまでの代謝経路を把握していただきたい．図3の各反応の概要は以下の通りである．

formyl-tetrahydrofolate：ホルミルテトラヒドロ葉酸

phosphoribosylamine：ホスホリボシルアミン

fumaric acid：フマル酸

	反応の概要
反応❶	PRPPに対する脱リン酸化とグルタミンに由来するアミノ基の転移反応
反応❷	5-ホスホリボシルアミン（5-PRA）に対するグリシンの付加反応
反応❸	GARに対するN^{10}-ホルミル-THFに由来するホルミル基の転移反応
反応❹	FGARに対するグルタミンに由来するアミノ基の転移反応
反応❺	閉環による五員環（イミダゾール環）の形成
反応❻	AIRの5-アミノイミダゾールに対するカルボキシ基の転移反応
反応❼	CAIRに対するアスパラギン酸の付加反応
反応❽	SAICARに対するフマル酸の除去反応
反応❾	AICARに対するN^{10}-ホルミル-THFに由来するホルミル基の転移反応
反応❿	FAICARのアミノ基の加水分解を伴う六員環の形成

B. IMPからAMPおよびGMPへの変換

AMPとGMPはIMPをベースにして合成される（図4A）．AMPは，まずアデニロコハク酸シンテターゼの触媒により，IMPの塩基の六員環にアスパラギン酸がアミド結合され，アデニロコハク酸を生じる．このとき，酵素反応にエネルギーを供給するのはGTPである．その後，アデニロコハク酸リアーゼの触媒により，アスパラギン酸のフマル酸部分が除去され，アミノ基だけが残り，AMPが完成する．GMPは，まずIMPデヒドロゲナーゼの触媒により，IMPの六員環部分に酸素が付加されてキサントシン5′−一リン酸

adenylosuccinate：アデニロコハク酸

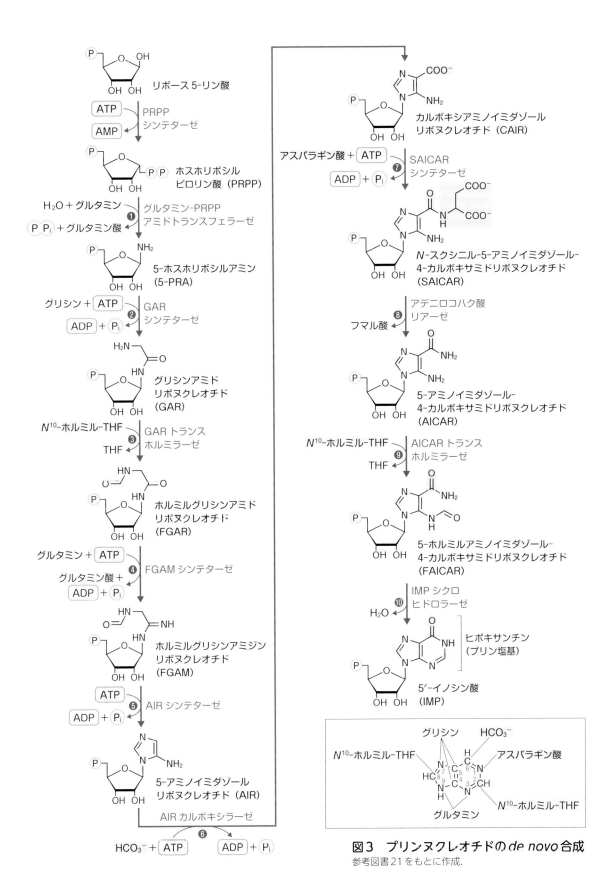

図3 プリンヌクレオチドの *de novo* 合成
参考図書21をもとに作成.

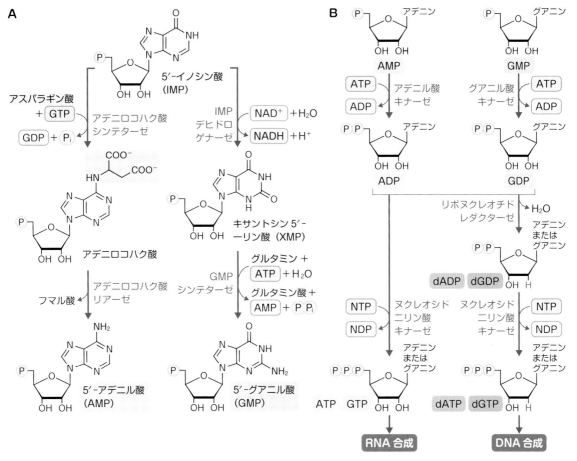

図4　IMPからのAMP/GMP，ATP/GTP，およびdATP/dGTPへの代謝
参考図書21をもとに作成.

（XMP）を生じる．その後，GMPシンテターゼの触媒により，前の反応で酸素が付加されたところにグルタミンのアミノ基が転移し，GMPが生じる．このとき，酵素反応にエネルギーを供給するのはATPである．ここで注目したいのは，酵素反応にエネルギーを供給する分子の違いである．AMPの生成にはGTPが使われ，GMPの生成にはATPが使われる．異なる基質分子を使用することで，AMPとGMPのバランスを調節している．

C.　AMP・GMPからRNA・DNAへの利用

生成されたAMPとGMPは，RNAやDNAを合成するためにADP/ATPおよびGDP/GTPに変換される（**図4B**）．AMPとGMPは，それぞれアデニル酸キナーゼ，グアニル酸キナーゼの触媒によりリン酸基が1つ付加され，ADPとGDPに変換される．RNA合成のためには，ヌクレオシド二リン酸キナーゼの触媒により，ADPおよびGDPにもう1つリン酸基が付加さ

nucleoside tri-phosphate：ヌクレオシド三リン酸

deoxyribose：デオキシリボース

deoxynucleoside tri-phosphate：デオキシヌクレオシド三リン酸

れて，ATPおよびGTP（ヌクレオシド三リン酸）が生じる．DNA合成のためには，リボヌクレオチドレダクターゼによってリボースの2位の水酸基を還元して脱水し，先にデオキシリボースに変換して，dADPおよびdGDP（デオキシヌクレオシド二リン酸）を生じる．さらに，RNA合成のときと同様にヌクレオシド二リン酸キナーゼの触媒により，dADPおよびdGDPにもう1つリン酸基が付加されて，dATPおよびdGTP（デオキシヌクレオシド三リン酸）が生じる．

ヌクレオシド二リン酸キナーゼによるリン酸化反応におけるリン酸基の供給源は大抵ATPであるが，他のヌクレオシド三リン酸を用いることもできる．したがって，図中では「A, C, G, Tのどれか」を意味する「N」を用いて，「NTP」と表記した．

D．プリンヌクレオチド合成の調節

プリンヌクレオチド合成の調節は，その代謝系のなかでの負のフィードバックによって行われ，何重もの抑制機構によって厳密に制御されている（**図5**）．標的となる酵素は，以下の**表**に示す4つである．最初の2つは，リボース5-リン酸からIMPを合成するまでの過程のなかの酵素である．

	酵素名	抑制する因子
❶	PRPPシンテターゼ	ADP，GDP
❷	グルタミン-PRPPアミドトランスフェラーゼ	AMP/ADP/ATP，GMP/GDP/GTP

PRPPシンテターゼは，ADPとGDPが結合できるアロステリック部位がそれぞれ別個に用意されている．そのため，アデニンヌクレオチドとグアニンヌクレオチドの両方が同時に酵素に結合することができ，より強力に酵素反応を阻害することができる．

グルタミン-PRPPアミドトランスフェラーゼもPRPPシンテターゼと同様に，アデニンヌクレオチド（AMP/ADP/ATP）とグアニンヌクレオチド（GMP/GDP/GTP）の結合部位は異なっており，これらの結合部位に同時に結合することで加算的な強い抑制がかかる．これらのヌクレオチドはリン酸基の数が異なるが，リン酸基が1つのAMPとGMPが最も強く阻害することが知られている．また，IMPにも阻害効果がある．

残りの2つの標的酵素は，IMPからAMPとGMPに変換する酵素の1つであり，その生成物であるAMPとGMPの阻害を受ける．

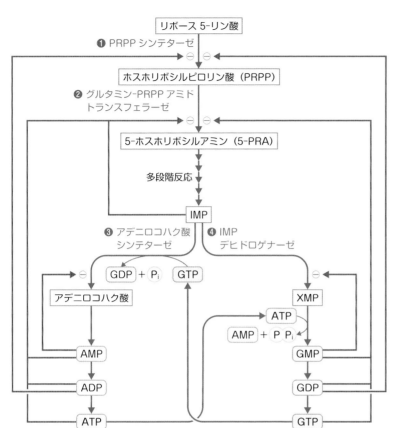

**図5　プリンヌクレオチド代謝の
フィードバック調節**

	酵素名	抑制する因子
❸	アデニロコハク酸シンテターゼ	AMP
❹	IMPデヒドロゲナーゼ	GMP

　この調節では，先にも記したが，ATPはXMPを経てGMPの生成を，GTP
はアデニロコハク酸を経てAMPの生成を，互いに促し合うことに着目しよ
う．AMP量が高まれば，アデニロコハク酸を合成するアデニロコハク酸シ
ンテターゼの活性を阻害してAMPの生成を抑制すると同時に，AMPはATP
に変換されて，GMPの生成を促す．一方，GMP量が高まれば，XMPを生
成するIMPデヒドロゲナーゼの活性を阻害することでGMPの生成を抑制す
ると同時に，GMPはGTPへと変換され，AMPの生成を促す．このように，
AMPおよびGMP生成は，2つの経路がクロストークすることで巧みに制御
されているのである．

E.　プリンヌクレオチドの分解とサルベージ経路

uric acid：尿酸　　　　　　　　　食餌摂取などで余剰となったプリン塩基は尿酸へと分解され，そのまま排

泄される. 一方, 上記の*de novo*合成はほとんどが肝臓で行われているが, 脳や赤血球などの器官・組織では, *de novo*合成能が低い, もしくはもたない. そこで, これらの組織では, プリン塩基分解の過程で生じた塩基を「引き揚げ・サルベージ」して再利用する. これがサルベージ経路である. 引き揚げられる塩基の量は少量ではあるが, 非常に重要な経路である. 特にリンパ球などの細胞では, サルベージ経路が塩基を得るうえでの主流経路となっている. プリン塩基の分解とサルベージは裏表の関係にあるため, これらを図6に一気にまとめてみた.

プリン塩基の分解経路は, 図6において紺色の矢印で示した. プリン塩基の分解において特徴的な酵素としてデアミナーゼ, ヌクレオチダーゼ, プリンヌクレオチドホスホリラーゼが挙げられる.

deaminase：デアミナーゼ

nucleotidase：ヌクレオチダーゼ

phosphorylase：ホスホリラーゼ

デアミナーゼ	基質からアミノ基を外す脱アミノ化酵素
ヌクレオチダーゼ	ヌクレオチドの糖とリン酸の間のホスホジエステル結合を加水分解してヌクレオシドとリン酸にする酵素
ホスホリラーゼ	基質に無機リン酸を付加してリン酸化する酵素. ATP を補酵素として ATP のリン酸基を転移させるキナーゼとは異なる.

まず, AMP と IMP の代謝は密接に関連している. AMP と IMP の代謝系では2種類のデアミナーゼ (AMP デアミナーゼ, アデノシンデアミナーゼ) があり, それぞれ, AMP から IMP へ, アデノシンからイノシンへと変換できる. また, 5′-ヌクレオチダーゼは AMP と IMP の両方を基質とし, それぞれアデノシンとイノシンに分解できる. さらに, プリンヌクレオチドホスホリラーゼによってイノシンから塩基部分のヒポキサンチンが切り出され, ヒポキサンチンはキサンチンオキシダーゼの触媒により酸素が付加されて, キサンチンに変換される. GMP では, 先に 5′-ヌクレオチダーゼによるリン酸基の除去, プリンヌクレオチドホスホリラーゼによるリボース 1-リン酸

xanthine：キサンチン

gout：痛風

allantoin：アラントイン

allantoic acid：アラントイン酸

Column

尿酸と痛風

霊長類では, 尿酸を代謝する尿酸オキシダーゼの遺伝子が欠損しているため, 代謝は尿酸で終わる. 尿酸は水に難溶であるため, 尿酸濃度が高くなると関節において結晶が蓄積しやすくなる. 最終的に, 白血球が尿酸の結晶を異物と認識して攻撃し, 白血球が出す炎症物質が激しい痛みや腫れを引き起こす. プリン体を多く含む食品の過剰摂取, 体内における尿酸の過剰産生, 腎機能障害による尿酸の排泄不足により, 尿酸濃度が高まる.

一方, マウスやウサギなど, 霊長類以外の哺乳類では, 尿酸のプリン骨格が分解されてアラントインに変換される. さらに, 両生類や魚類などの水棲動物では, アラントイン酸, 尿素, アンモニアにまで代謝が進む動物もある (図6).

の除去を経てから，得られたグアニンをグアニンデアミナーゼによって脱アミノ化して，キサンチンが生じる．キサンチンは，キサンチンオキシダーゼの触媒によりさらに酸素が付加されて，尿酸が生じる．ヒトを含む霊長類，

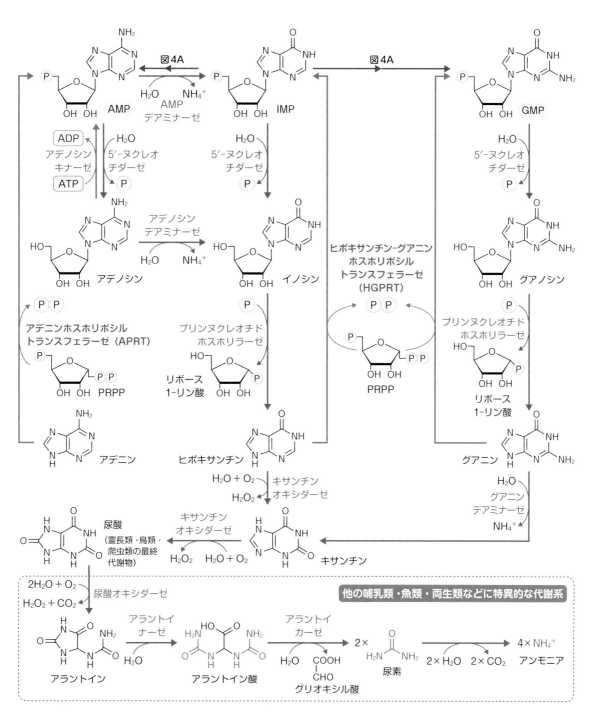

図6 プリンヌクレオチドの分解とサルベージ経路

鳥類，爬虫類では尿酸が最終産物であり，腎臓や腸管から排出される．

プリン塩基のサルベージ経路は，**図6**において茶色の矢印で示した．このサルベージ経路において特徴的な酵素は2種類の**ホスホリボシルトランスフェラーゼ**である．この酵素は，PRPPの1位の炭素に結合したピロリン酸を外し，そこに塩基を結合させる反応を触媒する．アデニンホスホリボシルトランスフェラーゼ（APRT）はアデニンをPRPPに乗せてAMPに変換し，ヒポキサンチン-グアニンホスホリボシルトランスフェラーゼ（HGPRT）はヒポキサンチンまたはグアニンをPRPPに乗せて，それぞれIMPとGMPを生成する．なお，HGPRT遺伝子が欠損すると，ヒポキサンチンやグアニンの再利用が不可能となり，深刻な不安や自傷行動といった異常な神経症状を呈するレッシュ・ナイハン症候群という疾患を患う．上記の神経症状を呈する原因は明らかではないが，脳は*de novo*合成系を有しておらず，ヌクレオチドの合成をサルベージ経路に依存していることが関係すると考えられている．

また，サルベージ経路とは異なり，アデノシンは**アデノシンキナーゼ**によってリン酸化され，AMPに変換させることができる（**図6**のピンクの矢印）．3種類のプリン塩基のなかで，AMPだけが唯一ヌクレオシドからヌクレオチドに直接変換できる．

phosphoribosyltransferase：ホスホリボシルトランスフェラーゼ（PRT）

Lesch-Nyhan syndrome：レッシュ・ナイハン症候群

4. ピリミジンヌクレオチドの代謝

ピリミジン塩基の六員環構造には，1位と3位に計2個の窒素原子，その他の位置には計4個の炭素原子が含まれている．ピリミジン塩基の合成過程において，初めに重炭酸イオンとグルタミンが縮合したカルバモイルリン酸が生成されるが，ピリミジン塩基の2位の炭素原子は重炭酸イオン，3位の

carbamoyl phosphate：カルバモイルリン酸

Column

核酸代謝に関連する血液検査の検査項目

血液検査における核酸代謝にかかわる検査項目としては，「尿酸」がある．本文にも示した通り，プリン塩基の代謝の最終産物は尿酸である．尿酸の値が高い場合は，言うまでもなく痛風発症の危険性が高まっていることを示している．それ以外にも，尿酸を産生する過程で過酸化水素が発生するため，それによる酸化ストレス，およ

び尿酸の影響で，血管の内皮細胞に障害が起きている可能性がある．実際，高尿酸血症は，高血圧・動脈硬化・脳卒中・心血管疾患のリスクがあることが示されている．また，いわゆる「痛風腎」では，尿酸の結晶に起因する慢性的な腎臓の炎症や腎不全が引き起こされ，透析治療の必要性が生じるほか，死に至る場合もある．

窒素原子はグルタミンに由来している（**図7A**）.

orotic acid：オロト酸

　ピリミジンヌクレオチド合成経路の概要としては（**図2**），まずオロト酸を合成して，それをPRPPに乗せることでUMPを合成することから始まる．そして，UMPにリン酸基を2個追加してUTPとした後，UTPの塩基をアミノ化することでCTPが得られる．同時に，UMPはリボースの2位の水酸基を水素原子に変換してデオキシリボースとし（dUMP），塩基をメチル化することでdTMPが得られる．また，デオキシチミジンをリン酸化することでもdTMPは得られ，これはピリミジン塩基のサルベージ経路と見なされている（後述）.

A. UMPの合成

UMPに至るまでの*de novo*合成は，以下の6段階の反応を経る（**図7B**）.

	酵素		反応の概要
	大腸菌	動物	
反応❶	カルバモイルリン酸シンテターゼⅡ	CAD	グルタミンの加水分解で生じたアンモニアと重炭酸イオンの縮合によるカルバモイル酸の生成と，そのリン酸化
反応❷	アスパラギン酸カルバモイルトランスフェラーゼ（ATCアーゼ）		カルバモイルリン酸とアスパラギン酸との縮合
反応❸	ジヒドロオロターゼ		カルバモイルアスパラギン酸に対する脱水を伴う環化
反応❹	ジヒドロオロト酸デヒドロゲナーゼ		キノンを補酵素とするジヒドロオロト酸に対する酸化反応
反応❺	オロト酸ホスホリボシルトランスフェラーゼ	UMPシンターゼ	オロト酸に対するPRPPのホスホリボシル基の転移反応
反応❻	OMPデカルボキシラーゼ		5′-オロチジル酸（OMP）に対する脱炭酸反応

carbamoyl aspartate：カルバモイルアスパラギン酸

orotidine 5′-monophos-phate：5′-オロチジル酸（OMP）

　大腸菌では上記の6種類の酵素は別個に存在しているが，ヒトをはじめとする動物においては，反応❶〜❸および反応❺〜❻は，1つの酵素タンパク質が複数の反応をすべて担っている．反応❶〜❸を担う酵素は，3種類の異なる酵素活性ドメインを併せもつCAD（<u>c</u>arbamoyl-phosphate synthetase 2, <u>a</u>spartate transcarbamoylase, and <u>d</u>ihydroorotase）である．また，反応❺〜❻を担う酵素はUMPシンターゼとよばれる（**図7B**）.

　また，反応❶では重炭酸イオンとグルタミンの縮合によりカルバモイルリン酸が生じるが，尿素回路の入り口においてもカルバモイルリン酸を生じる同様の反応が起きる（→7章-3-D）．しかし，尿素回路でのカルバモイルリ

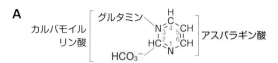

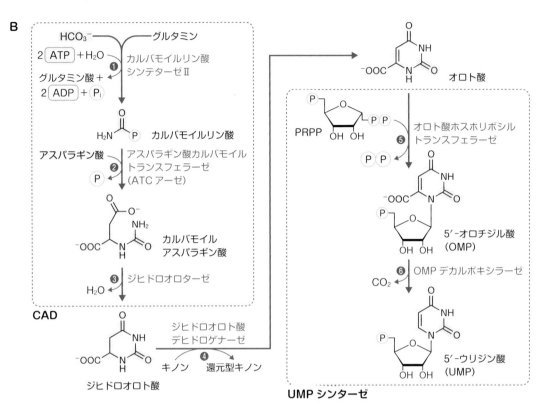

図7　ピリミジンヌクレオチドの*de novo*合成
参考図書21をもとに作成.

ン酸合成の反応とは，**下表**の通りアミノ基の供給源・酵素・反応箇所において異なっていることに着目したい．

代謝系	アミノ基の供給源	酵素	反応箇所
尿素回路	アンモニア	カルバモイルリン酸シンテターゼ I	ミトコンドリアマトリクス
ピリミジン塩基合成	グルタミン	カルバモイルリン酸シンテターゼ II	細胞質基質

B．UMPからCTPへの合成

　次に，UMPからはCTPを合成することが可能である．UMPからCTPまでは，以下の3段階の反応を経る（**図8**）．反応の順番を示す数字は，UMPに至るまでの6段階の反応に続けて，**❼**から始めている．

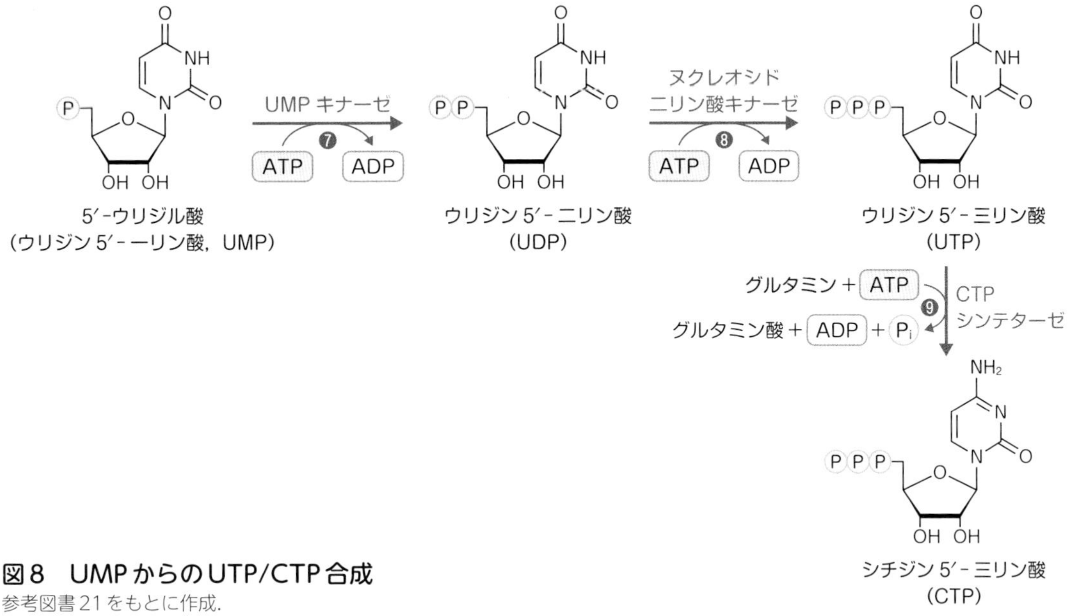

図8　UMPからのUTP/CTP合成
参考図書21をもとに作成.

	反応の概要
反応❼	UMPに対するリン酸化
反応❽	UDPに対するリン酸化
反応❾	グルタミンの加水分解で生じたアンモニアによる，UTPに対するアミノ化

　　反応❾ではウラシルをアミノ化してCTPが得られるが，ヒトを含む多くの動物におけるアミノ基の供給源は，グルタミンである.

C. ピリミジンヌクレオチド合成の調節

　　ピリミジンヌクレオチドの合成系においても，プリンヌクレオチドと同様にアロステリックな酵素活性調節が起きている. **図9**では，大腸菌とヒトを含む動物の調節メカニズムを示した. 大腸菌においては（**図9A**），ピリミジンヌクレオチド合成の律速酵素は反応❷のATCアーゼである. ATCアーゼは，ATPによって促進を受ける一方，ピリミジンヌクレオチド合成系の最終産物であり，CTPによって抑制を受ける.

　　ヒトを含む動物においては（**図9B**），上記の通り反応❶～❸はCAD，反応❺～❻はUMPシンターゼといった多機能性の酵素によって触媒されるが，大腸菌のようにATCアーゼ活性は調節のターゲットにはならない. 代わりに，反応❶のカルバモイルリン酸シンテターゼⅡはATPとPRPPによって，また，反応❾のCTPシンテターゼはGTPによって促進を受ける. そして，抑制を受けるのは3カ所ある. 反応❶のカルバモイルリン酸シンテターゼⅡ

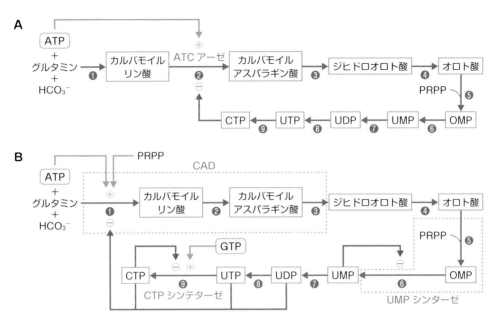

図9　ピリミジンヌクレオチド代謝のフィードバック調節
参考図書21をもとに作成.

はUDP/UTP/CTPによって，反応❻のOMPデカルボキシラーゼはその酵素の生成物であるUMPによって，反応❾のCTPシンテターゼはその酵素の生成物であるCTPによってフィードバック阻害を受ける．

　このように，ピリミジンヌクレオチド合成はプリンヌクレオチドであるGTPによって促進される一方，ピリミジンヌクレオチドであるCTPによって抑制される．これにより，GTPとCTPのバランスを維持している．

D. dTMPの *de novo* 合成

　ピリミジンヌクレオチド合成の最後に，dTMPの合成について解説する．dTMPの合成には，*de novo* 合成とサルベージ経路がある．

　まず *de novo* 合成だが，すでにタイトルで「dTMP」とあるように，先にリボースがデオキシリボースに変換されてから，塩基がウラシルからチミンに変わるのが大きな特徴である．そこで，リボースからデオキシリボースへの変換過程を先に見ていこう（**図10**）．

　リボースからデオキシリボースへの変換はリボヌクレオシド二リン酸レダクターゼによって触媒され，その基質はリン酸基が2個結合したADP・GDP・CDP・UDPの4種類である．リボース環の2′-水酸基を還元・除去することにより，デオキシリボヌクレオチド（dADP・dGDP・dCDP・dUDP）が生成される．生成されたdADP・dGDP・dCDPはDNAの合成

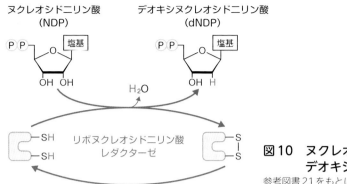

**図10　ヌクレオシド二リン酸の
　　　　デオキシ反応**
参考図書21をもとに作成.

に使用される.

　このうち，dCDPとdUDPはdUMPへと代謝され（**図11**，「dUMPの供給源」），最終的にdTMPへと変換される（**図11**）．dUMPはチミジル酸シンターゼの触媒により，N^5,N^{10}-メチレンテトラヒドロ葉酸の五員環を形成する炭素1つと水素3つがメチル基となってウラシルに転移し，dTMPとなる（**図11**，反応❿）．N^5,N^{10}-メチレンテトラヒドロ葉酸は7,8-ジヒドロ葉酸となるが，その後，還元（**図11**，反応⓫）と五員環の閉環（**図11**，反応⓬）を経てN^5,N^{10}-メチレンテトラヒドロ葉酸に戻る．また，dTMPはチミジル酸キナーゼ，およびヌクレオシド二リン酸キナーゼによりリン酸化を受けてdTTPとなり，DNAの合成に利用される.

N⁵,N¹⁰-methylene-tetrahydro-folic acid : N^5,N^{10}-メチレンテトラヒドロ葉酸

7,8-dihydrofolic acid : 7,8-ジヒドロ葉酸

thymidylic acid kinase : チミジル酸キナーゼ
nucleoside diphosphate kinase : ヌクレオシド二リン酸キナーゼ

E.　ピリミジンヌクレオチドの分解とサルベージ経路

　ピリミジンヌクレオチドも，プリンヌクレオチドと同様に，塩基だけをリボースから切り離すことが可能である．しかし，その基質となりうるのはウリジンだけであるのは興味深い点でもある（**図12**）．UMPは脱リン酸化，CMPは脱リン酸化と脱アミノ化を経て，ヌクレオシドであるウリジンに代謝される．そして，ウリジンホスホリラーゼによってウラシル塩基だけが遊離される．ここでウラシルはウラシルホスホリボシルトランスフェラーゼ（UPRT）によってPRPPに乗せられ，UMPとして再利用される（**図12**，茶色の矢印）．要するに，ここがウラシルのサルベージ経路である．また，ウラシルはその後，多段階の反応を経てマロニルCoAおよびアセチルCoAへと代謝され，アセチルCoAはクエン酸回路や脂肪酸およびコレステロールの合成に用いられる（**図12**）．ここが，核酸代謝系とATP合成系との接点となる.

　もう1つ，別のピリミジン塩基のサルベージ経路が存在する．それは，ヌ

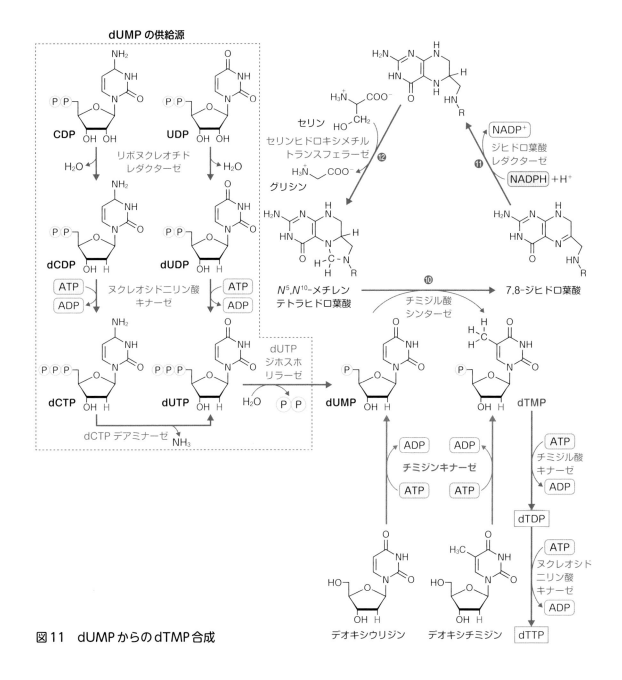

図11 dUMPからのdTMP合成

クレオシドであるデオキシウリジンとデオキシチミジンを直接リン酸化し，dUMPとdTMPを生成する反応である（**図11**，茶色の矢印）．塩基の構造は異なるが，チミジンキナーゼという同じ酵素で触媒可能である．

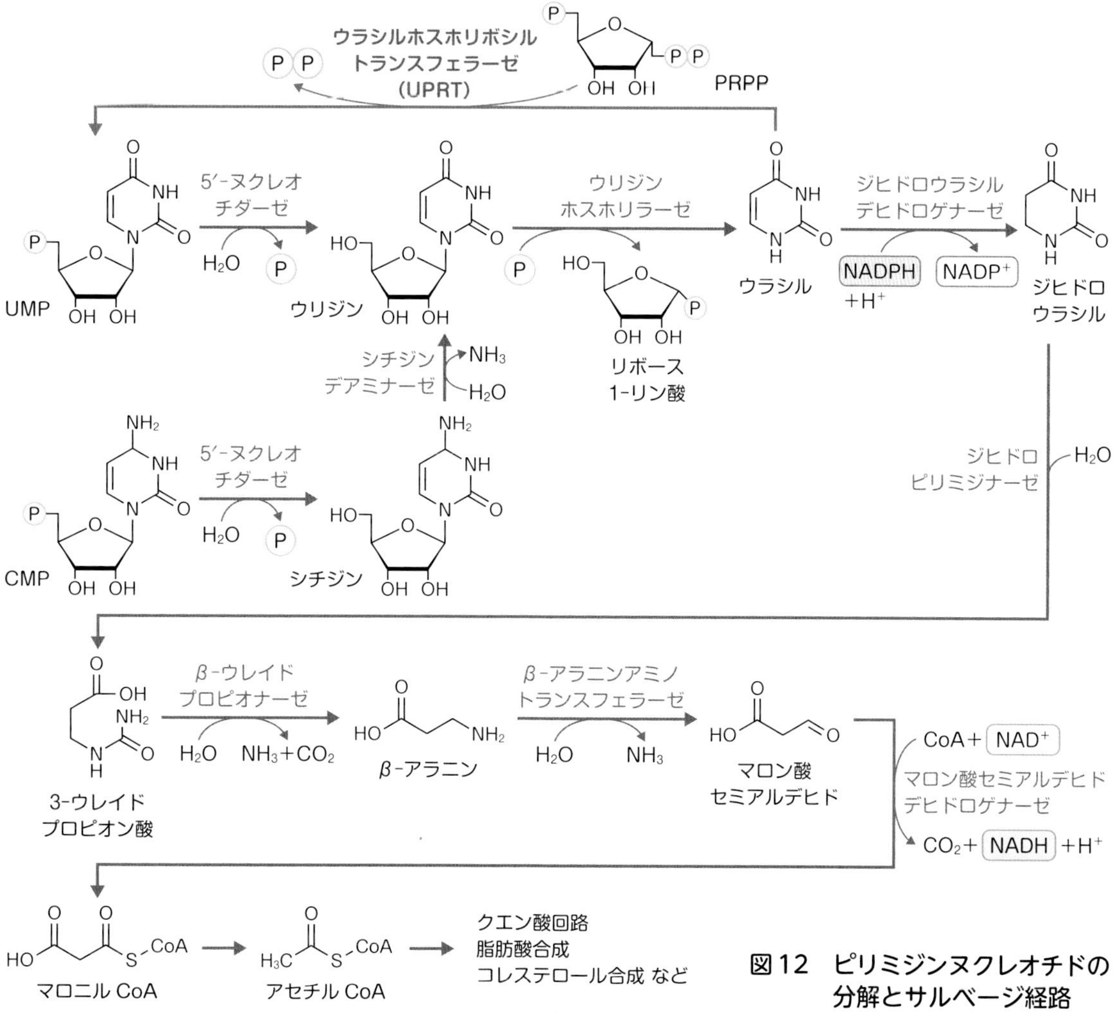

図12　ピリミジンヌクレオチドの分解とサルベージ経路

5. 細胞内情報伝達物質としての核酸

second messenger：セカンド
メッセンジャー

cyclic adenosine mono-phos-
phate：サイクリック AMP
（cAMP）

adenylyl cyclase：アデニル酸シ
クラーゼ

　細胞の外から届いた情報を細胞内に伝えるセカンドメッセンジャーとしての働きをもつ核酸も存在する．それが，ともにプリンヌクレオチドであるATPとGTPから代謝されて生じるサイクリックAMP（cAMP）とサイクリックGMP（cGMP）であり，環状ヌクレオチドとよばれる（**図13**）．
　ホルモンや神経伝達物質がGタンパク質と共役した7回膜貫通型の受容体に結合すると，活性化されたGタンパク質が受容体から外れ，細胞膜に埋まっているアデニル酸シクラーゼ（AC）と結合してこれを活性化させる．アデニル酸シクラーゼはATPのリン酸基部位を加水分解し，新たに1個のリン酸基を含む環状構造を形成してcAMPとなる．それと同時に，2個のリ

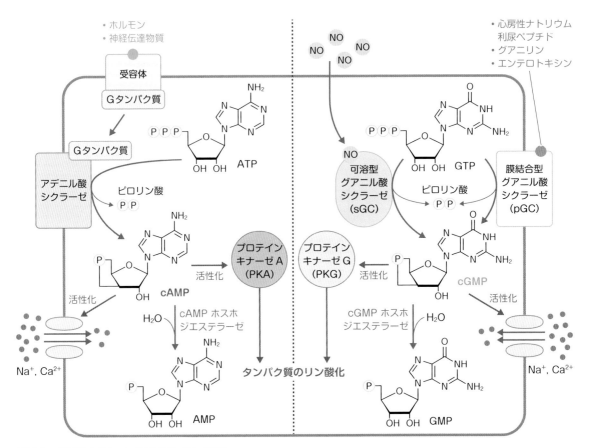

図13　環状ヌクレオチドの生成と機能

guanylyl cyclase：グアニル酸シクラーゼ

atrial natriuretic peptide：心房性ナトリウム利尿ペプチド

ン酸基が連結したピロリン酸が生じる．cGMPを産生する酵素はグアニル酸シクラーゼとよばれるが，局在箇所の違いによって2種類ある．細胞膜に埋まっている膜結合型グアニル酸シクラーゼ（pGC）と，細胞質基質に浮遊している可溶型グアニル酸シクラーゼ（sGC）である．このうち，pGCは1回膜貫通型の受容体でもあり，心房性ナトリウム利尿ペプチド，グアニリン，エンテロトキシンなどによって活性化される．ナトリウム利尿ペプチドとグアニリンについては，3章-1-Dの「心血管系ペプチド」を参照していただきたい．また，sGCはヘムを含み，一酸化窒素（NO）と結合して活性化される．これらの酵素によりGTPから産生されるcGMPは，塩基部分以外はcAMPと同様の構造をもち，反応も同じである．

　このようにして産生されたcAMPやcGMPは，それぞれプロテインキナーゼA（PKA）とプロテインキナーゼG（PKG）を活性化させ，他のタンパク質や酵素をリン酸化し，情報を細胞内に伝える．また，網膜光受容器や嗅覚神経細胞においては環状ヌクレオチド依存性イオンチャネルを刺激して開口させ，細胞外からNa⁺やCa²⁺を流入させることで受容器電位を発生させる．

cyclic-nucleotide gated ion channel：環状ヌクレオチド依存性イオンチャネル

章・末・問・題

❶ 核酸は（_____）・（_____）・（_____）の3つの要素で構成される.

❷ 核酸の中心には,（_____）によってグルコースから合成された五炭糖の（_____）がある.

❸ （_____）の1位の炭素原子には,（_____）が結合する. 塩基には, 炭素と窒素を含む五員環と六員環とが組合わさった（_____）と, 1つの六員環で構成される（_____）の2種類がある.

❹ プリン塩基には（_____）・（_____）, ピリミジン塩基には（_____）・（_____）・（_____）が含まれる.

❺ 糖と塩基が連結したものを（_____）と総称する. さらに,（_____）の5位の炭素にリン酸基が結合して（_____）となる.

❻ 核酸の合成には,（_____）と（_____）の2つのルートがある.

❼ 酵素の触媒により, リボースの1位の炭素に結合する水酸基に対して, 2個のリン酸基が付加されて（_____）が生じる.

❽ プリンヌクレオチドでは（_____）に直接塩基部分が組上げられていく一方, ピリミジンヌクレオチドでは基となる（_____）が先に合成されてから塩基として（_____）に付加される.

❾ プリンヌクレオチドは, まず（_____）が合成され, そこから（_____）,（_____）へと変換されていく.

❿ ピリミジンヌクレオチドでは, PRPPに付加された（_____）を（_____）へと変換することで（_____）を得た後,（_____）および（_____）へと変換されていく.

⓫ IMPが合成されるまでの過程で,（_____）・（_____）・（_____）・（_____）・（_____）が反応していく.

⓬ AMPとGMPは, それぞれ（_____）,（_____）の触媒によりリン酸基が1つ付加され, ADPとGDPに変換される. RNA合成のためには,（_____）の触媒によりもう1つリン酸基が付加されて, ATPおよびGTPが生じる.

⓭ DNA合成のためには,（_____）によってリボースの2位の水酸基を還元して脱水し, 先にデオキシリボースに変換して, dADPおよびdGDPを生じる.

⓮ プリンヌクレオチド合成の調節は, その代謝系のなかでの（_____）によって行われ, 何重もの抑制機構によって厳密に制御されている.

⓯ 食餌摂取などで余剰となったプリン塩基は（_____）へと分解され, そのまま排泄される.

⓰ ピリミジンヌクレオチドの合成過程において, 初めに（_____）と（_____）が縮合した（_____）が生成される.

⓱ dTMPの *de novo* 合成では, 先にリボースがデオキシリボースに変換されてから, 塩基が（_____）から（_____）に変わる.

⓲ 細胞の外から届いた情報を細胞内に伝える（_____）としての働きをもつ核酸も存在する. ATPとGTPから代謝されて生じる（_____）と（_____）であり,（_____）とよばれる.

⓳ cAMPは, 細胞膜に埋まっている（_____）の酵素活性によって生成される.

⓴ cGMPを産生する酵素は（_____）である.

㉑ cAMPやcGMPは, それぞれ（_____）と（_____）を活性化させ, 他のタンパク質や酵素をリン酸化し, 情報を細胞内に伝える.

㉒ 網膜光受容器や嗅覚神経細胞においては（_____）を刺激して開口させ, 細胞外からNa$^+$やCa^{2+}を流入させることで受容器電位を発生させる.

参考図書一覧

1) 「大学で学ぶ 身近な生物学」（吉村成弘／著），羊土社，2015

2) 「基礎から学ぶ生物学・細胞生物学 第4版」（和田勝／著，髙田耕司／編集協力），羊土社，2020

3) 「細胞の分子生物学 第5版」（Bruce Alberts ほか／著，中村桂子・松原謙一／監訳），ニュートンプレス，2010

4) 「レーニンジャーの新生化学 上—生化学と分子生物学の基本原理 第7版」（Nelson DL & Cox MM／著，川嵜敏祐／監修，中山和久／編），廣川書店，2019

5) 「薬学領域の生化学 第2版」（伊東 晃／編），廣川書店，2013

6) 「カラー図解 見てわかる生化学」（Koolman J & Roehm KH／著，川村 越ほか／訳），メディカル・サイエンス・インターナショナル，2007

7) 「カラー図解 見てわかる生化学 第2版」（Koolman J & Roehm KH／著，川村 越／監訳），メディカル・サイエンス・インターナショナル，2015

8) 栄養科学イラストレイテッド「生化学 第3版」（薗田勝／編），羊土社，2017

9) 「カラー図解 生化学ノート 書く！塗る！わかる！」（森 誠／著），講談社，2013

10) 「カラー 図説 タンパク質の構造と機能—ゲノム時代のアプローチ」（Petsko GA & Ringe D／著，横山茂之／監訳，宮島郁子／訳），メディカル・サイエンス・インターナショナル，2005

11) 「ストライヤー生化学 第8版」（Berg JM ほか／著，入村達郎ほか／監訳），東京化学同人，2018

12) 無敵のバイオテクニカルシリーズ「改訂第4版 タンパク質実験ノート 上巻」（岡田雅人，宮崎 香／編），羊土社，2011

13) 「目で見る生化学入門 第3版」，医学映像教育センター，2018

14) 「基礎講義生化学—アクティブラーニングにも対応」（井上英史／編），東京化学同人，2020

15) 「マークス臨床生化学」（Lieberman M & Peet A／著，横溝岳彦／訳），医学書院，2020

16) 栄養科学イラストレイテッド「基礎栄養学 第4版」（田地陽一／編），羊土社，2020

17) リッピンコットシリーズ「イラストレイテッド生化学 原書7版」（Ferrier DR／著，石崎泰樹・丸山 敬／監訳），丸善出版，2019

18) 「マシューズ ホルダ アハーン カラー生化学」（Mathews CK ほか／著，清水孝雄ほか／監訳），西村書店，2003

19) 「キーワードでわかる臨床栄養 令和版」（岡田晋吾／編），羊土社，2020

20) 「レーニンジャーの新生化学 下—生化学と分子生物学の基本原理 第7版」（Nelson DL & Cox MM／著，川嵜敏祐／監修，中山和久／編），廣川書店，2019

21) 「ミースフェルド生化学」（Miesfeld RL & McEvoy MM／著，水島 昇／監訳），東京化学同人，2020

22) 「ヴォート生化学 下 第4版」（Voet D & Voet JG／著，田宮信雄ほか／訳）

23) 「ヴォート生化学 上 第4版」（Voet D & Voet JG／著，田宮信雄ほか／訳）

索引
index

index

index

◇ 著者プロフィール

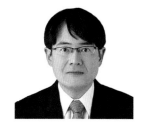

畠山　大（はたけやま　だい）

1974年北海道生まれ．北海道大学大学院理学研究科生物科学専攻博士後期課程修了．現在，徳島文理大学薬学部生化学教室・准教授．院生のときは，カタツムリや昆虫を用いて長期記憶形成の分子機構の解明をめざす神経生物学の研究に従事．現在は，神経生物学研究を継続しつつ，主にインフルエンザウイルス・新型コロナウイルスの増殖機構を，ウイルスタンパク質に対する翻訳後修飾の観点から解析している．新しい抗ウイルス薬の開発をめざしている．「生化学」の他に，「新興再興感染症（鳥インフルエンザウイルス）」「基礎生物学」「生物模倣学」などの講義を担当．趣味は，生物観察と飼育・天体観測・ネイチャーフォト（ド素人レベル！）など．

身近な生化学　分子から生命と疾患を理解する

2024年3月15日　第1刷発行

著　者	畠山　大	
発行人	一戸敦子	
発行所	株式会社　羊　土　社	
	〒 101-0052	
	東京都千代田区神田小川町 2-5-1	
	TEL　　03（5282）1211	
	FAX　　03（5282）1212	
	E-mail　eigyo@yodosha.co.jp	
	URL　　www.yodosha.co.jp/	
印刷所	三美印刷株式会社	

ⓒ YODOSHA CO., LTD. 2024
Printed in Japan

ISBN978-4-7581-2170-5

羊土社　発行書籍

大学で学ぶ　身近な生物学

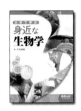

吉村成弘／著
定価 3,080 円（本体 2,800 円 + 税 10%）　B5 判　255 頁　ISBN 978-4-7581-2060-9

大学生物学と「生活のつながり」を強調した入門テキスト．身近な話題から生物学の基本まで掘り下げるアプローチを採用．親しみやすさにこだわったイラスト，理解を深める章末問題，節ごとのまとめでしっかり学べる．

生理学・生化学につながる　ていねいな生物学

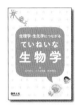

白戸亮吉，小川由香里，鈴木研太／著
定価 2,420 円（本体 2,200 円 + 税 10%）　B5 判　220 頁　ISBN 978-4-7581-2110-1

医療者を目指すうえで必要な知識を厳選！生理学・生化学・医療に自然につながる解説で，1 冊で生物学の基本から生理学・生化学への入門まで．親しみやすいキャラクターとていねいな解説で楽しく学べます．

生理学・生化学につながる　ていねいな化学

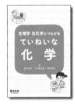

白戸亮吉，小川由香里，鈴木研太／著
定価 2,200 円（本体 2,000 円 + 税 10%）　B5 判　192 頁　ISBN 978-4-7581-2100-2

医療者を目指すうえで必要な知識を厳選！生理学・生化学・医療とのつながりがみえる解説で「なぜ化学が必要か」がわかります．化学が苦手でも親しみやすいキャラクターとていねいな解説で楽しく学べます！

基礎から学ぶ免疫学

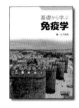

山下政克／編
定価 4,400 円（本体 4,000 円 + 税 10%）　B5 判　288 頁　ISBN 978-4-7581-2168-2

初学者目線の教科書，登場！全体を俯瞰してから各論に進む構成なので，情報の海におぼれません．免疫学の本質が伝わるよう精選された内容とフルカラーの豊富な図表が理解を助けます．免疫学に興味をもつ全ての人に．

感染制御の基本がわかる微生物学・免疫学

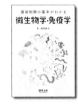

増澤俊幸／著
定価 3,080 円（本体 2,800 円 + 税 10%）　B5 判　254 頁　ISBN 978-4-7581-0975-8

微生物の基礎知識から院内感染対策，手指消毒やマスクの脱着方法まで，将来医療に従事する学生にとって必要な知識をコンパクトにまとめた教科書．看護師国家試験に頻出の内容も網羅．臓器・組織別感染症の章も必見．

薬の基本とはたらきがわかる薬理学

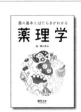

柳田俊彦／編
定価 3,300 円（本体 3,000 円 + 税 10%）　B5 判　349 頁　ISBN 978-4-7581-2169-9

薬理学の基本概念と，臨床現場で使用する薬の作用がわかるテキスト．主要な疾患別治療薬のはたらきが豊富な図表で目で見て学べます．章末問題で理解度もチェックでき，医療系養成校の講義・自習教材に最適！